Livro de Bolso de Geriatria

2ª Edição

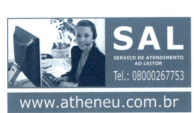

Livro de Bolso de Geriatria

2ª Edição

Milton Luiz Gorzoni
Renato Moraes Alves Fabbri

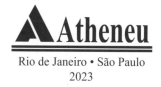

Rio de Janeiro • São Paulo
2023

EDITORA ATHENEU

São Paulo	— Rua Maria Paula, 123 – 18° andar Tel.: (11) 2858-8750 E-mail: atheneu@atheneu.com.br
Rio de Janeiro	— Rua Bambina, 74 Tel.: (21) 3094-1295 E-mail: atheneu@atheneu.com.br

CAPA: Paulo Verardo
PRODUÇÃO EDITORIAL: MKX Editorial

CIP-BRASIL. CATALOGAÇÃO NA PUBLICAÇÃO
SINDICATO NACIONAL DOS EDITORES DE LIVROS, RJ

G69L
2. ed.

Gorzoni, Milton Luiz
Livro de bolso de geriatria / Milton Luiz Gorzoni, Renato Moraes Alves Fabbri. - 2. ed. - Rio de Janeiro : Atheneu, 2023.
18 cm.

Inclui bibliografia e índice
ISBN 978-65-5586-659-9

1. Geriatria - Manuais, guias, etc. I. Fabbri, Renato Moraes Alves. II. Título.

23-82027
CDD: 618.97
CDU: 616-053.9

Meri Gleice Rodrigues de Souza - Bibliotecária - CRB-7/6439
17/01/2023   23/01/2023

GORZONI, M. L.; FABBRI, R. M. A.
Livro de Bolso de Geriatria – 2ª edição
©*Direitos reservados à EDITORA ATHENEU – Rio de Janeiro, São Paulo, 2023*

EDITORES

Milton Luiz Gorzoni

Professor Adjunto e Chefe do Departamento de Clínica Médica da Faculdade de Ciências Médicas da Santa Casa de São Paulo (FCMSCSP). Chefe de Clínica Adjunto e Diretor do Departamento de Medicina da Irmandade da Santa Casa de Misericórdia de São Paulo (ISCMSP). Especialista em Geriatria pela Sociedade Brasileira de Geriatria e Gerontologia (SBGG)/Associação Médica Brasileira (AMB). Doutor em Clínica Médica pela FCMSCSP. Presidente da Seção São Paulo da SBGG (triênio 1989-1992).

Renato Moraes Alves Fabbri

Professor Assistente do Departamento de Clínica Médica da Faculdade de Ciências Médicas da Santa Casa de São Paulo (FCMSCSP). Chefe da Área II do Serviço de Clínica Médica do Departamento de Medicina da Irmandade da Santa Casa de Misericórdia de São Paulo (ISCMSP). Especialista em Geriatria pela Sociedade Brasileira de Geriatria e Gerontologia (SBGG)/Associação Médica Brasileira (AMB). Mestre em Clínica Médica pela FCMSCSP. Presidente da Seção São Paulo da SBGG (triênio 2010-2013).

COLABORADORES

Adriano Namo Cury

Graduado pela Faculdade de Ciências Médicas da Santa Casa de São Paulo (FCMSCSP). Residência em Clínica Médica na Irmandade da Santa Casa de Misericórdia de São Paulo (ISCMSP). Especialista em Endocrinologia e Metabologia pela ISCMSP. Título de Doutor em Ciências da Saúde pela ISCMSP. Professor Adjunto do Curso de Graduação e Pós-Graduação da ISCMSP. Diretor do Curso de Medicina da FCMSCSP, Coordenador de Graduação e Membro do Núcleo Docente Estruturante (gestão 2017-2020). Professor Colaborador e Chefe do Serviço de Endocrinologia e Coordenador do Curso de Aperfeiçoamento no Hospital Beneficência Portuguesa de São Paulo. Médico-Assistente do Departamento de Clínica Médica da ISCMSP. Título de Especialista em Endocrinologia pela Sociedade Brasileira de Endocrinologia e Metabologia (SBEM) e Associação Médica Brasileira (AMB). Coordena o Ambulatório de Tireoide da ISCMSP.

Amanda Santoro Fonseca Bacchin

Graduada em Medicina pela Pontifícia Universidade Católica de Campinas (PUC-Campinas). Residência em Clínica Médica no SUS/SP – Hospital Ipiranga. Residência Médica de Geriatria SUS/SP – Hospital Servidor Público Municipal de São Paulo (HSPMSP). Especialista e Membro da Diretoria (2016--2018) da Sociedade Brasileira de Geriatria e Gerontologia (SBGG). Doutora em Cardiologia pela Universidade Federal de São Paulo (Unifesp). Médica--Assistente do Serviço de Geriatria do HSPMSP.

Ambrósio Rodrigues Brandão

Médico Geriatra pela Sociedade Brasileira de Geriatria e Gerontologia (SBGG). Preceptor de Residência Médica em Geriatria pela Irmandade da Santa Casa de Misericórdia de São Paulo (ISCMSP). Diretor Clínico do Hospital Geriátrico e de Convalescentes Dom Pedro II da ISCMSP.

Andrea Vieira

Chefe da Clínica de Gastroenterologia da Irmandade da Santa Casa de Misericórdia de São Paulo (ISCMSP). Professora Assistente da Faculdade de Ciências Médicas da Santa Casa de São Paulo (FCMSCSP).

Andrea Virginia Von Bulow Ulson Freirias

Formação em Medicina pela Faculdade de Ciências Médicas da Santa Casa de São Paulo (FCMSCSP). Residência em Psiquiatria pela Universidade Federal de São Paulo (Unifesp). Título de Especialista em Psiquiatria pela Associação Brasileira de Psiquiatria (ABP).

Carolina Baratelli Pinto

Mestre em Saúde da Comunicação Humana pela Faculdade de Ciências Médicas da Santa Casa de São Paulo (FCMSCSP). Especialista em Disfagia pelo Conselho Federal de Fonoaudiologia (CFFa). Fonoaudióloga da SCSP.

Celso de Oliveira

Professor da Disciplina de Urologia da Faculdade de Ciências Médicas da Santa Casa de São Paulo (FCMSCSP). Responsável pelo Ambulatório de Urodinâmica da Irmandade da Santa Casa de Misericórdia de São Paulo (ISCMSP). Membro Titular da Sociedade Brasileira de Urologia (SBU).

Daniela Fonseca de Almeida Gomez

Médica Geriatra pela Irmandade da Santa Casa de Misericórdia de São Paulo (ISCMSP). Especialista em Geriatria pela Sociedade Brasileira de Geriatria e Gerontologia (SBGG). MBA em Gestão de Saúde pelo Hospital Alemão Oswaldo Cruz. Responsável Técnica e Coordenadora de Saúde do SBA Residencial. Médica Geriatra da Fundação Antonio e Helena Zerrenner.

Fabiana Pompêo de Pina

Professora Assistente do Departamento de Clínica Médica da Faculdade de Medicina da Universidade Federal de Goiás (FMUFG). Professora Assistente de Reumatologia da Pontifícia Universidade Católica de Goiás (PUC Goiás). Coordenadora do Ambulatório de Espondiloartrites do Serviço de Reumatologia do Hospital das Clínicas da UFG (HC-UFG). Presidente da Sociedade Goiana de Reumatologia (2019-2020). Membro das Comissões de Ensino e de Biotecnologia da Sociedade Brasileira de Reumatologia (SBR).

Francisco Souza do Carmo

Mestre em Ciências da Saúde pela Pós-Graduação da Faculdade de Ciências Médicas da Santa Casa de São Paulo (FCMSCSP). Diretor do Instituto Paulista de Geriatria e Gerontologia "José Ermírio de Moraes" (IPGG). Médico Assistente de Geriatria do Hospital Geriátrico e de Convalescentes Dom Pedro II da ISCMSP. Geriatra Associado à Sociedade Brasileira Geriatria Gerontologia (SBGG) e Associação Médica Brasileira (AMB).

João Eduardo Nunes Salles

Professor Adjunto e Coordenador da Disciplina de Endocrinologia da Faculdade de Ciências Médicas da Santa Casa de São Paulo (FCMSCSP). Vice-Presidente da Sociedade Brasileira de Diabetes (SBD) (biênio 2022-2023).

John Verrinder Veasey

Sócio Titular da Sociedade Brasileira de Dermatologia (SBD). Responsável pelo Setor de Dermatoses Infecciosas da Clínica de Dermatologia do Hospital da Irmandade da Santa Casa de Misericórdia de São Paulo (ISCMSP). Doutorado em Ciências da Saúde pela Faculdade de Ciências Médicas da Santa Casa de São Paulo (FCMSCSP). Professor Assistente da FCMSCSP.

José Henrique Basile

Coordenador Médico da Unidade Terapia Intensiva (UTI) da Irmandade da Santa Casa de Misericórdia de São Paulo (ISCMSP) e do Hospital São Luiz Gonzaga. Especialista em Terapia Intensiva pela Associação de Medicina Intensiva Brasileira (AMIB). Especialista em Clínica Médica pela Sociedade Brasileira de Clínica Médica (SBCM).

Juliana Marilia Berretta

Geriatra pela Sociedade Brasileira de Geriatria e Gerontologia (SBGG). Assistente do Departamento de Medicina da Irmandade da Santa Casa de Misericórdia de São Paulo (ISCMSP).

Lilian de Fatima Costa Faria

Mestre em Medicina pela Faculdade de Ciências Médicas da Santa Casa de São Paulo (FCMSCSP). Pós-Graduada em Cuidados Paliativos pela FCMSCSP. Título de Especialista em Geriatria e Gerontologia pela Sociedade Brasileira de Geriatria e Gerontologia (SBGG)/Associação Médica Brasileira (AMB). Residência em Clínica Médica e Geriatria/Gerontologia pela ISCMSP. Médica Geriatra pela Prefeitura Municipal de São Paulo (PMSP). Assessora Técnica de Saúde da Pessoa Idosa na Coordenação de Atenção Básica da Secretária Municipal da Saúde de São Paulo. Médica-Assistente do Programa Acompanhante de Idosos do Centro Social Nossa Senhora do Bom Parto.

Luís Cláudio Rodrigues Marrochi

Mestre em Saúde Coletiva pela Faculdade de Ciências Médicas da Santa Casa de São Paulo (FCMSCSP). Chefe de Clínica Adjunto do Departamento de Medicina da Irmandade da Santa Casa de Misericórdia de São Paulo (ISCMSP). MBA em Gestão de Projetos pela Fundação Getulio Vargas (FGV). Especialista de Auditoria e *Compliance* pelo Centro Universitário São Camilo (CUSC).

Maisa Kairalla

Presidente da Comissão de Imunização da Sociedade Brasileira de Geriatria e Gerontologia (SBGG). Coordenadora do Ambulatório de Transição de Cuidados da Universidade Federal de São Paulo (Unifesp) – Disciplina de Geriatria e Gerontologia.

Marcelo Valente

Especialista em Geriatria pela Sociedade Brasileira de Geriatria e Gerontologia (SBGG). Professor do Setor de Geriatria da Faculdade de Medicina do ABC (FMABC). Médico Primeiro Assistente do Hospital Geriátrico Dom Pedro II. Professor Colaborador da Disciplina de Geriatria da Faculdade de Ciências Médicas da Santa Casa de São Paulo (FCMSCSP). Ex-Presidente da SBGG – Seção São Paulo (triênio 2018-2020).

Marcos Daniel Cabral Saraiva

Graduação em Medicina pela Faculdade de Ciências Médicas da Santa Casa de São Paulo (FCMSCSP). Residência Médica em Clínica Médica e Residência Médica em Geriatria pela Faculdade de Medicina da Universidade de São Paulo (FMUSP). Título de Especialista em Geriatria pela Sociedade Brasileira de Geriatria e Gerontologia (SBGG). Doutorado em Ciências Médicas pela FMUSP. Coordenador da Disciplina de Geriatria da FCMSCSP. Médico Colaborador do Serviço de Geriatria do Hospital das Clínicas (HC) da FMUSP e do Laboratório de Investigação Médica em Envelhecimento (LIM/66) da FMUSP.

Mariana de Figueiredo Silva Hafner

Médica Dermatologista Assistente da Irmandade da Santa Casa de Misericórdia de São Paulo (ISCMSP).

Milton Luiz Gorzoni

Professor Adjunto e Chefe do Departamento de Clínica Médica da Faculdade de Ciências Médicas da Santa Casa de São Paulo (FCMSCSP). Chefe de Clínica Adjunto e Diretor do Departamento de Medicina da Irmandade da Santa Casa de Misericórdia de São Paulo (ISCMSP). Especialista em Geriatria pela Sociedade Brasileira de Geriatria e Gerontologia (SBGG)/Associação Médica Brasileira (AMB). Doutor em Clínica Médica pela FCMSCSP. Presidente da Seção São Paulo da SBGG (triênio 1989-1992).

Nathalia de Lucca

Especialista em Clínica Médica pela Associação Médica Brasileira (AMB). Especialista em Geriatria pela AMB.

Nilza Maria Scalissi

Graduação em Clínica Médica pela Faculdade de Ciências Médicas da Santa Casa de São Paulo (FCMSCSP). Mestra e Doutora em Medicina (Clínica Médica) pela FCMSCSP. Residência Médica pela FCMSCSP. Professora Assistente da FCMSCSP.

Paulo Eugênio de Araujo Caldeira Brant

Mestre em Gastroenterologia pela Escola Paulista de Medicina da Universidade Federal de São Paulo (EPM/Unifesp). Professor Instrutor da Faculdade de Ciências Médicas da Santa Casa de São Paulo (FCMSCSP). Médico-Assistente da Clínica de Gastroenterologia da FCMSCSP.

Raimundo Raffaelli Filho

Mestre e Doutor em Medicina pela Faculdade de Ciências Médicas da Santa Casa de São Paulo (FCMSCSP). Médico Chefe de Clínica da FCMSCSP. Professor Doutor Assistente do Departamento de Clínica Médica da FCMSCSP.

Renata Freitas Nogueira Salles

Geriatra Titulada pela Sociedade Brasileira de Geriatria e Gerontologia (SBGG). Mestra em Ciências pela Faculdade de Medicina da Universidade de São Paulo (FMUSP). Coordenadora da Seção Técnica de Geriatria do Hospital do Servidor Público Municipal de São Paulo (HSPMSP). Presidente da SBGG-SP (triênio 2014-2016).

Renato Moraes Alves Fabbri

Professor Assistente do Departamento de Clínica Médica da Faculdade de Ciências Médicas da Santa Casa de São Paulo (FCMSCSP). Chefe da Área II do Serviço de Clínica Médica do Departamento de Medicina da Irmandade da Santa Casa de Misericórdia de São Paulo (ISCMSP). Especialista em Geriatria pela Sociedade Brasileira de Geriatria e Gerontologia (SBGG)/Associação Médica Brasileira (AMB). Mestre em Clínica Médica pela FCMSCSP. Presidente da Seção São Paulo da SBGG (triênio 2010-2013).

Roberto Alexandre Franken

Professor Emérito da Faculdade de Ciências Médicas da Santa Casa de São Paulo (FCMSCSP). Chefe de Clínica do Departamento de Clínica Médica da ISCMSP.

Rodolfo Delfini Cançado

Professor Adjunto da Faculdade de Ciências Médicas da Santa Casa de São Paulo (FCMSCSP). Coordenador da Disciplina de Hematologia da FCMSCSP. Membro do Comitê de Glóbulos Vermelhos e do Ferro da Associação Brasileira de Hematologia e Hemoterapia (ABHH).

Ronaldo Fernandes Rosa

Diretor Técnico da Irmandade da Santa Casa de Misericórdia de São Paulo. Diretor da Sociedade de Cardiologia do Estado de São Paulo (SOCESP) (biênios 2018-2019, 2020-2021 e 2022-2023).. Mestrado pela Faculdade de Ciências Médicas da Santa Casa de São Paulo (FCMSCSP). Professor de Cardiologia da FCMSCSP. Ex-Presidente do Departamento de Cardiogeriatria da Sociedade Brasileira Cardiologia (SBC).

Rosana Lazzarini

Médica Assistente da Clínica de Dermatologia da Irmandade Santa Casa de Misericórdia de São Paulo (ISCMSP). Professora da Faculdade de Ciências Médicas da Santa Casa de São Paulo (FCMSCSP). Mestra em Ciências da Saúde pela Universidade de São Paulo (USP).

Rubens José Gagliardi

Professor Titular de Neurologia da Faculdade de Ciências Médicas da Santa Casa de São Paulo (FCMSCSP). Chefe do Serviço de Neurologia da Irmandade da Santa Casa de Misericórdia de São Paulo (ISCMSP). Presidente da Associação Paulista de Neurologia (APAN).

Sueli Luciano Pires

Médica Especialista em Geriatria pela Sociedade Brasileira de Geriatria e Gerontologia (SBGG)/Associação Médica Brasileira (AMB). Mestra em Medicina pela Faculdade de Ciências Médicas da Santa Casa de São Paulo (FCMSCSP), onde também é Professora Instrutora. Supervisora do Programa de Residência Médica em Clínica Médica do Hospital Municipal Dr. Cármino Caricchio e Coordenadora do Serviço de Geriatria do mesmo Hospital.

Thaís Helena Proença de Freitas

Título de Especialista pela Sociedade Brasileira de Dermatologia (SBD). Mestra em Dermatologia pela Universidade Federal de São Paulo (Unifesp).

Thais Zélia dos Santos Otani

Mestra em Ciências da Saúde pela Faculdade de Ciências Médicas da Santa Casa de São Paulo (FCMSCSP). Professora do Departamento de Saúde Mental da FCMSCSP. Coordenadora da Pós-Graduação em Psiquiatria da FCMSCSP. Coordenadora da Psicoterapia do Programa da Residência em Psiquiatria da FCMSCSP.

Thays Helena de Abreu Lima

Geriatria com Área de Atuação em Cuidados Paliativos.

Vivian Dias Baptista Gagliardi

Neurologista pela Irmandade da Santa Casa de Misericórdia de São Paulo (ISCMSP). *Fellow* em Doenças Cerebrovasculares, Neurointensivismo e Doppler Transcraniano pela Universidade Federal de São Paulo (Unifesp). Membro Titular da Academia Brasileira de Neurologia (ABN). Assistente de Neurologia no Serviço de Emergências e Ambulatório de Doenças Cerebrovasculares da ISCMSP.

Yngrid Dieguez Ferreira

Especialista em Geriatria pela Sociedade Brasileira de Geriatria e Gerontologia (SBGG)/Associação Médica Brasileira (AMB) com Área de Atuação em Medicina Paliativa pela Academia Nacional de Cuidados Paliativos (ANCP)/AMB. Professora Instrutora da Faculdade de Ciências Médicas da Santa Casa de São Paulo (FCMSCSP). Coordenadora do Centro de Cognição Paulista.

DEDICATÓRIA

À Irmandade da Santa Casa de Misericórdia de São Paulo:
Seus muros centenários são testemunhas diárias do aprendizado
de gerações de como cuidar com humildade.

À Faculdade de Ciências Médicas da Santa Casa de São Paulo:
Agradecimentos pela formação e pelo privilégio da docência
onde se ensina Medicina com humanidade.

Aos filhos e cônjuges:
De todos que compartilharam a aventura de escrever este livro,
o pedido de perdão pelas horas perdidas de convívio
com suas famílias.

A Paula Fernanda e Priscila, a Regina Celi e Alessandra:
Mais de que filhas e esposas, a melhor parte das nossas vidas.

PREFÁCIO

É com grata alegria e responsabilidade que lhes apresento a 2ª edição do *Livro de Bolso de Geriatria*.

Construir e disseminar conhecimento de qualidade na área da Geriatria e Gerontologia, condizentes com as demandas sociais do nosso povo, é vocação exercida, há anos, por esses dois baluartes e editores desta obra: professores doutores Milton Luiz Gorzoni e Renato Moraes Alves Fabbri.

As contribuições de ambos não se limitaram, contudo, aos muros da Faculdade de Ciências Médicas da Santa Casa de São Paulo (FCMSCSP). Importante destacar que a história da Sociedade Brasileira de Geriatria e Gerontologia – Seção São Paulo (SBGG-SP) passa, também, pelas mãos desses dois homens, ex-diretores e ex-presidentes dessa entidade, assim como vários autores aqui presentes, a quem somos eternamente gratos.

Entregam-nos, agora, a 2ª edição de uma obra já consagrada na área da Geriatria e Gerontologia, necessária para as consultas do dia a dia de forma dinâmica, voltada aos diversos alunos, residentes e profissionais que desejam prestar um atendimento de qualidade à pessoa idosa.

Dividida em 4 Seções e 45 Capítulos, com assuntos altamente relevantes, escritos por quem os conhece com profundidade e experiência, na sua maioria membros do Departamento de Clínica Médica da FCMSCSP. Ela é finalizada com a Seção "Índices e Escalas na Prática Clínica Gerontogeriátrica".

Seja nos consultórios, domicílios, instituições de longa permanência, centros-dia, enfermarias ou unidades de terapia intensiva, este livro deve estar presente não apenas nos bolsos e, agora, telas, mas nas mentes daqueles que se propõem a cuidar das pessoas idosas com a necessária competência de que elas precisam e merecem.

Paulo de Oliveira Duarte

Doutor em Geriatria pela Faculdade de Medicina de Ribeirão Preto da Universidade de São Paulo (FMRP-USP)

Presidente da Sociedade Brasileira de Geriatria e Gerontologia – Seção São Paulo (SBGG-SP) (triênio 2022-2024)

APRESENTAÇÃO

O *Livro de Bolso de Geriatria* é, desde sua primeira edição, concepção coletiva dos colaboradores do Departamento de Clínica Médica da Faculdade de Ciências Médicas da Santa Casa de São Paulo e do Departamento de Medicina da Irmandade da Santa Casa de Misericórdia de São Paulo (ISCMSP). Seu propósito, decorrente do crescimento exponencial da população de idosos no Brasil, é oferecer informações atuais e práticas sobre a atenção ao idoso para todos os profissionais envolvidos nessa área do conhecimento humano.

O idoso tornou-se um desafio na esfera da saúde pública e privada, visto existir, concomitantemente, diferentes realidades em parcelas da população dessa faixa de idade. Há o segmento que envelhece de forma saudável e a missão dos profissionais é manter esses indivíduos independentes e autônomos. Há, também, os que apresentam doenças crônicas e degenerativas, merecedoras de cuidados para a redução do seu impacto na qualidade de vida dos idosos. São observados, ainda, processos de doenças agudas, notadamente infecciosas e cardiovasculares, que podem definir a sobrevida e a fragilidade de quem já conta com idade avançada.

Cabe aos profissionais, independentemente da área de atuação, desenvolver posturas adequadas para enfrentar o encontro cada vez mais frequente de idosos em diferentes locais, coletiva ou individualmente. Torna-se imprescindível, assim, não apenas o reconhecimento dessa transição demográfica como, também, a elaboração de técnicas e protocolos específicos para essa faixa etária.

O *Livro de Bolso de Geriatria* – 2ª edição visa, desse modo, abranger o cotidiano da assistência ao idoso. Procurou-se desenvolvê-lo de maneira a facilitar sua leitura e consulta aos interessados no campo gerontogeriátrico.

Os Editores

SUMÁRIO

SEÇÃO I – O Paciente Idoso, 1

Capítulo 1 – Aspectos Demográficos, 3
Milton Luiz Gorzoni
Renato Moraes Alves Fabbri

Capítulo 2 – Envelhecimento Humano, 9
Renato Moraes Alves Fabbri
Milton Luiz Gorzoni

Capítulo 3 – Avaliação Geriátrica Ampla, 15
Marcos Daniel Cabral Saraiva

Capítulo 4 – Os Cinco "Is" e Outras Regras Mnemônicas, 23
Milton Luiz Gorzoni
Renato Moraes Alves Fabbri

Capítulo 5 – (Demências) Disfunção Cognitiva Grave, 29
Ambrósio Rodrigues Brandão
Yngrid Dieguez Ferreira

Capítulo 6 – *Delirium, 37*
Renato Moraes Alves Fabbri

Capítulo 7 – Depressão, 47
Andrea Virginia Von Bulow Ulson Freirias
Thais Zélia dos Santos Otani

Capítulo 8 – Instabilidade e Quedas, 55
Francisco Souza do Carmo

Capítulo 9 – Imobilidade, 63
Sueli Luciano Pires
Renato Moraes Alves Fabbri

Capítulo 10 – Incontinência Urinária, 71
Renato Moraes Alves Fabbri

Capítulo 11 – Iatrogenias, 81
Milton Luiz Gorzoni

Capítulo 12 – Institucionalização, 91
Sueli Luciano Pires
Renato Moraes Alves Fabbri

SEÇÃO II – Peculiaridades de Doenças no Paciente Idoso, 99

Capítulo 13 – Hipertensão Arterial, 101
Raimundo Raffaelli Filho

Capítulo 14 – Insuficiência Cardíaca no Idoso, 111
Ronaldo Fernandes Rosa
Roberto Alexandre Franken

Capítulo 15 – Fibrilação Atrial no Idoso, 119
Roberto Alexandre Franken
Ronaldo Fernandes Rosa

Capítulo 16 – Acidente Vascular Cerebral, 129
Rubens José Gagliardi
Vivian Dias Baptista Gagliardi

Capítulo 17 – Distúrbios do Movimento, 141
Milton Luiz Gorzoni
Renato Moraes Alves Fabbri

Capítulo 18 – Pneumonias, 147
Milton Luiz Gorzoni
Renato Moraes Alves Fabbri

Capítulo 19 – Diabetes no Idoso, 157
Renata Freitas Nogueira Salles
Amanda Santoro Fonseca Bacchin
João Eduardo Nunes Salles

Capítulo 20 – Hipertireoidismo em Pacientes Idosos, 167
Adriano Namo Cury
Nilza Maria Scalissi

Capítulo 21 – Osteoporose, 175
Juliana Marília Berretta

Capítulo 22 – Osteoartrite, 185
Fabiana Pompêo de Pina

Capítulo 23 – Infecção Urinária em Idosos, 193
Lílian de Fátima Costa Faria

Capítulo 24 – Cuidados com a Próstata no Idoso, 201
Celso de Oliveira

Capítulo 25 – Anemia no Idoso, 207
Rodolfo Delfini Cançado

Capítulo 26 – Prurido no Paciente Idoso, 225
Rosana Lazzarini
Mariana de Figueiredo Silva Hafner

Capítulo 27 – Púrpura Senil, 233
John Verrinder Veasey
Thaís Helena Proença de Freitas

Capítulo 28 – Lesões por Pressão, 239
Francisco Souza do Carmo

Capítulo 29 – Obstipação Intestinal, 247
Andrea Vieira

Capítulo 30 – Doença do Refluxo Gastroesofágico no Idoso, 255
Paulo Eugênio de Araujo Caldeira Brant

XXVI Livro de Bolso de Geriatria

SEÇÃO III – Conceitos e Situações Especiais, 265

Capítulo 31 – Fragilidade, 267
Daniela Fonseca de Almeida Gomez
Marcelo Valente

Capítulo 32 – Sarcopenia, 273
Daniela Fonseca de Almeida Gomez
Marcelo Valente

Capítulo 33 – Tonturas, 283
Ambrósio Rodrigues Brandão
Renato Moraes Alves Fabbri

Capítulo 34 – Disfagia, 289
Carolina Baratelli Pinto

Capítulo 35 – Câimbras, 295
Milton Luiz Gorzoni

Capítulo 36 – Rastreamento de Doenças Neoplásicas, 303
Marcelo Valente

Capítulo 37 – Cuidados Paliativos, 313
Yngrid Dieguez Ferreira

Capítulo 38 – Hipodermóclise, 321
Thays Helena de Abreu Lima
Yngrid Dieguez Ferreira

Capítulo 39 – Vacinação em Idosos, 331
Maisa Kairalla
Juliana Marilia Berreta

Capítulo 40 – O Motorista Idoso, 339
Renato Moraes Alves Fabbri

Capítulo 41 – Abusos e Maus-Tratos, 347
Nathalia de Lucca

Capítulo 42 – Indicações de Internação em UTI, 353
José Henrique Basile

Capítulo 43 – Atendimento Domiciliário, 357
Luís Cláudio Rodrigues Marrochi

Capítulo 44 – Nefropatias Induzidas por Fármacos, 369
Francisco Souza do Carmo

SEÇÃO IV – Índices e Escalas na Prática Gerontogeriátrica, 377

Capítulo 45 – Índices e Escalas na Prática Gerontogeriátrica, 379
Milton Luiz Gorzoni
Renato Moraes Alves Fabbri
- Apresentação, 379
- Miniexame do estado mental (MEEM), 383
- Teste do relógio, 385
- Teste de fluência verbal, 387
- Escore de Hachinski, 388
- *Geriatric depression scale* (GDS) – Versão reduzida, 389
- *Confusion assessment method* (CAM), 390
- Índice de Katz – Atividades básicas da vida diária (ABVD), 392
- Escala de Lawton – Atividades instrumentais da vida diária (AIVD), 394
- Índice de Dowton – Risco de quedas, 396
- Critérios de Beers AGS 2019 em fármacos comercializados no Brasil, 397
- Escala de risco anticolinérgico (ARS), 398
- Medicamentos impróprios para sondas de alimentação (via enteral), 399
- Índice de Complexidade da Farmacologia, 402
- Miniavaliação nutricional (MAN), 407

Índice Remissivo, 411

SEÇÃO I

O Paciente Idoso

Capítulo 1	Aspectos Demográficos	3
Capítulo 2	Envelhecimento Humano	9
Capítulo 3	Avaliação Geriátrica Ampla	15
Capítulo 4	Os Cinco "Is" e Outras Regras Mnemônicas	23
Capítulo 5	(Demências) Disfunção Cognitiva Grave	29
Capítulo 6	*Delirium*	37
Capítulo 7	Depressão	47
Capítulo 8	Instabilidade e Quedas	55
Capítulo 9	Imobilidade	63
Capítulo 10	Incontinência Urinária	71
Capítulo 11	Iatrogenias	81
Capítulo 12	Institucionalização	91

capítulo 1

Aspectos Demográficos

Milton Luiz Gorzoni ○ Renato Moraes Alves Fabbri

Aspectos demográficos

Referido usualmente como processo de transição demográfica, o rápido envelhecimento populacional é considerado um fenômeno universal e irreversível, merecedor de séria análise quanto a políticas de saúde coletiva. Esse processo encontra-se em rápida aceleração e necessita de especial atenção. Observa-se, por exemplo, que projeções de duas décadas atrás estimavam a ultrapassagem dos 72 anos como esperança de vida em brasileiros ao nascer apenas em 2020, e que as atuais já colocam como 72,4 anos a expectativa de vida dos nascidos em 2006. Considerando-se idoso todo habitante com idade igual ou maior a 60 anos, em pouco mais de 40 anos o Brasil apresentou aumento de aproximadamente 500% dessa população, de 3 milhões para mais de 14 milhões na presente década.

Como capacitar profissionais da saúde para a atenção aos idosos na mesma velocidade de crescimento populacional dessa faixa etária? Quais modelos deverá o Brasil optar para o desenvolvimento de programas preventivos e assistenciais a esse segmento etário? Vê-se que o envelhecimento populacional está se tornando um dos grandes desafios a serem enfrentados pela saúde pública brasileira nesse início do século XXI.

Transição demográfica

Deve-se inicialmente diferenciar longevidade de envelhecimento populacional. Longevidade vincula-se ao número de anos vividos por uma pessoa ou à média prevista em uma mesma geração. Já o envelhecimento populacional define a mudança estrutural etária de determinada população.

Aglomerados humanos envelhecem basicamente por alterações nas suas taxas de fertilidade e de mortalidade. Isso normalmente decorre da progressiva urbanização populacional. Cidades permitem o acesso a sistemas de saneamento básico, à assistência pública de saúde e a empregos menos desgastantes fisicamente do que os do meio rural. Em contrapartida, a dinâmica urbana não estimula a criação de famílias numerosas, pois não há mais a necessidade de muitas pessoas para plantar e colher. Observa-se também que os casais têm maior acesso a orientações contraceptivas e tendem a postergar a prole para o desenvolvimento profissional. O espaço urbano é caro e pequeno, tornando as moradias com capacidade limitada de albergar muitos moradores.

Forma-se, assim, a transição demográfica. A sociedade rural, com altas taxas de fertilidade e de mortalidade infantil, vai cedendo espaço às cidades, onde ocorre queda nas taxas de mortalidade – com aumento da sobrevida em todas as faixas de idade – associada à redução nas taxas de fertilidade – com progressiva inversão de proporções etárias.

A população brasileira residente em áreas urbanas representava 81,25% do total de habitantes listados no censo de 2000, oferecendo, desta forma, condições para o desenvolvimento da transição demográfica. Exemplifica-se esse processo pela taxa de mortalidade no Brasil que caiu de 6,7 óbitos/1.000 pessoas, em 1996, para 6,2 óbitos/1.000 pessoas, em 2006; e pelo número de mortes infantis, com redução de 36,9 para 25,1/1.000 crianças no mesmo período. Associada com a queda de mortalidade e aumento de esperança de vida, a taxa de fertilidade média das brasileiras foi estimada em 2 filhos/mulher em 2006, com os extremos em Roraima (3,3 filhos/mulher) e no Rio Grande do Sul (1,6 filhos/mulher), o que significa que. a médio prazo. cada casal está apenas mantendo o número absoluto de habitantes no local onde vivem.

Envelhecimento populacional e seus desafios

Como comentado anteriormente, há vários desafios a serem enfrentados diante dessa nova realidade demográfica no Brasil.

O principal relaciona-se ao viver mais e com qualidade. Isso provoca a necessidade de políticas públicas e de estratégias bem definidas sobre como agir quanto a aspectos peculiares dessa faixa etária.

Observa-se inicialmente demanda crescente por serviços de saúde que atendam adequadamente idosos. Isso decorre da correlação entre envelhecimento populacional e aumento de doenças crônico-degenerativas. Doenças estas com potencial de interferência na independência pessoal e familiar, consumo contínuo e simultâneo de vários medicamentos – muitos deles, de alto custo – e assistência contínua de profissionais da saúde, familiares e cuidadores. Exemplos como hipertensão arterial e *diabetes mellitus* merecem campanhas constantes de detecção e de tratamento precoce. Justifica-se essa atitude pelo fato de que aproximadamente 1% dos hipertensos e diabéticos brasileiros são hospitalizados anualmente pelo Sistema Único de Saúde (SUS). Número significativo desses pacientes apresenta complicações e sequelas das doenças de base (acidentes vasculares cerebrais, amputações de membros inferiores, insuficiência coronariana ou renal crônica) particularmente entre idosos, ou seja, décadas após o diagnóstico inicial. Estimular atividades físicas e promover a redução de hábitos como o tabagismo e o etilismo, mesmo na terceira idade, contribuem para a manutenção de vida ativa e independente e reduzem o risco do desenvolvimento de outras doenças também, como obesidade e dislipidemias.

O próximo desafio vincula-se ao envelhecimento com dependência. Considera-se dependência a incapacidade de adaptação a problemas usuais associada à necessidade de auxílio para sua solução. Suas implicações na velhice origina a necessidade de suporte físico e/ou humano nas atividades da vida diária, colocando os idosos no dilema de como contornar suas limitações e a quem solicitar apoio para execução de tarefas cotidianas (ver índice de Katz e escala de Lawton na Seção IV). Programas de promoção de saúde e de redes de apoio a cuidados de longa duração deveriam incluir esse desafio em suas metas, pois há questões como a econômica e/ou a da capacitação/suporte familiar domiciliar.

O impacto financeiro de cuidados geridos por familiares, de maneira improvisada e informal, provoca, no meio urbano, a necessidade de pelo menos um parente parar de trabalhar fora de casa para se dedicar à assistência ao idoso. As alternativas, cuidadores profissionais ou institucionalização, também apresentam custo financeiro alto ou impeditivo às famílias de muitos idosos.

Merece menção a inclusão de outros idosos – cônjuges ou filhas, viúvas ou solteiras – como o cuidador isolado desses pacientes dependentes. Nessa dinâmica familiar, quem cuida descuida-se de si próprio em termos de saúde, correndo o risco de também se tornar dependente.

A impossibilidade familiar de assistir a idosos com dependência, em seus próprios domicílios, provoca a opção da internação destes em instituições de longa permanência para idosos (ILPI).

ILPI são regulamentadas por legislação específica e fiscalizadas por órgãos governamentais como a Agência de Vigilância Sanitária (Anvisa). Mesmo assim, observam-se dois problemas na presente realidade das ILPI brasileiras. O primeiro refere-se aos altos índices de ocupação de leitos remunerados pelo SUS e/ou pertencentes a entidades filantrópicas, provocando longas listas de espera de vaga. O segundo vincula-se ao primeiro nas circunstâncias da falta de locais e de profissionais adequados para esse segmento especial de idosos. Isso favorece a criação de instituições de alto custo, de difícil acesso à maioria das famílias; ou a proliferação de instituições clandestinas, onde o risco de atos lesivos aos idosos é maior do que nas ILPI oficiais.

Políticas públicas voltadas especificamente para esse desafio – envelhecimento com dependência – poderão modificar a presente situação, em que se estima que mais de 20,0% dos idosos precisam do auxílio de alguém – familiar ou cuidador remunerado.

O último desafio é a capacitação de profissionais para a assistência a idosos. Consulta ao portal da Sociedade Brasileira de Geriatria e Gerontologia (SBGG), no item "Associados Titulados da SBGG – Área de Atuação – Geriatria", constatou 601 médicos associados habilitados a exercer Geriatria como especialidade em 2011. Considerando-se que, segundo o Instituto Brasileiro de Geografia e Estatística (IBGE), o Brasil contava com 5.561 municípios em 2000, a proporção é de um médico geriatra para aproximadamente nove municípios brasileiros. Observa-se também que, pelo portal da SBGG, pouco menos de dois terços dos geriatras encontram-se na região Sudeste do Brasil e a somatória das regiões Sul e Sudeste totaliza mais de 77% dos médicos brasileiros habilitados para atender idosos.

O mesmo portal referiu o oferecimento de 60 vagas de residência médica em Geriatria em 21 programas pelo Brasil em 2009. Os serviços de Geriatria brasileiros estão, assim, conseguindo aumentar em aproximadamente 10% por ano os médicos habilitados na especialidade, valor aquém do necessário para acompanhar o envelhecimento populacional do País.

Considerando-se Gerontologia uma especialidade intrinsecamente interdisciplinar, sua abrangência atinge várias profissões, o que multiplica os problemas supracitados. A opção mais exequível seria a inserção de matérias disciplinares em cursos de graduação, visando desenvolver, nos alunos, visões adequadas sobre a velhice, preparando-os para o exercício profissional em uma sociedade com cada vez mais idosos.

Conclusão

O impacto do envelhecimento populacional na saúde pública brasileira já existe e tende a aumentar. Há a necessidade de implementação de programas visando:

1. Ações de prevenção e promoção de saúde relacionadas com doenças mais prevalentes na terceira idade.
2. Manutenção de independência e vida ativa durante o maior período possível do envelhecimento.
3. Acesso de informações sobre idosos entre profissionais diretamente relacionados a eles.
4. Incentivo à formação de equipes especializadas ao atendimento desta faixa etária.

Bibliografia recomendada

Agência Nacional de Vigilância Sanitária (ANVISA). Ministério da Saúde – Resolução da Diretoria Colegiada – RDC n. 283, de 26 de setembro de 2005. Disponível em: http://www.anvisa.gov.br [Nov 03 2007].

Caldas CP. Envelhecimento com dependência: responsabilidades e demandas da família. Cad Saúde Pública. 2003; 19(3): 773-781.

Carvalho JAM, Garcia RA. O envelhecimento da população brasileira: um enfoque demográfico. Cad Saúde Pública. 2003; 19(3): 725-733.

Chaimowicz F, Greco DB. Dinâmica da institucionalização de idosos em Belo Horizonte, Brasil. Rev Saúde Pública. 1999; 33(5): 454-460.

Giacomin KC, Uchoa E, Firmo JOA, Lima-Costa MF. Projeto Bambuí: um estudo de base populacional da prevalência e dos fatores associados à necessidade de cuidador entre idosos. Cad Saúde Pública. 2005; 21(1): 80-91.

Instituto Brasileiro de Geografia e Estatística – Atlas do Censo Demográfico 2000. http://www.ibge.gov.br [Sep 29 2007].

Instituto Brasileiro de Geografia e Estatística – Indicadores Sociais Municipais – 2000. Disponível em: http://www.ibge.gov.br/home/estatística/populacao/indicadores_sociais_municipais/tabela1a.shtm [Nov 04 2007].

Instituto Brasileiro de Geografia e Estatística. Pesquisa Nacional por Amostra de Domicílios. Síntese de indicadores 2006. Rio de Janeiro: IBGE; 2007. 271p.

Kalache A. Envelhecimento populacional no Brasil: uma realidade nova (Editorial). Cad Saúde Pública. 1987; 3(3): 217-220.

Kalache A, Veras RP, Ramos LR. O envelhecimento da população mundial. Um desafio novo. Ver Saúde Públ. 1987; 21(3): 200-210.

Ministério da Saúde - Projeto de Lei 5235/2005. Disponível em: http://www.datasus.gov.br [Nov 01 2007].

Motta LB, Aguiar AC. Novas competências profissionais em saúde e o envelhecimento populacional brasileiro: integralidade, interdisciplinaridade e intersetorialidade. Ciência e Saúde Coletiva. 2007; 12(2): 363-372.

Sociedade Brasileira de Geriatria e Gerontologia – Associados titulados da SBGG. Disponível em: http://www.sbgg.org.br/profissional/associados/sócios/asp [Dez 02 2011].

capítulo 2

Envelhecimento Humano

Renato Moraes Alves Fabbri ○ Milton Luiz Gorzoni

Introdução

O envelhecimento humano é um fenômeno universal. Na atualidade, existe em torno de um bilhão e cem mil idosos, correspondendo aproximadamente a 12,3% da população mundial, e a estimativa para 2050 é de praticamente dobrar esse percentual.[1] A velocidade do envelhecimento populacional é mais significativa em países em desenvolvimento, com a perspectiva de que, em 2050, dois terços da população mundial com mais de 60 anos viverão em países de baixa e média renda. No Brasil, de uma população de idosos de 4,5%, em 1950, projeta-se mais de 23% para 2050. O limite cronológico adotado entre indivíduo adulto e idoso é de 60 anos para países em desenvolvimento e 65 anos para países desenvolvidos. Embora as mudanças biológicas sejam parte de um processo que se inicia no nascimento e prolonga-se no ciclo da vida, pode-se dizer que o envelhecimento corresponde a uma de suas fases. Em algumas delas, são identificados marcadores biofisiológicos que representam a transição etária, como a menarca no início da puberdade na mulher. No envelhecimento não há necessariamente marcadores homogêneos, ocorrendo muitas dúvidas quanto à dinâmica e à natureza desse processo. O início do envelhecimento ocorre de forma imprecisa e heterogênea. Começam a aparecer, especialmente a partir da terceira década de vida, manifestações somáticas, por exemplo, cabelos brancos, menor funcionalidade, calvície, de forma acíncrona; portanto, não necessariamente obedecendo a idade cronológica. Assim, há uma dificuldade em se definir o envelhecimento. Mais do que apenas envelhecer, o "envelhecimento bem-sucedido" ou "envelhecimento mais saudável" é um grande objetivo para toda a sociedade.

Definição

Conhecidas as limitações descritas, define-se o envelhecimento como um processo dinâmico e progressivo, em que ocorrem modificações morfológicas, funcionais, bioquímicas e psicológicas, que determinam a perda da capacidade e de adaptação do indivíduo ao meio ambiente.[2] O termo "senescência", muitas vezes, é utilizado como sinônimo de envelhecimento, pois se relaciona a um processo natural e progressivo degenerativo, que se manifesta em âmbito celular, em todos os órgãos e tecidos.

Classificação

Pode-se dizer que o envelhecimento humano ocorre em três níveis diferentes: biológico; psicológico; e social.[3] O envelhecimento biológico, como descrito, envolve mudanças fisiológicas, anatômicas, bioquímicas e hormonais, acompanhadas de gradual declínio das capacidades do organismo. O envelhecimento psicológico refere-se ao comportamento das pessoas em relação a si próprias ou aos outros, ligados a mudanças de atitude e limitações das capacidades. Como consequências, ocorrem readaptações, inadaptações e reajustamentos. Inclui-se também o senso subjetivo da idade, ou seja, como o indivíduo avalia a presença de marcadores biológicos e sociais do envelhecimento comparando-se com outros indivíduos da mesma idade. O envelhecimento social está relacionado às normas ou eventos sociais que controlam, por um critério de idade, o desempenho de determinadas atividades ou tarefas do grupo etário, inseridos na história de cada sociedade. Como exemplo, pode-se citar o casamento, que geralmente acontece na juventude ou início da vida adulta, o nascimento dos filhos, habitualmente na sequência, a aposentadoria após longos anos de trabalho.

Patofisiologia

O envelhecimento é um fenômeno biológico complexo, de difícil definição, que contempla integralmente seu escopo.[4] Esse processo fisiológico inevitável pode ser simplificado como a soma de quaisquer efeitos progressivos, deletérios, endógenos e/ou mudanças orientadas exógenas que ocorrem em células vivas ao longo do tempo. Sabe-se que, a base intrínseca (celular), abrange diferentes genes no processo de reparação, manutenção e reaproveitamento de componentes celulares; e a base extrínseca (ambiental) envolve vários fatores como dieta, atividade física, álcool, hábito de fumar. Uma série de teorias biológicas do envelhecimento tem sido descritas, apresentando-se de, maneira geral, em dois grandes grupos:

- Teorias programadas, nas quais o enfoque relaciona-se à existência de "relógios biológicos" que regulam todas as fases de desenvolvimento, desde o crescimento até a morte.

- Teorias estocásticas, nas quais a base da deterioração associada à idade decorre do acúmulo de danos moleculares ao acaso. Entre as teorias descritas na literatura, é proposta uma classificação com base em três categorias: evolutiva; molecular-celular; e sistêmica.[5] Na primeira, suas teorias tentam explicar a origem e as diferenças da longevidade entre as espécies. Na segunda, ocorre uma interação de múltiplos mecanismos moleculares e celulares no processo de envelhecimento; e, na última, há uma desregulação em três sistemas fisiológicos essenciais: nervoso; endócrino; e imune. A seguir, o **Quadro 2.1** resume algumas teorias subdivididas nas categorias descritas.

Os mecanismos biológicos do envelhecimento são complexos e ainda não totalmente compreendidos. As várias teorias tentam explicar por diversos caminhos os motivos pelos quais ocorre esse processo. Provavelmente, há uma interação de diferentes mecanismos biológicos.[6] Fatores extrínsecos também têm influência no envelhecimento. A dieta, não só pelo seu aspecto quantitativo, como também pela fonte de calorias, tem influência na longevidade. Sabe-se que a restrição calórica pode retardar ou prevenir a instalação de doenças associadas ao envelhecimento, como alguns tipos de neoplasias e doenças cardiovasculares, cerebrovasculares e metabólicas. Estudos epidemiológicos mostram que a qualidade da dieta, associada à mudança do estilo de vida, pode ter influência na longevidade. O modelo de dieta do Mediterrâneo tem mostrado sua influência positiva na sobrevida de algumas populações.[7] De maneira geral, evidências de vários estudos sobre longevidade enfatizam o consumo de frutas e vegetais e a redução de gorduras saturadas, carne, açúcares e de grãos refinados.[8] A prática regular de atividade física deve ser sempre estimulada, com exercícios aeróbicos e contrarresistência mecânica (exercícios resistidos com pesos ou musculação), visando não apenas a melhora da performance cardiovascular, mas também com o objetivo de preservar ou desenvolver a capacidade motora do idoso, melhorando sua funcionalidade. A interrupção do tabagismo é benéfica não apenas do ponto de vista físico, mas também psíquico e de convívio social. Da mesma forma, inclui-se o consumo moderado álcool.

12 Livro de Bolso de Geriatria

Quadro 2.1. Teorias subdivididas por categorias

Teorias	Observações
Evolutivas 1- Acúmulo de mutações 2- Pleiotropia antagonista 3- Soma descartável	Mutações deletérias em fases precoces são eliminadas. Mutações deletérias de ação tardia se acumulam no genoma (negligência da seleção natural). Genes com efeitos benéficos na juventude se tornam prejudiciais na fase tardia da vida. Células somáticas são mantidas apenas para o êxito da reprodução, tornando-se descartáveis posteriormente.
Moleculares – celulares 1- Erro catastrófico 2- Mutações somáticas 3- Senescência celular/telômeros 4- Radicais livres/DNA 5- Glicosilação (AGE)/ligações cruzadas 6- Morte celular	Moléculas "com defeito" habitualmente são substituídas, para manter o equilíbrio síntese-degradação. Pode ocorrer acúmulo de erros aleatórios nas proteínas. Acúmulo de danos moleculares no DNA. Limitação da capacidade de replicação das células. Senescência celular – 2 tipos: induzida por estresse em resposta a eventos moleculares; e replicativa (perda de telômeros). Formação de radicais livres com dano celular. Oxidação lipídica e glicosilação formando AGE (*advanced glycosylation end-products*), provocando ligações cruzadas que inibem a atividade das proteases responsáveis pela degradação das proteínas alteradas e, portanto, dano celular. Morte celular programada (apoptose) ocorre por eventos genéticos ou em decorrência de crise no genoma.
1- Neuroendócrina 2- Neuroendócrina-imunológica 3- Ritmo/velocidade da vida	Comprometimento de células integradoras específicas resulta em prejuízo da homeostase corporal e da resposta adaptativa ao estresse. Declínio da capacidade funcional do sistema imune (resistência reduzida às infecções) e aumento da propriedade autoimune (elevação de anticorpos séricos). O consumo de energia representa uma limitação da longevidade. "Viva rapidamente e morra jovem".

AGE: *advanced glycosylation end-products;* DNA: ácido desoxirribonucleico.

Fonte: Adaptado de Weinert, Timiras[5]; 2033; e Teixeira, Guariento; 2010.[6]

Envelhecimento saudável

Com o crescente aumento da população de idosos, é importante procurar maneiras de melhorar a qualidade de vida dessa população, contribuindo para a manutenção de suas autonomia e independência. Em 14 de dezembro de

2020, a Assembleia Geral das Nações Unidas declarou 2021-2030 como a Década do Envelhecimento Saudável.[9] Um aspecto particularmente importante é como definir o que significa envelhecer bem. Segundo Rowe e Kahn, o envelhecimento bem-sucedido é definido como a ausência de deficiência física e de doenças crônicas, bem como a participação social ideal e o bem-estar mental, modificando a ideia de que, para envelhecer com saúde, é preciso estar livre apenas de doenças ou deficiências. A Organização Mundial da Saúde (OMS) define saúde como "um estado de completo bem-estar físico, mental/cognitivo e social, e não apenas a ausência de doença ou de enfermidade".[10] Ressalte-se que ser saudável não é determinado apenas pela ausência de doença, ainda que possa ser um fator contribuinte.

Estudos têm mostrado informações importantes sobre fatores internos e externos que promovem o envelhecimento saudável. Em revisão sistemática recente, foram identificados dez determinantes para o envelhecimento saudável, a saber, atividade física, dieta, autoconsciência, perspectiva/atitude, aprendizagem ao longo da vida, fé, apoio social, segurança financeira, engajamento comunitário e independência.[11] Muitos dos determinantes estão inter--relacionados e isso estabelece a ideia de que o envelhecimento saudável não pode ser segmentado em fatores isolados, mas é uma medida interdependente. Dessa forma, o envelhecimento saudável parece ser o resultado da otimização de todos estes determinantes.

Considerações finais

O envelhecimento é uma condição inexorável, porém o conhecimento científico sobre suas causas ainda é limitado. Há grande heterogeneidade entre os idosos em seus diferentes aspectos, como morfológicos, funcionais, psicológicos e sociais, e a influência de fatores extrínsecos também contribui para essa diversidade. Na atualidade, não basta apenas alcançar a longevidade, mas é necessário, também, que seja com qualidade de vida, tendo como preceitos básicos o baixo risco de doenças e de incapacidades funcionais, com as funcionalidades física e psíquica adequadas e o engajamento ativo na vida.

Referências bibliográficas

1. United Nation, DESA, Population Division. World Population Prospects, 2022. Disponível em: http://population.un.org/wpp/.
2. Balcombe N. & Sinclair A. Ageing: definitions, mechanismms and magnitude of the problem. Best Pract Res Clin Gastroenterol, 15:835-849; 2001.

3. Papaleo Netto M. O estudo da velhice: histórico, definição do campo e termos básicos. In: Freitas; Py L. Tratado de geriatria e gerontologia. 3. Ed. Rio de Janeiro: Editora Guanabara Koogan; 2011, p. 3-13.
4. Sitar ME, Yanar K, Aydin S, Çakatay U. Current aspects of ageing theories and classification according to mechanisms. Turkish Journal of Geriatrics 2013; 16 (3) 339-346.
5. Weinert B. & Timiras P. Invited review: theories of aging. J. Appl Physiol; 95: 1705-1716; 2003.
6. Teixeira INAO & Guariento ME. Biologia do envelhecimento: teorias, mecanismos e perspectivas. Ciências & Saúde Coletiva 15(6):2845-2857, 2010.
7. Tognon G, Rothenberg E, Eiben G, Sundh V, Winkvist A, Lissner L. Does the Mediterranean diet predict longevity in the elderly? A Swedish perspective. Age; 33: 439-450, 2011.
8. Pan A, Sun Q, Bernstein AM, Schulze MB, Anson JE, et. al. Red meat consumption and mortality. Arch Intern Med. 12: E1-E9, 2012.
9. World Health Organisation. Decade of Healthy Ageing (2021–2030) (online). Disponível em: https://www.who.int/initiatives/decade-ofhealthy-ageing. Acessado em: 17 jan 2021.
10. World Health Organisation. Constitution of the World Health (online). Available at: https://www.who.int/about/who-we-are/constitution. Accessado em: 14 fev 2021.
11. Abud T, Kounidas G, Martin KR, Werth M, Cooper K, Myint PK. Determinants of healthy ageing: a systematic review of contemporary literature. Aging Clinical and Experimental Research (2022) 34:1215-1223.

capítulo 3

Avaliação Geriátrica Ampla

Marcos Daniel Cabral Saraiva

Definição

A Avaliação Geriátrica Ampla (AGA) é definida como um "processo diagnóstico multidimensional e interdisciplinar que determina as capacidades social, física, psicológica e funcional de um idoso, a fim de desenvolver um plano de tratamento de longo prazo".[1] Pode ter como sinônimos Avaliação Global do Idoso, Avaliação Gerontológica Global, Avaliação Multidimensional da Pessoa Idosa.

De maneira geral, a AGA visa complementar informações de uma anamnese e exame físico padronizados e tem como objetivos otimizar a identificação dos problemas de saúde, auxiliar na predição de eventos negativos, influenciar a decisão terapêutica e proporcionar uma coordenação integrada do cuidado por meio de um rastreio sistematizado das principais síndromes geriátricas e afecções mais comuns dessa faixa etária.[2]

O modelo de saúde com base em classificações tradicionais de doenças, além de favorecer a polifarmácia, as intervenções desnecessárias e o cuidado inadequado, é limitado para mensurar a complexidade dos estados de saúde, a capacidade funcional e a qualidade de vida dos idosos. Em linhas gerais, os pacientes idosos costumam se apresentar com problemas de saúde com padrão multifatorial e manifestações atípicas, correlacionando-se, muitas vezes, aos aspectos sociais e psicológicos individuais. Dessa forma, uma abordagem sistematizada com enfoque nas capacidades funcional, psicológica e social do indivíduo, objetivando a elaboração de um projeto terapêutico singular de longo prazo, deve fazer parte do componente central dos programas voltados à saúde do idoso.[1,2]

Evolução da AGA e evidências atuais

O primeiro relato envolvendo o conceito de uma AGA ocorreu na década de 1930, em Londres, a partir da experiência bem-sucedida da médica Marjory Warren, considerada, nos dias de hoje, a "mãe da Geriatria". Ao assumir os cuidados de 714 pacientes idosos cronicamente enfermos e acamados oriundos de uma Instituição de Assistência Pública no Hospital West Middlesex, ela iniciou um processo de avaliação multidimensional sistemática de cada um desses pacientes considerados "incuráveis". Com maior precisão diagnóstica, a Dra. Warren conseguiu, a partir da elaboração de um plano de tratamento de reabilitação multidisciplinar, a melhora funcional e a alta hospitalar de grande parte desses indivíduos.[3]

A partir da exitosa experiência da Dra. Warren, os conceitos e os parâmetros da AGA foram evoluindo com a incorporação de elementos multidisciplinares em um modelo de avaliação sistematizada e integrada.[2] Um ponto importante a ser ressaltado é que, desde então, o conceito da AGA na literatura pode se referir somente ao formato de avaliação multidimensional ou estar também associado ao cuidado e ao gerenciamento multidimensional oferecidos ao paciente a partir dessa avaliação.[1,2]

Na década de 1980, Rubenstein et al. conduziram os primeiros trabalhos com o objetivo de testar a eficácia dessa modalidade de cuidado e o impacto para a saúde do idoso.[1,2] Desde então, diversos estudos e revisões sistemáticas apresentaram também resultados favoráveis com instrumentos apoiados na AGA como modelo de predição de eventos adversos e de intervenção nos mais variados ambientes voltados à saúde do idoso, como o hospitalar, ambulatorial/atenção primária, domiciliar, pré-operatório, ortogeriatria e oncogeriatria.[2] Com isso, a AGA vem se estabelecendo progressivamente como um dos principais instrumentos prognósticos, tendo em vista o fato de expressar uma via final comum de muitas doenças e agravos que acometem a população idosa, além de ter como base escalas já amplamente validadas na literatura.[2] Por fim, programas norteados pela AGA são capazes de reduzir o risco de institucionalização, tempo de internação hospitalar, dependência funcional, quedas e custos em saúde, além de melhorar sobrevida e qualidade de vida de idosos.[2,4]

A melhor relação custo-benefício é encontrada quando os cuidados com base na AGA são direcionados a idosos:

1. Frágeis.
2. Com idade avançada (80 anos ou mais).
3. Com multimorbidade.

4. Com alguma síndrome geriátrica (como alteração cognitiva, quedas).
5. Com perda funcional recente.
6. Usuários frequentes do sistema de saúde.
7. Transição de ambiente de cuidado.

Os idosos "muito saudáveis" ou aqueles com doenças avançadas em fase final de vida constituem perfis de indivíduos menos propensos a se beneficiar das intervenções baseadas na AGA.[2,4,5]

Parâmetros da AGA e aplicação

Os principais parâmetros que frequentemente fazem parte da maioria dos modelos existentes de AGA são os seguintes: funcionalidade; cognição; humor; mobilidade e equilíbrio; ocorrência recente de queda; órgãos dos sentidos (visão e audição); autoavaliação da saúde; estado nutricional; e suporte social (**Figura 3.1**).[1,4,5] A consolidação de um formato universal de AGA acaba sendo dificultado pelas disparidades físicas, sociais e culturais das diferentes populações idosas estudadas. A estrutura e os componentes da AGA podem variar, ainda, a depender da equipe e do ambiente de atendimento em que ela é realizada.[2] No entanto, essa variabilidade do instrumento multidimensional permite que os profissionais de saúde adaptem o modelo de triagem às necessidades locais de atenção e cuidado.[5]

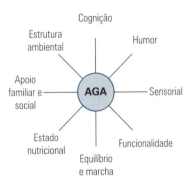

Figura 3.1. Principais parâmetros da Avaliação Geriátrica Ampla.[5]

Um fator limitante significativo em grande parte das avaliações propostas tem sido o tempo excessivo de aplicação. Com isso, a implementação da AGA na prática clínica diária se mostra bastante desafiadora, especialmente quando se observa um sistema de saúde constituído, em sua maioria, por serviços com alto fluxo de atendimentos, carentes de recursos e pouco interligados em suas etapas de cuidado.[2]

A AGA pode ser realizada por diferentes profissionais que assistem pacientes idosos, desde que capacitados de forma adequada. Idealmente, a equipe deve ser multiprofissional, porém sua composição varia conforme os serviços e profissionais disponíveis em cada ambiente de assistência. Os recursos materiais despendidos são simples e não diferem dos já habitualmente utilizados, estando, portanto, disponíveis na maioria dos ambientes de assistência à saúde.[2,5] A **Figura 3.2** descreve de forma prática os passos sugeridos na implementação de um programa de cuidados com base na AGA.[2,5,6]

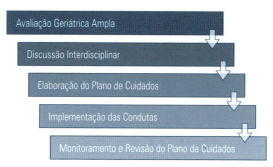

Figura 3.2. Implementação prática de programa de cuidados com base na Avaliação Geriátrica Ampla.[5]

Principais modelos de AGA

A seguir, serão abordados alguns modelos de AGA bastante descritos na literatura e utilizados no Brasil.

O *Multidimensional Prognostic Index* (MPI) é um instrumento validado e que tem sido muito utilizado em idosos hospitalizados para predição de tempo de internação, mortalidade e risco de institucionalização após alta hospitalar. O MPI fornece um escore global de risco a partir de 53 itens de oito parâmetros da AGA e apresenta tempo de avaliação entre 25 e 30 minutos.[7] A partir da experiência bem-sucedida no ambiente hospitalar, Pilotto et al. (2013) também validaram o *Multidimensional Prognostic Index – Standardized Multidimensional Assessment Schedule* (MPI-SVaMA), elaborado de forma similar ao

MPI; no entanto, adaptado à população idosa da comunidade. Esse instrumento também apresentou excelente acurácia na predição de mortalidade e risco de internação hospitalar em idosos ambulatoriais.[8]

A Avaliação Multidimensional da Pessoa Idosa na Atenção Básica (AMPI--AB) foi implementada pela Secretaria Municipal de Saúde de São Paulo, em 2015, como instrumento organizador da rede de atenção à saúde da pessoa idosa no Município de São Paulo.[9] O Questionário Multidimensional da AMPI--AB é composto por 17 parâmetros e sua pontuação final classifica os idosos na atenção primária em três categorias funcionais: saudáveis; pré-frágeis; e frágeis. A escala apresentou bom poder de detecção de fragilidade fenotípica e apresentou boa predição para morte, perda funcional, hospitalização, ida ao pronto-socorro e queda. Uma vantagem desse instrumento é o seu tempo rápido de aplicação, além da possibilidade de ser respondido por telefone pelos familiares ou cuidadores próximos do paciente. No entanto, a escala não contempla testes objetivos em sua pontuação principal e foi validada apenas em uma amostra de um único centro de atenção primária em São Paulo.[9]

Por fim, a Avaliação Geriátrica Compacta de 10 minutos (AGC-10) é um instrumento desenvolvido com o objetivo de realizar a triagem rápida das alterações mais comuns que acometem os idosos em cenários que exigem uma abordagem rápida e simplificada.[10] Para a sua criação, foram convidados geriatras com mediana de 15 anos de experiência em um processo de amostragem de conveniência representativa das cinco regiões do Brasil e de 32 instituições acadêmicas.[10] O formato final da AGC-10 acessa dez parâmetros de saúde em um tempo aproximado de 10 minutos (Figura 3.3).

A AGC-10 pode ser aplicada por qualquer profissional de saúde devidamente treinado e exige apenas equipamentos simples (fita métrica, cronômetro e balança antropométrica). A partir da aplicação de escalas e avaliações já validadas e consagradas na literatura, a AGC-10 fornece um índice global de risco calculado pela média das alterações identificadas nos 10 parâmetros do instrumento. Esse índice varia de 0 (nenhuma alteração) a 1 (alteração total).[10]

Duas possibilidades de notas de corte da AGC-10 foram propostas nos estudos publicados. A primeira possibilidade levou em conta a nota de corte com o melhor índice de Youden para o *status* pré-frágil e frágil, definindo as categorias baixo (0-0,29), médio (0,3-0,39) e alto (0,4-1) risco da AGC-10. Uma segunda possibilidade levou em conta os resultados do estudo que avaliou a associação da AGC-10 com mortalidade, sendo definidas as categorias de risco: baixo (0-0,24); médio (0,25-0,49); e alto (0,5-1).[11,12]

20 Livro de Bolso de Geriatria

Suporte Social	Mora com quem?	Sozinho [pergunta abaixo] [0,0]	☐ Familiar ou ☐ cuidador [0,0]	Institucionalizado [0,5]	Pontos
Se ficasse de cama, com que frequência contaria com alguém para ajuda-lo(a)? *(apenas para quem mora sozinho)*		☐Sempre ou ☐quase sempre [0,5]	☐Às vezes, ☐raramente ou ☐nunca [1,0]		___
Uso Sistema de Saúde Nos últimos seis meses	Nenhum [0,0]	☐ Visita ao Pronto Atendimento apenas [0,5]	☐ Internação Hospitalar [1,0]		___
Quedas No último ano	Sem quedas [0,0]	1 queda [0,5]	≥ 2 quedas [1,0]		___
Medicações Número em uso contínuo	< 5 [0,0]	5 – 9 [0,5]	≥ 10 N. med. [1,0] ___		___

Funcionalidade	Avaliação baseada no índice de Katz (atividades básicas de vida diária)	NÃO	SIM	
Tomar banho	Realiza sem assistência ou recebe ajuda apenas para uma parte do corpo.	1	0	___
Vestir-se	Pega as roupas e se veste completamente sem ajuda, exceto para amarrar sapatos.	1	0	
Vaso sanitário	Vai ao banheiro, limpa-se e ajeita as roupas sem ajuda (pode usar dispositivo de apoio e, urinol à noite).	1	0	
Transferência	Deita-se e sai da cama, senta-se e levanta-se da cadeira sem ajuda (pode usar dispositivos de apoio).	1	0	
Continência	Controla inteiramente a micção e evacuação.	1	0	
Alimentação	Alimenta-se sem ajuda ou recebe assistência apenas para cortar a carne ou passar manteiga no pão.	1	0	
	[0,0] 0 pontos [0,5] 1 – 2 pontos [1,0] ≥ 3 pontos			

Cognição	Avaliação baseada no 10-Point Cognitive Screener (10-CS)

Orientação: ☐ dia do mês   ☐ mês   ☐ ano   ___

Aprendizado: CARRO – VASO – TIJOLO (até 3 tentativas se necessário; não pontua)

Fluência (animais em 60s): ☐ 0-5 = **0**   ☐ 6-8 = **1**   ☐ 9-11 = **2**   ☐ 12-14 = **3**   ☐ ≥ 15 = **4**

1.___ 2.___ 3.___ 4.___ 5.___ 6.___ 7.___ 8.___
9.___ 10.___ 11.___ 12.___ 13.___ 14.___ 15.___ 16.___

Evocação: ☐ carro   ☐ vaso   ☐ tijolo   ___

Pontuação Bruta: ___ /10

Pontuação Ajustada: ___ /10   *(+2 se escolaridade = 0; +1 se escolaridade = 1-3 anos; máximo 10)*

[0,0] ≥ 8 pontos   [0,5] 6-7 pontos   [1,0] 0-5 pontos

Autoavaliação	Como você considera a sua saúde geral?				
☐ Incapaz *(se 10-CS Bruto=0)*	Muito ruim [1,0]	Ruim [1,0]	Razoável [0,5]	Boa [0,0]	Muito boa [0,0] ___

Sintomas Depressivos	Avaliação baseada na Escala de Depressão Geriátrica de 4 itens (GDS-4)	NÃO	SIM
☐ Incapaz *(se 10-CS Bruto=0)*	Você está satisfeito com a sua vida?	1	0
	Você abandonou muitas das suas atividades e dos seus interesses?	0	1
	Você se sente feliz a maior parte do tempo?	1	0
	Você prefere ficar em casa ao invés de sair e fazer coisas novas?	0	1
	[0,0] 0 – 1 ponto [0,5] 2 pontos [1,0] 3 – 4 pontos		

Nutrição	Perda de Peso (≥ 4,5kg no último ano): ☐ NÃO ☐ SIM *Peso último ano:* ___ kg

Peso atual: ___ Kg   Altura: ___ m   **IMC:** ___ kg/m²   **CP:** ___ cm

Se não for possível utilizar a balança devido à imobilidade, substitua o IMC por Circunferência da Panturrilha (CP), sendo CP < 31 cm alterada

[0,0] sem a perda de peso e IMC ≥ 22   [0,5] ☐com a perda de peso ou ☐IMC < 22   [1,0] com a perda de peso e IMC < 22

Velocidade de Marcha	Caminhar 4,5 metros (2x) e considerar melhor tempo. Obs.:

Tempo 1: ___ s   **Tempo 2:** ___ s

[0,0] ≤ 4,4s (> 1,0m/s)   [0,5] 4,5 – 7,5s (0,6 – 1,0m/s)   [1,0] ≥ 7,6s (< 0,6m/s) ou ☐ incapaz

	SOMA TOTAL
	ÍNDICE AGC-10 (soma total dividido pelo nº de itens avaliados)

Figura 3.3. Avaliação Geriátrica Compacta de 10 minutos (AGC-10): instrução de aplicação dos parâmetros e pontuação.[10]

A AGC-10 tem excelente associação com uma AGA-padrão estendida (45 minutos), além de se mostrar altamente correlacionada com o *Frailty Index*. Além disso, a AGC-10 demonstrou adequada psicometria e apresentou forte poder de predição para os desfechos morte, hospitalização e perda funcional em 1 ano em idosos agudamente enfermos no ambiente de Hospital Dia Geriátrico e em pacientes idosos em seguimento ambulatorial. A incorporação da AGC-10 melhorou significativamente o poder preditivo de modelos que já apresentavam fatores de risco validados, como dados sociodemográficos e de multimorbidade.[10-13]

Conclusões

A AGA, definida como uma abordagem sistematizada e com enfoque nas capacidades funcional, psicológica e social de idosos, é capaz de predizer riscos como perda funcional e mortalidade, além de objetivar a elaboração de um projeto terapêutico singular de longo prazo, trazendo benefícios como redução do risco de institucionalização, tempo de internação hospitalar, dependência funcional, quedas e custos em saúde, além de melhorar sobrevida e qualidade de vida de idosos. Com isso, a AGA deve ser incorporada e fazer parte do componente central dos programas voltados à saúde do idoso.

Referências bibliográficas

1. Rubenstein LZ, Stuck AE, Siu AL, Wieland D. Impacts of geriatric evaluation and management programs on defined outcomes: overview of the evidence. J Am Geriatr Soc. 1991;39(9 Pt 2):8S-16S; discussion 17S-18S.
2. Pilotto Alberto, Cella A, Pilotto Andrea, Daragjati J, Veronese N, Musacchio C, Mello AM, Logroscino G, Padovani A, Prete C, Panza F. Three decades of comprehensive geriatric assessment: evidence coming from different healthcare settings and specific clinical conditions. J Am Med Dir Assoc. 2017;18(2):192.e1-192.e11.
3. Matthews DA. Dr. Marjory Warren and the origin of British geriatrics. J Am Geriatr Soc. 1984;32(4):253-8.
4. Rubenstein LZ. Evolving models of comprehensive geriatric assessment. J Am Med Dir Assoc. 2015;16(6):446-7.
5. 5. Takahashi S, Garcez F, Aliberti M. Avaliação Geriátrica Ampla. In: Cabrera M, Cunha U (eds.). PROGER Programa Atualização em Geriatria e Gerontologia. Ciclo 6, Porto Alegre: Artmed Panamericana; 2020, p. 9-41.
6. Reuben DB, Rosen S, Shickedanz HB. Chapter 10: Principles of Geriatric Assessment. In: Halter JB, Ouslander JG, Studenski S, High KP, Asthana S, Supiano MA, et al. Hazzard's Geriatric Medicine and Gerontology. 7 ed. Nova York: McGraw-Hill; 2017, p. 157-170.

7. Pilotto A, Ferrucci L, Franceschi M, D'Ambrosio LP, Scarcelli C, Cascavilla L, Paris F, Placentino G, Seripa D, Dallapiccola B, Leandro G. Development and validation of a multidimensional prognostic index for one-year mortality from comprehensive geriatric assessment in hospitalized older patients. Rejuvenation Res. 2008;11(1):151-61.

8. Pilotto A, Gallina P, Fontana A, Sancarlo D, Bazzano S, Copetti M, Maggi S, Paroni G, Marcato F, Pellegrini F, Donato D, Ferrucci L. Development and validation of a Multi-dimensional Prognostic Index for mortality based on a standardized Multidimensional Assessment Schedule (MPI-SVaMA) in community-dwelling older subjects. J Am Med Dir Assoc. 2013;14(4):287-92.

9. Saraiva MD, Venys AL, Abdalla FLP, Fernandes MS, Pisoli PH, Sousa DM da RV, Bian-coni BL, Henrique EÂ, Garcia VSS, Maia LHM, Suzuki GS, Serrano PG, Hiratsuka M, Szlejf C, Jacob-Filho W, Paschoal SMP. AMPI-AB validity and reliability: a multidi-mensional tool in resource-limited primary care settings. BMC Geriatr. 2020b;20(1):124.

10. Aliberti MJR, Apolinario D, Suemoto CK, Melo JA, Fortes-Filho SQ, Saraiva MD, Trindade CB, Covinsky KE, Jacob-Filho W. Targeted geriatric assessment for fast-paced healthcare settings: development, validity, and reliability. J Am Geriatr Soc. 2018;66(4):748-54.

11. Aliberti MJR, Covinsky KE, Apolinario D, Lee SJ, Fortes-Filho SQ, Melo JA, Viana SSC, Suemoto CK, Jacob-Filho W. A 10-min Targeted Geriatric Assessment predicts mortality in fast-paced acute care settings: a prospective cohort study. J Nutr Health Aging. 2019a;23(3):286-90.

12. Aliberti MJR, Covinsky KE, Apolinario D, Smith AK, Lee SJ, Fortes-Filho SQ, Melo JA, Souza NPS, Avelino-Silva TJ, Jacob-Filho W. 10-Minute Targeted Geriatric Assess-ment predicts disability and hospitalization in fast-paced acute care settings. J Gerontol A Biol Sci Med Sci. 2019b;74(10):1637-42.

13. Saraiva MDC. Desempenho da avaliação geriátrica compacta de 10 minutos (AGC-10) na predição de desfechos desfavoráveis em idosos ambulatoriais: estudo de coorte prospectivo [tese doutorado]. São Paulo: Faculdade de Medicina, Universidade de São Paulo; 2021.

capítulo 4

Os Cinco "Is" e Outras Regras Mnemônicas

Milton Luiz Gorzoni ○ Renato Moraes Alves Fabbri

Introdução

O professor Bernard Isaacs, em sua Conferência Inaugural de 1975, na Universidade de Birmingham (Reino Unido), agregou as principais síndromes geriátricas sob o título "Gigantes da Geriatria" (*Giants of Geriatrics*) e dividiu-as pela regra mnemônica dos "Is": *immobility; instability; incontinence; intellectual impairment* (imobilidade, instabilidade, incontinência e prejuízo intelectual). Os "Is" colaboram na estruturação da avaliação clínica do idoso tendo em vista que englobam condições comuns e relevantes nessa faixa de idade. Auxiliam na prevenção e/ou detecção precoce dessas condições com alto potencial de interferência na qualidade de vida de quem está sendo avaliado.

A versão dos "Is" mais adotada pela literatura brasileira associa os quatro "Is" originais a um quinto "I": iatrogenia. Assim, os cinco "Is" normalmente utilizados no Brasil são: intelecto (demência, depressão e *delirium*); instabilidade e quedas; imobilidade; incontinência; e iatrogenia.

Os cinco "Is" provocaram a formação de outras regras mnemônicas, algumas delas utilizadas pela área Gerontogeriátrica brasileira e no Hospital Geriátrico e de Convalescentes Dom Pedro II (HGCDPII) da Irmandade da Santa Casa de Misericórdia de São Paulo (ISCMSP).

As mais utilizadas, por serem de fácil memorização e vinculadas a aspectos frequentes e de alto impacto na qualidade de vida do idoso, encontram-se descritas a seguir.

O primeiro "I" – Intelecto

A regra do "Não"

Como distinguir os três itens do primeiro "I" (demência, depressão, *delirium*)? Criou-se a associação deles com as frases do "Não":
- Demência: Não lembro
- Depressão: Não sei
- *Delirium*: Não coordeno

Os quatro "As" da demência senil

Sumarizam os critérios da 4ª edição do Manual de Diagnóstico e Estatístico de Transtornos Mentais (DSM-IV) para demência senil:
- Amnésia.
- Afasia.
- Agnosia.
- Apraxia.

Prática durante avaliação clínica inicial, facilita a triagem de idosos com queixas de distúrbios de memória. Obrigatório mencionar que nem os critérios originais (DSM-IV) nem essa regra incorporam necessariamente os estágios iniciais da demência senil se não forem complementados com testes de avaliação cognitiva.

"Ds" de *delirium*

Incluindo as causas básicas de *delirium* e a associação de múltiplas etiologias como fatores desencadeantes, o Setor de Geriatria da ISCMSP desenvolveu a regra dos "Ds":
- Doenças infecciosas.
- Distúrbios hidroeletrolíticos.
- Distúrbios metabólicos.
- Defecação (fecaloma).
- Drogas (fármacos).

Estando esses cinco "Ds" avaliados e controlados e se, mesmo assim, o idoso permanecer em *delirium*, há a proposta de um dos autores deste capítulo sobre o sexto "D":

Deixa o paciente ir embora (da enfermaria, ou seja, troca de ambiente).

O segundo "I" – Instabilidade e quedas

Agruparam-se, em inglês, as principais causas de queda de idosos no acrônimo CATASTROPHE:

- *Caregiver and housing.*
- *Alcohol.*
- *Treatment.*
- *Affect.*
- *Syncope.*
- *Teetering.*
- *Recent illness.*
- *Ocular problems.*
- *Pain with mobility.*
- *Hearing.*
- *Environmental hazards.*

Adaptado para o português na frase "DÁ CADA DÓ" quando o idoso cai":

- Doenças.
- Ambiente.
- Cuidador.
- Álcool.
- Drogas.
- Audição.
- Desequilíbrio.
- Olhos.

O terceiro "I" – Imobilidade

Consagrados tanto na literatura nacional como na prática clínica, os critérios da síndrome da imobilidade permitem a formação da frase "CC não ADIE", utilizando-se suas letras iniciais com o significado de:

Critérios maiores	Cognição com prejuízo médio a grave Contraturas múltiplas
Critérios menores	Afasia Disfagia leve a grave Incontinência urinária e fecal Escaras ou lesões por pressão

O quarto "I" – Incontinência

Procurando detectar causas agudas e/ou reversíveis de incontinência uriná-ria, várias regras foram criadas, sendo a mais simples a do acrônimo "DRIP" ("pingar" em inglês):

- *Delirium.*
- *Restricted mobility, Retention.*
- *Infection, Inflammation, Impaction (fecal).*
- *Polyuria, Pharmaceuticals.*

O quinto "I" – Iatrogenia

O conjunto de disfunções, dependências e de doenças relacionadas com o envelhecimento colabora com o aumento de iatrogenias nessa faixa etária. Observa-se também aumento progressivo de fármacos em uso contínuo, de indicações de procedimentos e de hospitalizações. A literatura consultada não apresentou regras mnemônicas que inclua o universo de iatrogenias passíveis de atingir pacientes idosos.

Há, porém, regras para situações iatrogênicas específicas e/ou comuns na terceira idade. A mais utilizada no HGCDPII decorreu da permanente atenção a possíveis interações medicamentosas com dicumarínicos, particularmente com a varfarina. Criou-se, então, a frase de que "CADA medicamento tem suas interações", ou seja:

- Cardiovascular: amiodarona, propranolol.
- Antibióticos: quinolonas, macrolídeos.
- Dislipidemia: estatinas, fibratos.
- Anticonvulsivantes: fenitoína, barbitúricos.

Obviamente, essa regra não inclui todas as potenciais interações medica-mentosas com dicumarínicos, mas foca em medicamentos de uso corriqueiro em idosos, particularmente em circunstâncias nas quais há indicação de anti-coagulação por via oral.

Mais "Is" e regras mnemônicas?

Outras síndromes geriátricas tornaram-se relevantes e incorporaram-se aos "Gigantes da Geriatria". Há como torná-los "Is"?

Fragilidade ou inabilidade física?

Vários são os modelos conceituais de fragilidade, sendo o da perda pro-gressiva da reserva funcional orgânica o mais aceito entre os estudiosos do tema. Igual situação se constata quanto aos critérios clínicos dessa síndrome, embora os desenvolvidos por Fried et al. (2001) apresentem consagração universal e praticidade clínica. Mnemonicamente, pode-se convertê-los no acrônimo "**PEPAC**":

- Peso: perda de peso não intencional.
- Exaustão: autorrelato de Fadiga.
- Preensão: diminuição da força de Preensão manual.
- Atividade: pouca Atividade física.
- Caminhada: redução da velocidade de Caminhada.

Sarcopenia ou insuficiência muscular?

Proposto inicialmente por Rosenberg (1989), o termo "sarcopenia" (do grego, "pobreza de carne") relaciona-se com a perda de massa muscular durante o envelhecimento humano. Número significativo de estudiosos reconhece a sarcopenia como síndrome geriátrica relacionada com importante repercussão na saúde, independência funcional e qualidade de vida dos idosos. Os quatro "Ds" estão começando a ser usados como regra mnemônica sobre causas subjacentes dessa síndrome (Shiong, 2021):

- Drogas: estatinas, fibratos, esteroides, álcool.
- *Diabetes mellitus.*
- Doenças outras: doença crônica pulmonar, renal, hepática ou cardíaca, osteoporose, osteoartrite de joelho, doenças neurológicas, neoplasias malignas.
- Deficiências: má dentição ou saúde bucal, disfagia, hipovitaminose D, condições/medicamentos que causam anorexia ou má absorção, fatores socioeconômicos que afetam o acesso aos alimentos.

Conclusão

Os "Is", apresentados com detalhes nos próximos capítulos, provocaram a criação de várias outras regras mnemônicas, utilizadas corriqueiramente em Geriatria por apresentar facilidade de memorização e pela sua utilidade na prática clínica.

Bibliografia recomendada

Associação Americana de Psiquiatria – DSM-IV – manual diagnóstico e estatístico de transtornos mentais. 4. ed. Porto Alegre: Artes Médicas; 1995. 830 p.

Carvalho-Filho ET, Saporetti L, Souza MAR, Arantes ACLQ, Vaz MYKC, Hojaiji NHSL, Alencar YMG. Curiati JE. Iatrogenia em pacientes idosos hospitalizados. Rev Saúde Pública. 1988; 32(1): 36-42.

Fabbri RMA. Delirium. In: Freitas EV, Py L, Doll J, Gorzoni ML, Mohallem KL. Tratado de Geriatria e Gerontologia. 5. ed. Rio de Janeiro: Guanabara Koogan; 2022, p. 234-241.

Fried LP, Tangen CM, Walston J, Newman AB, Hirsch C, Gottdiener J, Seeman T, Tracy R, Kop WJ, Burke G, McBurnie MA. Frailty in Older Adults: Evidence for a Phenotype. J Gerontol A Biol Sci Med Sci. 2001; 56 (3): M146-156.

Fuller GF. Falls in the elderly. Am Fam Physician. 2000; 61(7): 2159-2168 e 2173-2174.

Gorzoni ML, Fabbri RMA, Pires SL. Mnemônica em geriatria. Geriatria & Gerontologia. 2010; 4(2): 85-89.

Guimarães J, Zago AJ. Anticoagulação ambulatorial. Rev HCPA. 2007; 27(1): 30-38.

Isaacs B. The Giants of Geriatrics. Inaugural Lecture, University of Birmingham 1975.

Kong TK. Iatrogenesis – still a geriatric giant. 1997; J Hong Kong Geriatr Soc. 8(1): 3-4.

Kong TK. In memory of Professor Bernard Isaacs. J Hong Kong Geriatr Soc. 1996; 7(1): 31-32.

Leduc MMS, Gamarki R, Leduc VR, Suguino MM. Imobilidade e síndrome da imobilização. In: Freitas EV, Py L, Doll J, Gorzoni ML, Mohallem KL. Tratado de Geriatria e Gerontologia. 5. ed. Rio de Janeiro: Guanabara Koogan; 2022. p. 873-881.

Lourenço RA, Moreira VG, Mello RGB, Santos IS, Lina SM, Pinto ALF, Lustosa LP, Duarte YAO, Ribeiro JA, Correia CC, Mansura HN, Ribeiro E, Corte RRD, Ferriolli E, Uehara CA, Maeda A, Petronia T, Lima TS, Durão SF, Aprahamian I, Avesani CM, Jacob Filho W. Consenso brasileiro de fragilidade em idosos: conceitos, epidemiologia e instrumentos de avaliação. Geriatr Gerontol Aging. 2018; 12 (2): 121-35.

Olenek k, Skowronski T, Schmaltz D. Geriatric nursing assessment. J Gerontol Nurs. 2003; 29(8): 5-9.

Shiong LW. Sarcopenia: update on diagnosis and treatment in an Asian community setting SFP. 2021; 47 (6): 5-12.

capítulo 5

(Demências) Disfunção Cognitiva Grave

Ambrósio Rodrigues Brandão ○ Yngrid Dieguez Ferreira

Introdução

O termo "demência" origina-se do latim *de* (ausente) e *mens* (mente), ou seja, "sem mente". Demência não se refere a uma doença provocada por um único agente etiológico, mas a uma síndrome, isto é, um conjunto de sinais e sintomas provocados por várias causas, inclusive concomitantemente. No entanto, até como uma forma de diminuir o estigma do termo, a nomenclatura atual para essa síndrome é disfunção cognitiva grave (DCG). A prevalência da DCG aumenta exponencialmente com o passar do tempo: após os 65 anos de idade, cerca de 5 a 10%, dobrando a percentagem a cada 5 anos, enquanto a incidência anual varia dos 0,1% entre 60 e 64 anos progressivamente até 8,6% aos 95 anos de idade.

No Quadro 5.1, os critérios diagnósticos da DCG propostos pelo Manual Diagnóstico e Estatístico de Transtornos Mentais, em sua 5ª edição (DSM-V):

Etiologia

Classificam-se as DCG em potencialmente reversíveis (DPR) e irreversíveis (DI), conforme Figura 5.1. Dependendo do tempo de diagnóstico da possível etiologia e do tratamento, existe possibilidade de reversão parcial ou total da DCG.

As principais causas irreversíveis, que equivalem a 80% dos casos de DI observam-se: doença de Alzheimer e demências vasculares; por corpos de Lewy; e frontotemporal.

Quadro 5.1. Critérios para o diagnóstico de DCG (Distúrbio Cognitivo Grave) de acordo com o DSM-V

A. Evidência de significante declínio cognitivo quando comparado à avaliação prévia em um ou mais domínios cognitivos:
- Memória e aprendizado
- Linguagem
- Funções executivas
- Atenção complexa
- Domínio perceptomotor
- Cognição social

B. Os déficits cognitivos acarretam prejuízos na funcionalidade das atividades diárias do indivíduo, este necessitando da supervisão de um terceiro para as realizações destas

C. Os déficits cognitivos não ocorrem exclusivamente durante o curso de *delirium*

D. Os déficits cognitivos não são justificados por outra patologia mental (p. ex., transtorno depressivo maior, esquizofrenia)

Fonte: Modificado de American Psychiatric Association. Diagnostic and statistical manual of mental disorders. 5th. Edition, 2013.

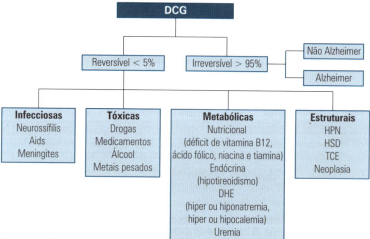

Figura 5.1. Fluxograma de abordagem clínica das disfunções cognitivas graves (DGG). Aids: síndrome da imunodeficiência adquirida; DHE: distúrbio hidroeletrolítico; HPN: hidrocefalia de pressão normal; HSD: hematoma subdural; TCE: traumatismo cranioencefálico.

Fonte: Modificada de Barbosa MT, Machado JCB, Vieira MCS; 2016.

Diagnóstico

São potencialmente reversíveis todas as DCG cuja(s) etiologia(s), uma vez identificada(s) e tratada(s), melhoram parcial ou totalmente a cognição comprometida, apresentando-se com uma prevalência de até 20% entre os idosos. Os exames subsidiários citados no **Quadro 5.2** são necessários na investigação de quaisquer demências, havendo a possibilidade de ser identificada e tratada logo de início uma demência potencialmente reversível.

Quadro 5.2. Exames recomendados na investigação das DCG (Distúrbio Cognitivo Grave).

Hemograma completo	TSH e T4 livre
Ureia e creatinina	Nível sérico vitamina B12 e ácido fólico
Eletrólitos	Sorologias para hepatites B e C
Enzimas AST e ALT	Sorologia para HIV
Eletroforese de proteínas	VDRL
Glicemia de jejum	Exames de imagem (tomografia computadorizada ou ressonância magnética de crânio)

ALT: alanina aminotransferase; AST: aspartato aminotransferase; HIV: vírus da imunodeficiência humana; TSH: hormônio tireoestimulante; VDRL: venereal disease research laboratory.
Fonte: Modificado de Caramelli P; 2007.

A coleta de líquido cefalorraquidiano (LCR) só é recomendada nas seguintes situações:

- Início agudo ou subagudo (menos de 8 semanas).
- Febre ou presença de sinais meníngeos.
- Evidência de imunossupressão.
- Apresentação atípica (p. ex.: cefaleias graves, convulsões, neuropatias cranianas).
- Achados clínicos sugestivos de hidrocefalia de pressão normal.

Algumas classes de medicamentos podem ser causas de disfunção cognitiva por atravessarem a barreira hematoencefálica e alterarem a concentração de neurotransmissores, conforme o **Quadro 5.3**.

32 Livro de Bolso de Geriatria

Quadro 5.3. Principais medicações que podem causar déficit cognitivo

Ansiolíticos e hipnóticos	Antagonistas do Receptor H2
Antidepressivos tricíclicos	Antineoplásicos
Neurolépticos	Anti-inflamatórios não esteroides
Carbonato de lítio	Corticosteroides
Anticonvulsivantes*	Antibióticos**
Anticolinérgicos	Hipotensores orais***
Digitálicos, quinidina	

* Fenobarbital, fenitoína, etossuximida e valproato de sódio. ** Betalactâmicos (penicilina e cefalosporinas), quinolonas. *** Clonidina, alfametildopa, propranolol.
Fonte: Modificado de Barbosa MT, Machado JCB; 2016).

Delirium pode simular quadro demencial; disso, a importância de uma anamnese detalhada, associada a exames subsidiários para a diferenciação entre essas duas síndromes. Alguns idosos portadores de depressão podem mimetizar um quadro de déficit cognitivo sem necessariamente serem portadores de demência (pseudodemência), muitas vezes devendo ser submetidos a teste terapêutico com antidepressivos para descartar DCG.

Avaliação cognitiva

Para o diagnóstico de DCG, são necessários testes de avaliação de diversas esferas cognitivas, além da análise do comprometimento funcional desses pacientes. O Miniexame do Estado Mental (MEEM) tornou-se o teste de rastreio cognitivo mais conhecido, caracterizado por suas altas sensibilidade e especificidade, boa reprodutibilidade inter e entre examinadores e por sua fácil execução. No entanto, é influenciável pela escolaridade e por possíveis déficits sensoriais e/ou motores, podendo induzir o examinador a interpretações errôneas de cognição. Numa tentativa de diminuir esses vieses aplica-se, junto com o MEEM, outros testes de rastreio de fácil execução como os testes de fluência verbal e do relógio. Também outros exames para avaliação cognitiva podem ser usados como o *Montreal Cognitive Assessment*

(MoCA), bem indicado para indivíduos de maior escolaridade, ou mesmo a Bateria Breve de Rastreio Cognitivo, cuja escolaridade do examinado não influi em seu desempenho. Esses testes são ditos de rastreio por não diagnosticarem síndromes demenciais isoladamente, e sim indícios da alteração cognitiva, também presentes em outras doenças orgânicas.

Diagnóstico

Para o diagnóstico de síndrome demencial, são utilizados anamnese detalhada (não só com familiares, mas com quaisquer pessoas que tenham contato com o idoso), e exames complementares para exclusão de demências potencialmente reversíveis. Ainda sobre a anamnese, deve-se levar em conta que o quadro clínico do idoso com queixa cognitiva sempre acarreta prejuízo funcional das atividades cotidianas.

O transtorno neurocognitivo leve caracteriza-se por alteração cognitiva referida pelo paciente ou familiar (geralmente comprometimento de memória), evidenciada por avaliação clínica, porém com pouco ou nenhum prejuízo de funcionalidade, daí o diferencial de demência. Entretanto, o acompanhamento de idosos com esse diagnóstico torna-se importante, uma vez que entre 12% e 15% dos casos evoluem para demência em 1 ano.

No Quadro 5.4, citam-se as mais frequentes demências irreversíveis, assim como suas características principais e respectivos quadros clínicos.

Tratamento

Ainda não existe tratamento para a cura da DCG. No entanto, alguns medicamentos tiveram sua eficácia comprovada, retardando a perda cognitiva e auxiliando nos sintomas de alteração comportamental nos idosos acometidos. Atualmente, três fármacos são utilizados no tratamento da doença de Alzheimer, também com evidências de benefícios em pacientes com demência vascular ou por corpos de Lewy. Esses medicamentos são classificados como inibidores da colinesterase (Tabela 5.1) por inibirem a ação da enzima responsável pela degradação da acetilcolina, neurotransmissor em concentrações menores nos pacientes portadores de DCG.

Além dos inibidores da colinesterase, observou-se que pacientes com demências em estágios moderado e avançado são beneficiados pela memantina, um antagonista glutamatérgico N-metil-D-aspartato, que também age retardando a perda cognitiva e auxiliando no controle de alterações comportamentais. Pode ser associada com os inibidores da colinesterase, numa dose inicial de 5 mg por dia, com acréscimos semanais de 5 mg até a dose terapêutica de 10 mg, duas vezes por dia. Apesar de aprovado pela *Food and Drug Administration* (FDA), o uso do aducanumab (anticorpo monoclonal contra as placas beta-amiloides interneuronais) ainda é controverso no tratamento da doença de Alzheimer.

Comumente, alterações comportamentais como agressividade, agitação psicomotora, perambulação, inadequação social são as maiores dificuldades no cuidado de pacientes com demência pelos familiares e cuidadores. São necessários, portanto, medicações para controle desses sintomas como neurolépticos, estabilizantes de humor e, mais raramente, benzodiazepínicos. Na **Tabela** 5.2, citam-se os neurolépticos atípicos mais utilizados, dada a menor possibilidade de efeitos colaterais extrapiramidais e anticolinérgicos provocados por esses medicamentos.

Quadro 5.4. Diagnóstico diferencial entre os principais tipos de demência irreversíveis

	Alzheimer	Corpos de Lewy	Vascular	Frontotemporal
Idade início	> 65 anos	> 50 anos	> 65 anos	40-65 anos
Duração	Até mais que uma década	Meses a anos	Anos	Anos
Quadro clínico	Amnésia precocemente, desorientação temporoespacial, apatia, afasia, agnosia, apraxia, falta de crítica em relação à doença, alterações do ciclo sono-vigília	Quedas precocemente, nível de consciência flutuante, alucinações visuais, reação paradoxal a neurolépticos	Dificuldade com memória de evocação, declínio em degraus, labilidade emocional e depressão	Modificação da personalidade, desinibição, amnésia tardia, dificuldades com a fala
Exame clínico	Normal até os estágios mais avançados	Sinais extrapiramidais precocemente, com predomínio rígido-acinético	Déficits neurológicos focais, espasticidade, alteração de marcha	Normal até estágios mais avançados

Fonte: Modificado de Machado JCB; 2016.

Tabela 5.1. Medicamentos inibidores de colinesterase

	Rivastigmina	Galantamina	Donepezila
Dose inicial	1,5 mg 12/12 h	8 mg/dia	5 mg/dia
Janela terapêutica	3 a 6 mg 12/12 h	16 a 24 mg/dia	5 a 10 mg/dia
Metabolização	Hepática	Hepática	Hepática
Excreção	Renal	Renal e hepática	Renal e hepática

Tabela 5.2. Neurolépticos atípicos utilizados nas demências

Fármaco	Dose inicial (mg/dia)	Faixa terapêutica (mg/dia)	Administração
Risperidona	0,25	0,25-4	1 vez por dia
Olanzapina	2,5	2,5-10	1 vez por dia
Quetiapina	12,5	12,5-200	1 a 3 vezes por dia
Ziprazidona	40	40-80	1 a 2 vezes por dia
Aripiprazol	2,25	2,25-15	1 vez por dia

Fonte: Tavares Jr AR, Souza CCV; 2016.

Muitas vezes, outros profissionais são requisitados para auxiliarem na abordagem não só do paciente, mas também de seus familiares e cuidadores. Profissionais como enfermeiros, fonoaudiólogos, fisioterapeutas, assistentes sociais, terapeutas ocupacionais e nutricionistas, por exemplo, auxiliam complementando o tratamento médico, orientando em relação às suas respectivas áreas de atuação paciente, familiares e cuidadores na rotina do idoso com demência.

Bibliografia recomendada

American Psychiatric Association. Diagnostic and statistical manual of mental disorders. 5th. Edition, 2013.

Aprahamian I. Rastreio cognitivo em idosos. In: Freitas EV et al. Tratado de Geriatria e Gerontologia. 4. ed. Rio de Janeiro: Guanabara Koogan; 2016, p.1427-32.

Barbosa MT, Machado JCB, Vieira MCS. Outras causas de demência/demências potencialmente reversíveis. In: Freitas EV et al. Tratado de Geriatria e Gerontologia. 4. ed. Rio de Janeiro: Guanabara Koogan; 2016, p.307-20.

Canineu PR, Samara AB, Stella F. Transtorno neurocognitivo leve. In: Freitas EV et el. Tratado de Geriatria e Gerontologia. 4. ed. Rio de Janeiro: Guanabara Koogan; 2016, p. 231-9.

Caramelli P. Conduta diagnóstica em demência. In: Forlenza OV. Psiquiatria geriátrica do diagnóstico precoce à reabilitação. São Paulo. Atheneu: 2007, p.155-7.

Forlenza OV, Nitrini R. Doença de Alzheimer. In: Fráguas R Jr, Figueiró JAB. Depressões Secundárias: depressões associadas a condições médicas e medicamentos. São Paulo: Atheneu; 2001, p.109-18.

Ganguli M, Blacker D et al. Classification of Neurocognitive Disorders in DSM-5: A Work in Progress. Am J Geriatr Psychiatric 2011; 19:205-10.

Hugo J, Ganguli M. Clin Geriatr Med.2014 Aug; 30(3):421-42.

Knopman D, Jones DT, Greicius MD. Failure to demonstrate efficacy of aducanumab: An analysis of the emerge and engage trials as reported by Biogen. Alzheimer's & Dementia, Vol.17, Issue 4, p. 696-701. 2020.

Machado JCB. Doença de Alzheimer. In: Freitas EV, et al. Tratado de Geriatria e Gerontologia. 4. ed. Rio de Janeiro: Guanabara Koogan, 2016, p.240-68.

Tavares AR Jr, Souza CCV. Sintomas psicológicos e comportamentais nas demências. In: Freitas EV et al. Tratado de Geriatria e Gerontologia. 4. ed. Rio de Janeiro: Guanabara Koogan, 2016, p.371-390, 2016.

capítulo 6

Delirium

Renato Moraes Alves Fabbri

Definição e características clínicas

Delirium é uma síndrome mental orgânica, sem etiologia específica com anormalidades da atenção, função cognitiva, ritmo sono-vigília e comportamento psicomotor, que tem início agudo e curso flutuante.[1]

- Atenção: há dificuldade em mantê-la num determinado estímulo e mudá-la para um estímulo novo, não se conseguindo manter um fluxo de conversação com o paciente.
- Função cognitiva: distúrbios da sensopercepção que se manifestam por ilusões e alucinações predominantemente visuais; anormalidades do pensamento que se apresenta vago, com ideias frouxas, fragmentado e, em casos mais graves, incoerente e desorganizado; prejuízo da memória e distúrbios da linguagem, com discurso vago e empobrecido e dificuldade para nomeação.
- Ritmo sono-vigília: sonolência diurna e sono noturno reduzido e fragmentado.
- Comportamento psicomotor: pode se apresentar com a forma hiperativa, hipoativa ou mista. Na primeira, menos comum e mais facilmente reconhecida, o paciente encontra-se agitado, hiperalerta, com tendência à agressividade física e risco de alucinações frequentes. A forma hipoativa apesar de mais frequente é menos reconhecida e cursa com pior prognóstico. Há um retardo da atividade psicomotora, tornando-se o paciente letárgico, sonolento, apático, muitas vezes assumindo uma posição de catatonia. Na forma mista, o paciente apresenta, em diferentes momentos, características de hiper ou hipoatividade.

Epidemiologia e importância

A variabilidade dos dados epidemiológicos decorre da heterogeneidade das populações envolvidas. O *delirium* acomete de 1% a 14% dos idosos na comunidade; entre pacientes hospitalizados, 14% a 56%, chegando até 70% a 87% em unidade de terapia intensiva (UTI).[2] O *delirium* pode ser a única ou a principal forma de apresentação de uma doença orgânica, cursando com pior prognóstico nos pacientes internados, especialmente na sua forma hipoativa e mesmo após a alta hospitalar.[3,4] Apesar de comum, frequentemente não é diagnosticado, em especial, na sua forma hipoativa.[5]

Patofisiologia

A patogênese do *delirium* tem sido avaliada em muitos estudos, porém ainda não é bem compreendida. Várias hipóteses foram propostas, mas nenhuma isoladamente é suficiente para explicar o desenvolvimento da síndrome. A partir de um ou mais insultos orgânicos agudos, vários mecanismos neurológicos, endocrinológicos e inflamatórios são ativados, podendo contribuir para um desarranjo no sistema nervoso central (SNC) e causar manifestações neuropsiquiátricas compatíveis com o *delirium*. Mudanças que ocorrem com o envelhecimento (alteração na regulação ao estresse, diminuição do fluxo sanguíneo cerebral, menor densidade vascular, perda de neurônios), podem tornar o indivíduo idoso mais vulnerável ao *delirium*.

- Hipótese neuroquímica: a disfunção de neurotransmissores tem papel importante na fisiopatologia, especialmente a diminuição da atividade da acetilcolina e o aumento da dopamina, podendo também estar envolvidos outros sistemas como o aumento da norepinefrina e glutamato, aumento ou diminuição da atividade da serotonina, histamina e o ácido gama-aminobutírico (GABA, do inglês *gamma-amino butyric acid*).
- Hipótese neuroinflamatória: diversos estressores ambientais, bem como anormalidades clínicas ou cirúrgicas (trauma, infecção, cirurgia,) podem aumentar a produção de mediadores inflamatórios, que, perifericamente secretados, provocam uma reação exacerbada com comprometimento do SNC; ocorre aumento da permeabilidade da barreira hematoencefálica, seguido de estimulação das células da glia, formando um ambiente inflamatório, com produção microglial de citoquinas pró-inflamatórias resultando em disfunção neuroquímica e comprometimento funcional dos neurônios.[6]

- Hipótese do estresse oxidativo: acredita-se que o *delirium* seja a expressão clínica de um defeito do metabolismo cerebral; a alteração da atividade do metabolismo oxidativo cerebral pode ocasionar anormalidades de vários sistemas de neurotransmissores e contribuir para o *delirium*.
- Hipótese neuroendócrina: em circunstâncias normais, diferentes causas de estresse promovem o hipercortisionismo de forma transitória. Sugere-se que, no *delirium*, ocorra uma resposta anormalmente alta de cortisol, e que níveis elevados repetidos ou prolongados podem causar uma disfunção neuronal, aumentando sua vulnerabilidade, conhecida como "resposta aberrante ao estresse".
- Hipótese da desregulação circadiana: interrupções do ritmo circadiano geram distúrbios na arquitetura fisiológica do sono cuja privação crônica é um estressor, podendo contribuir para *delirium* em virtude do aumento das citoquinas inflamatórias, diminuição da atividade parassimpática, aumento da atividade simpática, aumento do cortisol noturno, aumento de insulina e glicose.

Segundo os modelos mais recentes, acredita-se que mais do que uma hipótese apenas, que não explica de forma isolada a patogênese, diferentes fatores agem de forma conjunta para desencadear o *delirium*, e essa condição é denominada "hipótese da falha da integração do sistema".[7,8] A Figura 6.1 resume os mecanismos envolvidos na patogênese.

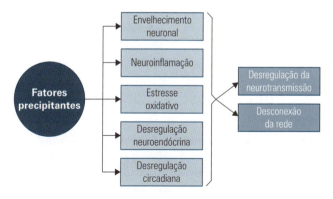

Figura 6.1. Mecanismos envolvidos na patogênese do *delirium*.
Adaptado de Garcez FB et al. Geriatr Gerontol Aging, 2021.

40   Livro de Bolso de Geriatria

Etiologia e fatores de risco

Tipicamente, *delirium* tem etiologia multifatorial: infecções; doenças cardíacas; distúrbios metabólicos; desordens do SNC; neoplasias; traumatismos; mudança do ambiente; e fármacos. Entre os medicamentos, destacam-se os que têm ação anticolinérgica, uso ou abstinência de hipnóticos e sedativos. Porém vários grupos amplamente utilizados, como hipotensores, diuréticos, analgésicos, anti-inflamatórios não hormonais, antimicrobianos, anti-histamínicos, bloqueadores de H2, entre outros, também são potencialmente deliriogênicos. A identificação dos fatores de risco é importante para medir a vulnerabilidade do paciente (fatores predisponentes) e os fatores desencadeantes (fatores precipitantes).[9] O Quadro 6.1 resume os fatores de risco usualmente descritos para *delirium*.

Quadro 6.1. Fatores de risco para *delirium*

Fatores predisponentes	Fatores precipitantes
Idade ≥ 65 anos	**Doença aguda**
Delirium pregresso	**Privação do sono**
Polifarmácia	**Desidratação**
Fragilidade	**Imobilidade**
Etilismo	**Constipação intestinal**
Doença hepática	**Mudança de ambiente**
Depressão	**Cirurgia**
Déficit cognitivo	**Drogas psicoativas (outras > 3)**
Déficit sensorial	**Desnutrição**
Doença grave (Apache > 16)	**Sonda vesical**
Uremia	**Iatrogenia**

Em negrito – fatores de risco independentes para delirium.

Fonte: Autoria do capítulo.

Diagnóstico

Deve-se, inicialmente, estabelecer o diagnóstico sindrômico e, a seguir, o diagnóstico etiológico. O primeiro é realizado por meio dos critérios diagnósticos do *Manual Diagnóstico e Estatístico dos Transtornos Mentais* (DSM-V, 2013)[10] (Quadro 6.2). A partir dos critérios diagnósticos, foram desenvolvidos vários instrumentos de avaliação para melhor operacionalizá-los, destacando-se o *Confusion Assessemt Method* (CAM), no seu algoritmo – CAM 4[11] (Quadro 6.3) e sua versão para UTI – CAM ICU (Quadro 6.4). Para o diagnóstico sindrômico de *delirium* segundo o CAM, é necessária a presença das características 1 + 2 associadas a 3 e/ou 4 (o instrumento CAM completo encontra-se no Capítulo 45 – Índices e Escalas na Prática Clínica Gerontogeriátrica).

Especialmente na forma hipoativa, utiliza-se a escala de sedação-agitação de Richimond (RASS) para avaliar a possibilidade de avaliação de momento (escore ≤ - 4 não aplicável CAM-ICU) (Quadro 6.5).

Quadro 6.2. Critérios Diagnósticos para *Delirium*

a) Distúrbio da atenção (ou seja, redução da capacidade de dirigir o foco, manter e desviar a atenção) e da consciência
b) Mudança da cognição como déficit de memória, desorientação, distúrbio de linguagem, distúrbio da percepção que não são mais bem explicados por uma demência preexistente ou estabelecida
c) O distúrbio se desenvolve após curto período de tempo (em geral, horas a dias) e tende a flutuar durante o dia
d) Evidência por meio de história, exame físico, ou achados laboratoriais de que o distúrbio seja causado por consequências fisiológicas diretas de uma condição médica geral, uma substância intoxicante, uso de medicamentos ou mais de uma causa

Fonte: Autoria do capítulo.

Quadro 6.3. *Confusion Assessment Method* (CAM) – algoritmo diagnóstico

Característica 1 – início agudo e curso flutuante A informação é obtida do familiar ou cuidador. A resposta é usualmente considerada positiva quando há evidência de uma mudança aguda do estado mental de base do paciente, com flutuação dos sintomas durante o dia.
Característica 2 – distúrbio da atenção Informação por meio de entrevista do avaliador. A resposta é considerada positiva quando o paciente, por exemplo, tem dificuldade de focalizar sua atenção, distrai-se facilmente ou tem dificuldade em acompanhar o que está sendo dito.
Característica 3 – pensamento desorganizado Informação por meio de entrevista do avaliador. A resposta é considerada positiva quando o pensamento se mostra desorganizado ou incoerente, com conversação dispersiva ou irrelevante, fluxo de ideias pouco claro ou ilógico ou mudança imprevisível.
Característica 4 – alteração do nível de consciência Informação por intermédio da observação direta do avaliador. A resposta é considerada positiva quando o paciente se encontra vigilante (hiperalerta, hipersensível a estímulos ambientais, assustando-se facilmente); letárgico (sonolento, facilmente acordável); em estupor (com dificuldade para acordar) ou em coma.

Fonte: autoria do capítulo.

42   Livro de Bolso de Geriatria

Quadro 6.4. CAM – ICU

Característica 1 – início agudo ou evolução flutuante
A) Há evidência de alteração aguda do estado mental de base?
B) Este comportamento anormal "flutuou" nas últimas 24 horas, conforme "flutuação na pontuação da escala de sedação/agitação ou avaliação prévia de *delirium*?
A característica 1 está presente se qualquer resposta for "sim".

Característica 2 – falta de atenção
Utilizar o exame de rastreamento de atenção (ERA). Letras ou visual.
ERA letras: dizer ao paciente que serão soletradas dez letras e que, sempre que for soletrada a letra "A", o paciente deve apertar a mão do avaliador e soltá-la em seguida. O avaliador deverá ler em voz normal a seguinte lista: SAVAHAART.
O erro é contabilizado se o paciente não apertar a mão do avaliador quando for soletrada a letra "A"
ERA figuras:
Passo 1 – mostrar por 3 segundos cada uma do total de cinco figuras que representam alguns objetos comuns.
Passo 2 – mostrar dez figuras sendo cinco novas e cinco repetidas (já mostradas) e pedir ao paciente que indique, com um meneio de cabeça afirmativo ou negativo, se já viu ou não as figuras.
A característica 2 está presente quando ERA é < 8

Característica 3 – pensamento desorganizado – questões e comando
Questões – sim/não – utilizar o conjunto A ou B
Conjunto A Conjunto B
1- As pedras flutuam na água? 1- As folhas flutuam na água?
2- Existem peixes no mar? 2- Existem elefantes no mar?
3- Um kg pesa mais do que 2 kg?
3- Dois kg pesam mais do que 1 kg?
4- Pode-se usar um martelo para bater um prego? 4- Pode-se usar um martelo para cortar um prego?
Pontuação: 1 ponto para cada questão correta
Comando
Mostrar ao paciente dois dedos da mão e pedir a ele para mostrar a mesma quantidade de dedos da própria mão. Em seguida, repetir a tarefa com a outra mão e com número diferente de dedos.
Pontuação: 1 ponto se o paciente efetuar por completo o comando.
A característica 3 está presente quando a pontuação das questões e comando é < 4.

Característica 4 – nível de consciência alterado
A característica 4 está presente quando o estado de consciência não é de alerta, ou seja, RASS diferente de zero.

Quadro 6.5. Escala de agitação – sedação de Richmond ("RASS")

+ 4	Combativo	Combativo, violento, perigo imediato à equipe
+ 3	Muito agitado	Puxa ou remove tubos ou cateteres, agressivo
+ 2	Agitado	Movimentos não intencionais frequentes, briga com o ventilador
+ 1	Inquieto	Ansioso, apreensivo, mas sem movimentos agressivos
0	Alerta e calmo	
- 1	Sonolento	Não está completamente desperto, mas tem despertar sustentado quando chamado (abre os olhos > 10 segundos)
- 2	Sedação leve	Desperta brevemente quando chamado (abre os olhos < 10 segundos)
- 3	Sedação moderada	Apresenta movimentos ou abertura ocular quando chamado (sem contato visual)
- 4	Sedação profunda	Não tem respostas aos chamados, mas move-se ou abre os olhos com a estimulação física
- 5	Não despertável	Não tem respostas aos chamados ou à estimulação física

Fonte: autoria do capítulo.

O diagnóstico etiológico é realizado por intermédio das informações obtidas na história e no exame físico, associadas aos exames complementares que são requisitados de forma individualizada.

Diagnóstico diferencial

Os principais diagnósticos diferenciais encontram-se no Quadro 6.6.

Prevenção e tratamento

Medidas preventivas são muito úteis, e o primeiro passo é a estratificação de risco, ou seja, reconhecer a vulnerabilidade do paciente, pois isso contribui muito para um plano de prevenção bem-sucedido. Visto que o *delirium* tipicamente é de etiologia multifatorial, medidas multicomponentes devem ser tomadas. Entre as medidas não farmacológicas, incluem-se: evitar a privação do sono; promover a hidratação; incentivar a mobilização precoce; preservar as funções sensoriais (uso de aparelho auditivo e óculos se necessário) e fisiológicas; fazer uso criterioso de fármacos; reorientação verbal pela equipe de saúde e familiares; manter o ambiente adequado com janela no quarto, estímulo sonoro e luminos o suave

Quadro 6.6. Diagnóstico diferencial de *delirium*

Característísca	*Delirium*	Demência	Depressão	Psicoses funcionais
Início	Súbito	Insidioso	Coincide com alterações da vida; frequentemente recente	Súbito
Curso nas 24 horas	Flutuante com exacerbação noturna	Estável	Efeitos diurnos, tipicamente piora pela manhã; menos flutuações do que *delirium*	Estável
Consciência	Reduzida	Clara	Clara	Clara
Atenção	Globalmente desordenada	Normal, exceto em casos graves	Prejuízo mínimo; distrativo	Pode ser desordenada
Cognição	Globalmente prejudicada	Globalmente prejudicada	Memória prejudicada; "ilhas de memórias intactas"; pensamentos negativos	Pode ser seletivamente prejudicada
Orientação	Frequentemente prejudicada; flutua em gravidade	Frequentemente prejudicada	Seletivamente prejudicada	Pode ser prejudicada
Alucinações	Frequentemente visuais ou visuais e auditivas	Frequentemente ausentes	Ausentes, exceto em casos graves	Predominantemente auditivas
Ideias delirantes	Fugazes, pobremente sistematizado	Frequentemente ausentes	Ausentes, exceto em casos graves	Sustentadas e sistematizadas
Linguagem	Frequentemente incoerente, lenta ou rápida	Dificuldade em encontrar palavras e perseverar	Normal	Normal, lenta ou rápida
Reversibilidade	Usualmente	Raramente	Possível	Raramente
Eletroencefalo-grama	Lentificação generalizada (80%)	Normal ou lentificação difusa leve	Normal	Normal

Fonte: autoria do capítulo.

à noite.[12] Um modelo multidisciplinar para prevenção de delirium é o *Hospital Elderly Life Program* (HELP), que visa habilitar equipe interdisciplinar e voluntários treinados em aplicar protocolos de intervenção, sendo já implementado em mais de 200 hospitais em todo o mundo. Além de reduzir a incidência de *delirium*, também demonstrou reduzir quedas e declínio funcional em idosos.[13]

A prevenção com fármacos, antipsicóticos ou anticolinesterásicos ainda não tem resultados consistentes na literatura e, portanto, não deve ser utilizada. Alguns estudos têm mostrado que o uso de melatonina ou de agonistas melatoninérgicos (ramelteon) podem ser úteis na prevenção, porém os resultados desses ensaios ainda não foram robustos o bastante para sua recomendação. O tratamento divide-se em etiológico e sintomático. O primeiro deve ser individualizado, tratando-se a(s) causa(s) presentes. O segundo é composto por medidas não farmacológicas, já descritas, indicado em todos os casos, e farmacológicas, utilizado apenas na forma hiperativa de *delirium,* em que há o risco potencial de comprometer a segurança ou o sucesso terapêutico da etiologia, mas não é a base do tratamento, pois tem ação apenas nos sintomas comportamentais, não alterando a evolução do *delirium*.[14]

A Tabela 6.1 resume a terapêutica farmacológica utilizada para o *delirium*, mostrando doses iniciais que podem ser aumentadas, recomenda-se usar a menor dose possível por menor tempo possível.[15]

Tabela 6.1. Terapêutica farmacológica do *delirium*

Fármaco	Esquema terapêutico	Observações
Antipsicótico Haloperidol	0,5-1 mg VO 2 vezes/d com dose adicional a cada 4 h, se necessário (efeito máximo 4 h-6 h) 0,5-1 mg IM, observar 30-60 min e repetir, se necessário (efeito máximo, 20-40 min)	Usualmente é o fármaco de escolha. Dose máxima 3-5 mg/dia; manutenção ½ da dose inicial, fracionada. Efeitos extrapiramidais potenciais com dose > 3 mg Evitar via EV pela curta duração de ação e indução de arritmias
Antipsicóticos atípicos Risperidona Olanzapina Quetiapina	0,5-1 mg 2 vezes/d VO 2,5-5,0 mg 1vez/d VO 12,5-25 mg 2 vezes/d VO	Eficácia semelhante e menos efeitos extrapiramidais do que o haloperidol. Aumento do intervalo QT. Pode aumentar o risco de AVE em pacientes com demência.
Benzodiazepínicos Lorazepam	0,5-1 mg VO; pode-se repetir a cada 4 h	Uso em abstinência ao álcool e de benzodiazepínico. Sonolência.

AVE: acidente vascular cerebral; d: dia; EV: (via) endovenosa; h: hora; IM: (via) intramuscular; QT: quimioterapia; VO: via oral.

Fonte: autoria do capítulo.

Referências bibliográficas

1. Fearing AM, Inouye SK. Delirium. FOCUS. The Journal of Lifelong Learning in Psychiatry. Vol VII, n. 1: 53-63; 2009.
2. Fong GT, Tulebaev SR, Inouye SK. Delirium in elderly adults: diagnosis, prevention and treatment. Nat. Rev. Neurol. 5: 210-220, 2009.
3. Witlox J, Eurelings LSM, Jonghe JFM, Kalisvaart KJ, Eikelenboom P, van Gool WA. Delirium in elderly patients and the risk of postdischarge mortality, institunalization, and dementia. JAMA 304 (4): 443-451, 2010.
4. Tiago J. A. Silva, Flavia Campora, Jose A E Curiati, Wilson Jacob Filho. Prognostic effects of delirium motor subtypes in hospitalized older adults: a prospective cohort study. Plos One, January 30: 1-18, 2018.
5. Han JH, Zimmerman EE, Cutler N, Schnelle J, Morandi A, Dittus RS, Storrow AB, Ely EW. Delirium in older emergency department patients: recognition, risk factors, and psychomotor subtypes. Acad Emerg Med, 16 (3): 193-200, 2009
6. Cerejeira J, Firmino H, Vaz-Serra A, Mukaetova-Ladinska EB. The neuroinflamatory hypotesis of delirium. Acta Neuropathol 119(6): 737-754, 2010.
7. Maldonado JR. Delirium pathophysiology: an updated hypothesis of the etiology of acute brain failure. Int J Geriatr Psychiatry. 1-30, 2017.
8. Garcez FB, Silva TJA, Vieira de Castro RE, Sharon K. Inouye. Delirium in older adults. Geriatr Gerontol Aging. 15: 1-12, 2021.
9. Inouye SK. Delirium in Older Persons. N Engl J Med 354(11): 1157-1165, 2006.
10. American Psychiatric Association: Diagnosis and Statistical Manual of Mental Disorders. 5. ed. Washington, DC: American Psychiatric Association; 2013.
11. Brefka S, Eschweiler GW, Dallmeier D, Denkinger M, Leinert C. Comparison of delirium detection tools in acute care A rapid review. Z Gerontol Geriat; 55:105-115,2022.
12. O'Mahony R, Murthy L, Akume A, Young J. Synopsis of the National Institute for Health and Clinical Excellence Guideline for prevention of delirium. Annal of Internal Medicine; 154 (11): 746-752, 2011.
13. Hshieh TT, Yang T, Gartaganis SL, Yue J, Inouye SK. Hospital Elder Life Program: systematic review and meta-analysis of effectiveness. Am J Geriatr Psychiatry; 26(10):1015-33, 2018.
14. Iglseder B, Frühwald T, Jagsch C. Delirium in geriatric patients. Wien Med Wochenschr; 172:114-121, 2022.
15. Edward R. Maracantonio. Delirium in hospitalized older adults. N Engl J Med; 377:1456-1466,2017.

capítulo 7

Depressão

Andrea Virginia Von Bulow Ulson Freirias ○ Thais Zélia dos Santos Otani

A proporção de idosos acima de 60 anos, que representava 8,5% da população brasileira em 2000, passou a corresponder a 12,3% da população em 2010[1] e estima-se que venha a representar 26,9% da população mundial até 2050.[2]

Vários autores[3-5] relatam alta prevalência de transtornos mentais na população idosa, sendo a depressão – estimada entre 3% e 56% nos países ocidentais[5,6] – e os quadros de disfunção cognitiva grave os mais comuns.[6-7] A maioria dos idosos com sintomas depressivos não procura o psiquiatra, mas sim o clínico.[8]

O idoso tende a procurar mais os serviços de saúde, por sua maior vulnerabilidade física.[4] No entanto, os quadros depressivos são pouco reconhecidos e tratados nesta faixa etária,[4-9] o que pode aumentar a morbidade e a mortalidade, principalmente nos indivíduos com outras doenças clínicas associadas.[10] O isolamento social, o suicídio e a piora da qualidade de vida também são outras consequências importantes.

Fatores predisponentes[4,7]

Os principais fatores predisponentes para a depressão no idoso são:
1. Idade avançada (80 anos ou mais).
2. Perda dos laços afetivos (cônjuge, irmãos, amigos).
3. Condições de moradia inadequadas.
4. Abuso/dependência de álcool.
5. Perda da capacidade produtiva (limitação física e aposentadoria).
6. Baixa escolaridade.
7. Pouco suporte social.
8. Doença crônica/incapacitante.

Quadro clínico

A depressão no idoso segue os critérios diagnósticos da Classificação Internacional de Doenças (CID-10), da Organização Mundial da Saúde (OMS)[11] e do *Manual Diagnóstico e Estatístico de Transtornos Mentais* (DSM-IV) (Associação Americana de Psiquiatria – APA),[12] sendo caracterizada por um *período superior a 2 semanas* de:
- Humor deprimido (tristeza).
- Perda de interesse e/ou prazer (anedonia).
- Redução na energia (fadiga, diminuição das atividades).

Outros sintomas comuns:
- Queixas somáticas (cansaço, dores pelo corpo, déficit de memória).
- Alteração do sono.
- Irritabilidade, ansiedade.
- Sentimentos de inutilidade, culpa.
- Pensamentos de morte e suicídio.
- Ideias paranoides (de perseguição).

Diagnóstico

O diagnóstico da depressão é principalmente clínico.
1. Avaliação do paciente
   - Anamnese com o paciente e com familiar/cuidador.
   - Exame físico, neurológico, psíquico.
   - Anotar medicações em uso (atual/recente).
2. Exames complementares
   - Objetivos: 1) avaliar a alteração da condição física pela doença psiquiátrica (p. ex., desidratação); 2) monitorar efeitos colaterais do tratamento (p. ex., obstipação intestinal pelo antidepressivo); 3) identificar doença oculta (p. ex., hipotireoidismo).
   - Quando solicitar exames, lembrar: usar simplicidade e bom-senso, visando o menor custo e o menor desconforto para o paciente.
   - A coleta de sorologias, função tireoidiana, dosagem sérica de vitamina B12, hemograma e bioquímica completa ajudam a diagnosticar quadros de depressão secundária a causas clínicas.[7]
3. Escala de Depressão Geriátrica (GDS)
   Em alguns casos de dúvida, a utilização de escalas pode ser útil. A Escala de Depressão Geriátrica (*Geriatric Depression Scale* – GDS) é uma

das mais usadas mundialmente, como auxílio para detectar depressão em idosos,[13] de fácil aplicação e com boas confiabilidade e reprodutibilidade.

4. Risco de suicídio

Como a ideação suicida pode fazer parte do quadro depressivo, sendo mais frequente no idoso deprimido do que no não deprimido,[7] é importante conhecer alguns sinais de alerta. Sempre pergunte se tiver alguma suspeita.

São alguns indicativos de maior risco de suicídio:[14,15]

- Sintomas depressivos com prejuízo do autocuidado, quadro grave (principalmente com sintomas psicóticos), agitação, ansiedade, prejuízo da memória.
- Abuso de álcool.
- Estressores recentes (comunicação de doença grave, desemprego, perda de ente querido).
- Isolamento social (separado, viúvo, mora só).
- História de tentativas prévias de suicídio.
- História familiar de suicídio, alcoolismo e/ou outros transtornos psiquiátricos.
- Logo após a alta, em tentativas prévias ou recentes de suicídio.

Diagnóstico diferencial

1. Tristeza: não é doença, mas sentimento normal.
2. Luto: reação normal de tristeza frente à perda (p. ex., de um ente querido).
3. Distimia: quadro depressivo persistente (mais de 2 anos).
4. Depressões secundárias:
   - Ao uso de substâncias. Por exemplo, álcool, corticosteroides, anti-hipertensivos (α-metildopa, clonidina, propranolol), antiparkinsonianos, benzodiazepínicos).
   - Outras doenças clínicas. Por exemplo, neoplasias, hipotiroidismo, acidente vascular cerebral, infarto agudo do miocárdio.

Tratamento

Objetivos do tratamento:

1) remissão do quadro psicopatológico.
2) melhora da qualidade de vida do paciente.
3) diminuição do risco de suicídio.[7]

Estratégias Não Farmacológicas

- Tratar a causa base, se e quando existir, pois, do contrário, pode mascarar um quadro de depressão refratária.
- Rever medicações de uso crônico que podem provocar quadros depressivos, como corticosteroides, quimioterápicos, imunossupressores ou antibióticos.
- Avaliar se há modificações recentes na vida cotidiana dos idosos como mudanças de casa, aposentadoria, que possam acarretar sintomas de tristeza e desânimo. Conhecer esses fatores para orientar o paciente e
- seus familiares a lidar com essas mudanças.[7,16]
- Programar, juntamente com o paciente, atividades para a ocupação do dia.
- A atividade física ajuda a manter as funções cognitivas preservadas e promove o bem-estar.[7]

Farmacoterapia

Antes da escolha do medicamento:

- Lembrar que esses pacientes costumam já estar em uso de outras medicações clinicas (anti-hipertensivos, hipoglicemiantes orais, estatinas, entre outros).[7,17] Portanto, considerar o potencial de interações medicamentosas e seu o risco/benefício.
- Conhecer os possíveis efeitos colaterais do antidepressivo.
- Lembrar das mudanças na composição corporal e alterações farmacocinéticas que ocorrem no idoso, que reduzem o metabolismo hepático e o *clearance* renal e interferem na forma de absorção, metabolização e excreção das medicações.[7,16]
- Evitar o uso de medicações anticolinérgicas sempre que possível, pois podem promover quadros de *delirium*, queda dos níveis pressóricos, alteração dos hábitos intestinais e urinários.
- Levar em conta se o paciente já utilizou alguma medicação antidepressiva anteriormente. Em caso de boa resposta prévia, aquela deve ser a medicação de 1ª escolha.
- Em casos de depressão na família, é importante ter conhecimento das medicações utilizadas, pois familiares costumam responder às mesmas medicações.[17]

Assim, a escolha do antidepressivo deve ser feita caso a caso, levando em consideração não apenas os itens anteriormente descritos, mas também as características de cada medicação, como:

- Mecanismo de ação.
- Eficácia.
- Segurança.
- Tolerabilidade do paciente.
- Conforto posológico.

Os inibidores seletivos de recaptação da serotonina (ISRS), geralmente, apresentam menor taxa de abandono e efeitos colaterais mais toleráveis nessa idade.[17] São exemplos sertralina, escitalopram, paroxetina, fluoxetina e citalopram.[16-18] Em doses acima de 20 mg/dia, o citalopram apresenta potencial de prolongamento do intervalo QT.[18] Os antidepressivos tricíclicos (ADT) devem ser evitados em virtude dos riscos pelos seus efeitos anticolinérgicos, mas se seu uso for necessário (p. ex., por refratariedade do caso) dá-se preferência à nortriptilina, por seu perfil metabólico mais simples. As funções hepática e cardíaca devem ser seriadas durante o uso dos ADT. Inibidores da monoaminoxidase (IMAO) são medicações excepcionalmente usadas em casos refratários, pois, com outras medicações, podem ocorrer interações medicamentosas e efeitos colaterais como hipotensão ortostática, taquicardia, diarreia, diminuição na coordenação motora, ganho de peso, tremores convulsões, boca seca e obstipação. Requer restrição de alimentos ricos em tiramina, como queijos amarelos, vinhos, embutidos, peixes, soja, miúdos, feijão, vagem, ervilha e lentilha.

Outras opções de medicação são a bupropiona, um bloqueador de recaptação de noradrenalina e dopamina (BRND), que apresenta restrições para pacientes com traumatismo craniano anterior ou com epilepsia.[16] Os inibidores de receptação da serotonina e da noradrenalina (IRSN), como a venlafaxina e a desvenlafaxina, são medicações de 2ª escolha, usados quando os ISRS falham. A mirtazapina pode ser utilizada sozinha ou em associação, em casos refratários (Quadro 7.1).

52 Livro de Bolso de Geriatria

Quadro 7.1. Guia prático

Medicação	Exemplos	Efeitos colaterais mais comuns por classe
ISRS	Sertralina Citalopram Fluoxetina Paroxetina Escitalopram	Alterações de apetite, alterações de peso, cefaleia, inquietude, náuseas, vômitos, diarreia, fadiga, sonolência, tontura, alteração de função hepática, diminuição da libido, virada maníaca, síndrome serotoninérgica, alterações visuais.
ADT	Nortriptilina Imipramina Amitriptilina Clomipramina	Boca seca, constipação intestinal, hipotensão, alterações visuais, virada maníaca, retenção urinária, síndrome serotoninérgica, alterações de condução cardíaca.
BRND	Bupropiona	Cefaleia, constipação, crises convulsivas.
IRSN	Venlafaxina Desvenlafaxina	Cefaleia, alterações de pressão arterial, alteração de apetite e peso, alteração de libido.
Outros	Mirtazapina	Ganho de peso, sedação, virada maníaca.

ISRS: inibidor seletivo da receptação da serotonina; ADT: antidepressivo tricíclico; BRND: bloqueador da recaptação de noradrenalina e dopamina; IRSN: inibidor receptação de serotonina e noradrenalina.

Referências bibliográficas

1. IBGE – Instituto Brasileiro de Geografia e Estatística. Censo Brasileiro de 2000. Rio de Janeiro: IBGE; 2000.
2. United Nations. Department of Economic and Social Affairs. World Population Prospects: The 2010 Revision. United Nations 2011.
3. Garrido R, Menezes PR. O Brasil está envelhecendo: boas e más notícias por uma perspectiva epidemiológica. Rev Bras Psiquiatr. 2002;24(Supl I):3-6.
4. Pinho MX, Custódio O, Makdisse M. Incidência de depressão e fatores associados em idosos residentes na comunidade: revisão de literatura. Rev Bras Geriatr Gerontol. 2009;12(1):123-40.
5. Prevalence of Mental Disorders in Older People in Western Countries: a meta-analysis. Ageing Res Rev 2013; 12:339-53.
6. Andreas S, Schulz H, Volkert J, Dehoust M, Sehner S, Suling A, Ausín B, Canuto A, Crawford M, Da Ronch C, Grassi L, Hershkovitz Y, Muñoz M, Quirk A, Rotenstein O, Sontos-Olmo AB, Shalev A, Strehle J, Weber K, Wegscheider K, Wittchen HU, Hårter M. Prevalence of Mental Disorders in Elderly People: the European MentDis_ ICF 65+ Study. British Journal of Psychiatry 2017; 210:125-131.
7. Stella F, Gobbi S, Corazza DI, Costa JLR. Depressão no idoso: diagnóstico, tratamento e benefícios da atividade física. Motriz. 2002;8(3):91-8.
8. Veras RP, Murphy E. The Mental Health of Older People in Rio de Janeiro. Int J Geriatr Psychiatry. 1994;9:285-95.

Depressão 53

9. Oliveira DAAP, Gomes L, Oliveira RF. Prevalência de Depressão em Idosos que Frequentam Centros de Convivência. Rev Saúde Pública 2006;40(4):734-6.

10. Lyness JM, Heo M, Datto CJ, Ten Have T, Katz IR, Drayer R, Reynolds C, Alexopoulos GS, Bruce ML. Outcomes of Minor and Subsyndromal Depression among Elderly Patients in Primary Care Settings. Ann Intern Med. 2006 Apr 4;144(7):496-504.

11. Classificação dos Transtornos Mentais e do Comportamento da CID-10 – Diretrizes Diagnósticas e de Tratamento para Transtornos Mentais em Cuidados Primários. Organização Mundial da Saúde. Porto Alegre: Artes Médicas; 1998. ISBN 85-7307-326-8.

12. Diagnostic and Statistical Manual of Mental Disorders. American Psychiatric Association. 4. ed.. Washington: American Psychiatric Publishing, Inc; 1994.

13. Almeida OP, Almeida AS. Confiabilidade da Versão Brasileira da Escala de Depressão em Geriatria (GDS) Versão Reduzida. Arq Neuropsiquiatr. 1999;57(2-B):421-6.

14. Bertolote JM. Prevenção do suicídio: um manual para médicos clínicos gerais. Genebra: Organização Mundial da Saúde. Departamento de Saúde Mental. Transtornos Mentais e Comportamentais; 2000.

15. Obuobi-Donkor G, Nkire N, Agyapong VIO. Prevalence of MDD and Correlates of Thoughts of Death, Suicidal Behaviour, and Death by Suicide in the Geriatric Population – A general riview of the literature. Behavioral Sciences. 2021;11(11):142.

16. Scalco MZ. Tratamento de Idosos com Depressão Utilizando Tricíclicos, IMAO, ISRS e Outros Antidepressivos. Rev Bras Psiquiatr. 2002;24(Supl I):55-63.

17. Aguiar CC, Castro TR, Carvalho AF, Vale OC, Sousa FC, Vasconcelos SM. Drogas Antidepressivas. Acta Med Port. 2011;24(1):091-098.

18. Marcum ZA, Griend JPV, Linnebur SA. FDA Drug Safety Communications: a Narrative Review and Clinical Considerations for Older Adults. Am J Geriatric Pharmacother 2012; 10(4):264-271.

capítulo 8

Instabilidade e Quedas

Francisco Souza do Carmo

Introdução

As quedas são acontecimentos frequentes entre indivíduos idosos, principalmente nos longevos (idade igual ou maior que 80 anos). Seguem o padrão de outras síndromes geriátricas, pois costumam ser consequências de um desequilíbrio entre perdas em múltiplos sistemas, suficientemente graves para prejudicar a habilidade de compensação do indivíduo. Elas estão intimamente ligadas com o equilíbrio, a postura e a marcha. Sofrem várias influências do envelhecimento normal e patológico. A maior parte das quedas tem causas multifatoriais, com taxa de ocorrência de até 60%. A queda pode ser considerada um evento sentinela na vida de uma pessoa idosa, ou seja, um marcador potencial do início de um importante declínio de função ou sintoma de uma doença nova (grave).

Prevalência

O evento queda está intimamente relacionado com a idade do indivíduo e a quedas anteriores. A população idosa no Brasil aumentará 15 vezes entre 1950 e 2025, enquanto a população geral crescerá menos de cinco vezes. O Brasil terá a sexta população de idosos em 2025 e, em 2050, teremos cerca de 64 milhões de idosos de um total de 240 milhões de habitantes. A chance de um indivíduo cair pelo menos uma vez ao ano, conforme a idade, é de 32% na faixa de 65 a 74 anos; de 35% na de 75 a 84 anos e de 51% para os indivíduos a partir de 85 anos. Entre os idosos que já caíram uma vez, a chance de cair novamente está entre 60% e 70%. Na população de idosos que vivem em instituições de longa permanência, hospitais geriátricos e casas de cuidados, o número de quedas triplica, com média de 1,5 quedas/ano/leito. Com 10% a 25% dessas quedas resultando em lesões e/ou aumento do tempo de internação. Os gastos com quedas e suas complicações foram de 50 bilhões de dólares no ano de 2019, segundo dados do *Centers for Disease Control and Prevention* (CDC).

Importância do Controle Postural e Quedas

Controle postural é o processo de regulação do sistema nervoso central (SNC) para manter a relação entre a base de suporte (BdS) e o centro de massa (CdM), integrando os sistemas aferente e eferente. O sistema aferente mais importante é o visual. Com o envelhecimento, há redução da força nos músculos de ação antigravitacional (quadríceps, extensores da bacia e dorsiflexores do tornozelo). Os mecanismos compensatórios são: estratégia do calcanhar, estratégia da bacia e sobrepasso.

Causas

Há uma interação entre os fatores intrínsecos, extrínsecos e comportamental.

Fatores intrínsecos (envelhecimento, doenças e medicamentos) – Quadro 8.1

Quadro 8.1. Causas intrínsecas de quedas em idosos

Fatores associados ao envelhecimento
Diminuição da visão (redução da percepção de distância e visão periférica)
Diminuição da audição
Distúrbios vestibulares (infecção ou cirurgia prévia do ouvido, vertigem posicional benigna)
Distúrbios proprioceptivos (neuropatia periférica e doenças degenerativas da coluna cervical)
Aumento do tempo de reação a situações de perigo
Diminuição da sensibilidade dos barorreceptores à hipotensão postural
Distúrbios musculoesqueléticos (degenerações articulares e fraqueza muscular por redução da massa muscular – sarcopenia)
Sedentarismo
Deformidade dos pés

Continua

Quadro 8.1. Causas intrínsecas de quedas em idosos (continuação)

Patologias específicas

Cardiovasculares: hipotensão ortostática, crise hipertensiva, arritmias cardíacas, doença arterial coronariana, insuficiência cardíaca congestiva, síncope vasovagal (por calor, estresse, micção) e insuficiência vertebrobasilar

Neurológicas: hematoma subdural, disfunções cognitivas graves, miopatias e neuropatias periféricas, acidente vascular cerebral e suas sequelas, ataque isquêmico transitório, parkinsonismo, hidrocefalia de pressão intermitente, *delirium*, doenças do labirinto e epilepsia

Endocrinometabólicas: hipo e hiperglicemia, hipo e hipertireoidismo e distúrbios hidroeletrolíticos

Pulmonares: doença pulmonar obstrutiva crônica e embolia pulmonar

Miscelânia: distúrbios psiquiátricos (p. ex.: depressão), anemia (sangramento digestivo oculto), hipotermia, infecções graves (respiratória, urinária, colangite, sepse), insuficiência renal (deficiência de vitamina D3) e espondilose cervical.

Síndromes de quedas

Déficits sensoriais múltiplos
Doença cerebrovascular
Ataques de quedas (*drop attacks*)

Medicamentos

Ansiolíticos, hipnóticos e antipsicóticos
Antidepressivos
Anti-hipertensivos
Anticolinérgicos
Hipoglicemiantes
Antiarrítmicos
Anti-inflamatórios não hormonais
Polifarmácia (uso de cinco ou mais medicações associadas)

Fonte: Moncada LVV, Mire LG. Preventing Falls in Older Persons. Am Fam Physician. 2017 Aug 15;96(4):240-7.

Fatores extrínsecos (domiciliar e extradomiciliar) – Quadro 8.2

Quadro 8.2. Causas extrínsecas de quedas em idosos

Exemplos de causas extrínsecas de quedas
Iluminação inadequada
Superfícies escorregadias
Tapetes soltos ou com dobras
Degraus altos ou estreitos
Obstáculos no caminho (móveis baixos, pequenos objetos, fios, animais de estimação)
Ausência de corrimãos em corredores e banheiros
Prateleiras excessivamente baixas ou altas
Calçados inadequados
Maus-tratos (que podem ser considerados crime)
Roupas excessivamente compridas
Via pública mal conservada, mal iluminada, com buracos ou irregularidades

Fonte: Moncada LVV, Mire LG. Preventing Falls in Older Persons. Am Fam Physician. 2017 Aug 15;96(4):240-7.

Fatores comportamentais

Uso de múltiplos medicamentos (automedicação), consumo excessivo de álcool, falta de exercício físico e uso de calçados inadequados.

1. Complicações:
   - Óbito (quinta causa externa).
   - Lesões (ocorrem em até 75% dos indivíduos).
   - Imobilidade.
   - Medo de queda (ptofobia – segunda complicação mais frequente).
   - Depressão.
   - Perda da autonomia e/ou independência.
   - Institucionalização (isolamento social).

Uma das principais lesões é a fratura do colo do fêmur e a osteoporose está associada em até 80% desses casos.

1. Diagnóstico: a anamnese, o exame físico e o histórico medicamentoso são fundamentais na investigação diagnóstica.
2. Anamnese: há sempre uma razão para a queda e é possível determinar alguns fatores.
3. Exame clínico: avaliar sinais vitais, orientação (tempo e espacial), sinais de localização neurológica, hidratação, anemia, estado nutricional,

Instabilidade e Quedas 59

sinais de trauma oculto e avaliação cardiorrespiratória. A avaliação do equilíbrio e da marcha deve ser objetivada, quando possível.

4. Histórico de quedas, dificuldades de equilíbrio e a alteração da marcha são os fatores preditivos mais importantes. Um conceito importantíssimo é o de caidor crônico, ou seja, o indivíduo que cai três ou mais vezes em 1 ano, cuja prevalência é citada na literatura de até 38,5%. Sendo considerado um definidor de fragilidade.

5. Testes de desempenho físico: devem ser escolhidos e aplicados se observando as limitações clínicas do paciente (Quadro 8.3).

Quadro 8.3. Testes de desempenho e escalas aplicáveis em paciente com risco de queda ou caidor

Alcance funcional	Paciente é solicitado a ficar ereto, parado, e esticar o braço para a frente o mais distante possível, ao longo de uma régua fixa; uma pontuação de 15 cm ou mais é considerada normal.
Get Up and Go (levante-se e ande)	Paciente sentado em uma cadeira sem apoio deve se levantar, caminhar por três metros, retornar e sentar.
Timed Get Up and Go Test	Considerado normal se realizado em menos de 20 segundos; idosos saudáveis conseguem fazer em até 10 segundos; se o paciente levar mais de 30 segundos, indica risco aumentado de quedas e dependência funcional.
Teste de equilíbrio e marcha de Tinetti	É um bom indicador de risco de quedas; composto por duas partes que avaliam o equilíbrio e a marcha. Equilíbrio – nota máxima de 16 e Marcha de 12. Total de 28 pontos. Escores de 25-28 – baixo risco; escores de 19-24 – médio risco; escores menores de 19 – alto risco, chance cinco vezes maior para quedas.
Teste de Romberg	Deve fazer parte do exame neurológico.
Velocidade de marcha	Pacientes que levam mais de 13 segundos para caminhar 10 metros (0,8 m/seg) têm maior probabilidade de sofrer quedas recorrentes.
Força muscular	A força do quadríceps pode ser avaliada brevemente em uma pessoa idosa se levantando de uma cadeira sem braços e sem o uso de suas mãos. A fraqueza do quadríceps está mais associada a queda e fraturas do quadril.

Continua

Quadro 8.3. Testes de desempenho e escalas aplicáveis em paciente com risco de queda ou caidor (continuação)

Bateria curta de desempenho físico (SPPB do inglês *short physical performance battery*)	Avalia a função dos membros inferiores; inclui medidas de equilíbrio em pé.
Escala de equilíbrio funcional ou *Berg Balance Test*	Escala que prevê o risco de múltiplas quedas em pacientes idosos.
Escala internacional de eficácia de quedas (FES-1)	Serve para avaliar a preocupação a respeito da possibilidade de cair. Essa escala avalia o medo de queda durante a realização de 16 atividades cotidianas.
Critérios de Beers-Fick	Pesquisa de medicamentos inapropriados para idosos
Índice de Downton	O indivíduo é considerado de alto risco se apresentar 3 (três) ou mais dos itens: 1- quedas prévias; 2- medicamentos tranquilizantes ou sedativos; 3- diuréticos; 4- anti-hipertensivos não diuréticos; 5- fármacos para Parkinson; 6- antidepressivos; 7- problemas visuais; 8- problemas auditivos; 9- deformidades em membros; 10- problemas cognitivos; 11- marcha insegura.

1. **Exames complementares:** devem ser solicitados orientados pela anamnese e exame físico, sendo alguns deles: hemograma, bioquímica, exame de urina, eletrocardiograma (ECG), radiografias simples, tomografia computadorizada de crânio.
2. **Manejo e intervenção:** deve ser multiprofissional, agindo sobre o equilíbrio, a força e a polifarmácia.
3. **Prevenção:** é a principal medida.
   - Atuar nas causas internas, externas e comportamentais.
   - Estimular atividade física regular, adaptada à funcionalidade do indivíduo, como o *tai chi*.
   - Suplementação com vitamina D – 600 a 800 UI/dia.
   - Redobrar a atenção em indivíduos que já tiveram queda prévia.
   - Pesquisa de osteoporose, a fim de evitar fraturas graves.
   - Imprescindíveis a colaboração e o envolvimento dos familiares e/ou cuidadores e do paciente.
   - Uso de protetores de quadril, nos casos de caidor crônico.
   - A autonomia funcional e a qualidade de vida do paciente idoso devem ser objetivos comuns em toda avaliação de prevenção e intervenção.

- O exoesqueleto vem sendo utilizado na prevenção e recuperação dos idosos.
- O uso de *e-Health* para o manejo de quedas em idosos representa uma grande oportunidade no combate dessas. A aplicação da internet das coisas (IoT) em condições de emergência já vem sendo feita e deve ser estimulada.

Considerações finais

Queda em idosos é um problema de saúde pública e privada que resulta em diminuição da qualidade de vida, aumento da morbimortalidade e elevação em cascata dos gastos em saúde. O que indica a necessidade de ações intra e intersetoriais na sua abordagem. A prevenção é a principal medida, por isso é fundamental conhecermos essa importante síndrome geriátrica e gerontológica.

Referências bibliográficas

1. Al-Aama T. Falls in the elderly: spectrum and prevention. Can Fam Physician. 2011 Jul;57(7):771-6.
2. Ambrose FA, et al. Falls and fractures: a systematic approach to screening and prevention. Maturitas. 2015; 82(1): 85-93.
3. Carmo FS, et al. Quedas em idosos. In: Golin V, Sprovieri SRS. Condutas em Urgências e Emergências para o Clínico. 2. ed. São Paulo: Atheneu, 2011.
4. Campbell AJ, Spears GF, Borrie MJ. Examination by logistic regression modelling of the variables which increase the relative risk of elderly women falling compared of elderly men.J Clin Epidemiol 1990;43:1415-20.
5. Cattani A. Distúrbios da postura e da marcha. In: Freitas EV, Py L. Tratado de Geriatria e Gerontologia. 5. ed. Rio de Janeiro: Guanabara Koogan; 2022.
6. Center for Disease Control and Prevention. Disponível em: https://www.cdc.gov/falls/index.html [acesso em 26 de junho de 2022].
7. Gagnon MP, Beogo I, Buyl R. e-Health interventions for healthy aging: a systematic review protocol. Stud Health Technol Inform. 2016;225:954-5.
8. Gorzoni ML, Lucchetti G, Lucchetti ALM. Farmacologia, terapêutica, polifarmácia e adequação do uso de medicamentos. In: Freitas,EV; Py,L. Tratado de Geriatria e Gerontologia. 5. ed. Rio de Janeiro: Guanabara Koogan; 2022.
9. Gullich I, Cordova DDP. Quedas em idosos: estudo de base populacional. Rev Soc Bras Clin Med. 2017 out-dez;15(4):230-4.
10. Huntzinger A. AGS Releases guideline for prevention of falls in older persons. Am Fam Physician. 2010;82(1):81-2.
11. Moncada LVV, Mire LG. Preventing falls in older persons. Am Fam Physician. 2017 Aug 15;96(4):240-247.

12. Leitão SM, et al. Epidemiologia das quedas entre idosos no Brasil: uma revisão integrativa de literatura. Geriatr Gerontol Aging. 2018;12(3):172-9.
13. Picelli A, et al. Effects of robot-assisted gait training on postural instability in Parkinson's disease: a systematic review. Eur J Phys Rehabil Med. 2021 Jun;57(3):472-477.
14. Pimentel WRT, et al. Quedas entre idosos brasileiros residentes em áreas urbanas: ELSI-Brasil. Rev Saude Publica. 2018;52 Supl 2:12s.
15. Relatório Global da OMS sobre prevenção de quedas na velhice. 2010. Disponível em: https://bvsms.saude.gov.br/bvs/publicacoes/relatorio_prevencao_quedas_velhice.pdf [acesso em 26 de junho de 2022].
16. Saúde, Bem-Estar e Envelhecimento (SABE). Disponível em: http://hygeia3.fsp.usp.br/sabe [acesso em 26 de junho de 2022].
17. Teixeira DKS, et al. Quedas em pessoas idosas: restrições do ambiente doméstico e perdas funcionais. Bras. Geriatr. Gerontol. 2019;22(3): 1-10.

capítulo 9

Imobilidade

Sueli Luciano Pires ○ Renato Moraes Alves Fabbri

Entre as décadas de 1960 e 1980, o repouso absoluto no leito foi considerado medida terapêutica indispensável para pacientes com doenças crônicas ou para aqueles que apresentavam quadros agudos mais graves de determinadas doenças, de modo que energias do paciente fossem poupadas para que ele pudesse se restabelecer melhor e mais rapidamente. O uso abusivo dessa medida, que passou a ser indicada para uma gama desnecessária de situações como períodos de recuperação pós-operatória das mais simples cirurgias, e para idosos e para portadores de deficiências mais fragilizados, especialmente os institucionalizados, levou à necessidade de se reverem os critérios dessa indicação, uma vez que essa imobilidade resultava no desenvolvimento de iatrogenias e em perdas funcionais importantes.[1]

Assim, considerou-se "em repouso" o paciente restrito ao leito em período máximo de 7 a 10 dias. A restrição do paciente ao leito por mais de 10 a 12 dias passou a ser classificada como "imobilidade"; quando essa restrição ultrapassa 15 dias, já se considera "decúbito de longa duração".[2]

Imobilidade é definida, portanto, como a incapacidade de uma pessoa se deslocar de forma livre e independente para realizar as atividades básicas de vida diária (ABVD), em decorrência de alterações fisiológicas, de diminuição das funções motoras ou de déficits cognitivos importantes. Trata-se, portanto, da incapacidade do idoso para mudanças posturais espontâneas e voluntárias por razões múltiplas.

Entre as causas socioambientais, destacam-se a falta de estimulação do idoso por familiares e/ou cuidadores, os riscos ambientais, a restrição física e o isolamento social. As causas psiquiátricas incluem depressão e disfunção cognitiva

63

grave. Entre 30% e 80% dos leitos das instituições de longa permanência para idosos são ocupados por pacientes com demência senil, e parte importante desse grupo se encontra em imobilidade pela própria disfunção cognitiva ou em decorrência dos psicofármacos prescritos para controle dos distúrbios comportamentais.[3] O medo de queda e a vergonha pela incontinência urinária e/ou fecal são causas psicológicas frequentes de imobilidade.

As causas fisiopatológicas, geralmente associadas, incluem diversos sistemas orgânicos, conforme apresentadas no Quadro 9.1.

Embora os sinais de trombose venosa profunda (TVP) sejam clássicos (edema duro, dor, hipotermia local, endurecimento da panturrilha e claudicância), 60% a 80% dos casos são silenciosos, o que pressupõe maior atenção a essa condição. Os déficits visuais que, associados a outros quadros clínicos, que podem resultar em imobilidade incluem a presbiopia, a catarata e o glaucoma. Já no que se refere aos déficits auditivos, citam-se a presbiacusia, o zumbido intermitente e a anacusia. Estados importantes de desnutrição e desidratação[4] e a presença de processos neoplásicos malignos e respectivos tratamentos também constituem causas de imobilidade.

Os efeitos deletérios da imobilidade são frequentes nos idosos, especialmente naqueles com idades mais avançadas (maior ou igual a 80 anos), em pessoas com doenças crônicas e naquelas com deficiências incapacitantes.[5] O agrupamento desses efeitos adversos é conhecido como descondicionamento físico, ou seja, redução das capacidades funcionais dos diferentes sistemas orgânicos, com especial ênfase no sistema musculoesquelético e nas decorrências das alterações nesse sistema. De fato, os declínios funcionais representam consequência grave da imobilidade e, ao mesmo tempo, constituem fator causal decisivo para a sua manutenção.[6,7]

O sistema tegumentar é o sistema mais gravemente envolvido pelas complicações da imobilidade, pois se trata de comprometimento que gera outros fatores causais para essa condição. Entre as afecções cutâneas decorrentes da imobilidade se destacam as equimoses, as dermatites (devidas ao contato da pele com a urina), as micoses e lacerações decorrentes da associação entre pouca elasticidade da pele e atrito constante com a superfície do leito.[8] As lesões por pressão, que constituem a consequência mais grave, referem-se à compressão de um mesmo local por mais de 2 horas, resultando em isquemia. São observadas em 10% a 20% dos idosos acamados, com taxa de mortalidade anual de 70%.[8]

Quadro 9.1. Causas fisiopatológicas da imobilidade

Sistemas orgânicos	Manifestações clínicas
Musculoesquelético	Osteoartrose Osteoporose Fraturas ósseas (especialmente em fêmur e vértebras) Doenças reumáticas Amputações Deformidades em pés Fraqueza muscular Doença de Paget óssea
Cardiorrespiratório	Fadiga (falta de condicionamento cardiorrespiratório) Distúrbio pulmonar obstrutivo crônico (DPOC) Insuficiência cardíaca congestiva (ICC)
Circulatório	Insuficiência venosa crônica (IVC) Flebites Erisipelas Úlceras varicosas Trombose venosa profunda (TVP) Doença vascular periférica (claudicação) Edemas em membros inferiores
Neurológico	Acidentes vasculares encefálicos (AVEs) Disfunção cognitiva grave Doença de Parkinson Neuropatias periféricas (especialmente por diabete melito)
Sensorial	Déficit visual Déficit auditivo Alterações da sensibilidade dos pés
Outros	Dor crônica Desnutrição grave

Alterações no sistema musculoesquelético são mais intensas e mais aceleradas com a imobilidade. A perda de massa e força muscular, geralmente maior nos membros inferiores em relação aos superiores, pode ocorrer de maneira acelerada. Um indivíduo perde de 10% a 20% de seu grau inicial de força muscular a cada semana restrito ao leito; essa perda pode chegar a 50% após 4 semanas de imobilidade.[9]

A baixa ingesta de cálcio e de vitamina D, a falta de exposição ao sol e a menor sobrecarga óssea comuns na população idosa e nos acamados são fatores que, além das condições hormonais, também contribuem para perda rápida de massa óssea e para a osteoporose, que são complicações comuns e, ao mesmo tempo, fatores de manutenção de imobilidade.

No sistema respiratório, as consequências podem ser fatais. Pouco tempo de imobilização acarreta redução de 25% a 50% do volume corrente, do volume-minuto, da capacidade respiratória máxima, da capacidade vital e da capacidade da reserva funcional, além de alterações na relação ventilação/perfusão (V/Q).[1] As pneumonias virais e/ou aspirativas, ao lado das infecções do trato urinário, constituem a principal causa de morte entre pacientes idosos, especialmente os imobilizados.

No sistema cardiovascular, observa-se queda importante da pressão arterial, causa comum de óbito entre os idosos. Essa hipotensão é resultado da perda de sensibilidade e de reflexos barorreceptores, e da redução de frequência cardíaca e do débito cardíaco em posição deitada (decúbito horizontal).

A trombose venosa profunda (TVP) não é apenas causa importante da imobilidade, mas também constitui consequência mortal dessa condição, e é responsável por 20% dos óbitos por embolia pulmonar de idosos imobilizados. Entre os fatores que podem desencadeá-la se destacam: estase venosa, hipercoagulabilidade, lesões das paredes venosas e redução do refluxo venoso. Contraturas de joelho e quadril podem causar oclusão da luz arterial e formação de trombos, levando à isquemia de membro inferior, cujas manifestações incluem palidez do membro, dor intensa, hipotermia, ausência de pulso e, em casos mais graves, gangrena.

A imobilidade também pode promover hipotensão ortostática, causando no idoso parestesias, tonturas, desmaios, vertigens e aumento da frequência de pulso acima de 20 batimentos por minuto.[10]

A retenção urinária (bexigoma) e as infecções do trato urinário estão presentes em 40% dos idosos acamados e são causas frequentes de condições que evoluem para a morte.[7] A retenção urinária parcial geralmente é resultado do enfraquecimento dos músculos abdominais, da diminuição da incursão diafragmática e de relaxamento incompleto do assoalho pélvico. Fatores que predispõem infecções do trato urinário incluem incontinência urinária, uso crônico de fraldas, obstrução uretral, baixa ingesta de líquidos de líquidos e redução da capacidade renal para acidificar a urina e manter a osmolaridade.

As complicações da imobilidade para o sistema digestivo incluem redução do tecido gorduroso, estado anêmico, constipação intestinal, formação de

Imobilidade 67

fecalomas e disfagia. Nessas condições, o idoso pode apresentar desconforto abdominal importante, anorexia, vômitos e agitação psicomotora.[1]

Ressalte-se que cerca de 90% dos idosos imobilizados são clinicamente desnutridos e que a desnutrição é fator de risco para a vida.[2] A desnutrição e a caquexia podem decorrer de disfagia e uso de sondas, anorexia, estados demenciais avançados, perda de olfato, visão e paladar, problemas odontológicos, alterações intestinais, síndromes dolorosas e, ainda, da falta de pessoas que preparem e ofereçam o alimento ao idoso imobilizado.

Nesse contexto, define-se a síndrome da imobilidade (SI), como um conjunto de sinais e sintomas decorrentes da imobilidade causada pela supressão total ou parcial de movimentos articulares, consequência da restrição à posição sentada ou ao leito por longo tempo. O diagnóstico da SI é eminentemente clínico e inclui a observação de um entre dois critérios diagnósticos maiores (déficit cognitivo moderado a grave e presença de contraturas múltiplas), e de pelo menos dois entre quatro critérios diagnósticos menores (sofrimento cutâneo e/ou lesão por pressão; disfagia leve a grave; incontinência dupla; e afasia). A SI resulta em óbitos em 40% dos casos, sem contar nas implicações físicas e psicológicas que comprometem a saúde, a qualidade de vida e a autonomia da população idosa.[10]

A prevenção da SI é intimamente dependente da motivação e do treinamento adequados das equipes de reabilitação e de enfermagem para prevenção, detecção precoce e cuidados para os quadros de imobilidade.[6,7] Deve-se, inicialmente, tentar todas as alternativas para que se evite a restrição do idoso ao leito e para que se estimule a sua mobilidade. Muitas vezes, porém, torna-se difícil evitar a SI, especialmente naquele com idade mais avançada e/ou proveniente de ambientes menos favoráveis, caso em que cuidados adequadamente direcionados contribuem tanto para a sua qualidade de vida como para a sua sobrevivência digna.[10]

Com a devida orientação multidisciplinar, a equipe de enfermagem deve realizar trocas constantes de fraldas; cuidar para que a pele do paciente esteja sempre seca e hidratada; manter os lençóis bem esticados e limpos, sem nenhum resto alimentar; assegurar o paciente permanentemente hidratado e o mais bem nutrido possível. Higienização adequada, boa nutrição, exposição ao sol, uso de roupas porosas, controle de glicemia e uso de colchões e travesseiros sem superfície plástica evitam o surgimento de micoses, assim como a hidratação constante da pele é conduta protetiva contra a xerose. Para a prevenção das dermatites, recomenda-se que seja evitado o uso de fraldas e que se incentive o uso do coletor de urina em idosos do sexo masculino; no caso das idosas, toda troca de fraldas deve ser acompanhada de banho.[10]

Aconselha-se evitar lesionar o idoso ao toque de todas as formas possíveis, ainda que sua manipulação exija firmeza. Diminuir sua dor e desconforto assim como posicioná-lo corretamente, com trocas de postura constantes, são atitudes imprescindíveis tanto aos familiares como aos cuidadores e que evitam o aparecimento das lesões por pressão.[10]

A fisioterapia também assume papel importante tanto na prevenção como nos cuidados do idoso com a SI, uma vez que manobras de movimentação ativa e passiva da articulação e manobras de alongamento constantes e adequadas previnem a posição em flexão das articulações, evitando contraturas e atrofias musculares. O posicionamento correto do paciente durante a alimentação também previne muitas das complicações advindas da SI.

Sempre que possível, todos os cuidados ao paciente idoso com condições potenciais de desenvolver a SI devem justamente evitar a instalação dessa síndrome que, a despeito de poder ser tratada com algum efeito positivo para a qualidade de vida do idoso, geralmente reduz a sobrevida do paciente, causando-lhe enorme desconforto e sofrimento.

Importante ressaltar, neste ponto, que o advento da pandemia da covid-19 ensejou imobilidade e risco para SI para infectados pelo coronavírus em amplo espectro de idades. O tempo médio de internação desses pacientes com formas mais graves da doença aproximou-se dos 22 dias[11] sendo a maioria desses pacientes é constituída por idosos. Ainda se desconhecem efetivamente as sequelas fisiológicas, neurológicas e psiquiátricas produzidas pela covid-19 que podem requerer mais internações e mais períodos de imobilidade. Nesse sentido, têm sido preconizadas estratégias para implementação de protocolos de mobilização precoce sistematizados que são de fundamental importância e cujo benefício já está bem evidenciado.[12] A despeito de se tratar de situação excepcionalíssima, espera-se que essa tragédia mundial possa resultar em experiências clínicas, em evidências científicas e em consciência humanitária que possam nos ensinar, de alguma forma, a reduzir a imobilidade em idosos e, dessa forma, melhorar a qualidade de vida da população.

Referências bibliográficas

1. Leduc SMM. Imobilidade e síndrome da imobilização. In: Freitas EV. Tratado de Geriatria. Rio de Janeiro: Guanabara Koogan, 2002, p.645-53.
2. Knobel E. Condutas no paciente grave. São Paulo: Manole, 1998.
3. Carvalho AM, Coutinho ESF. Demência como fator de risco para fraturas graves em idosos. Rev Saúde Pública 36(4):448, 2001.
4. Alibhai SM, Greenwood C, Payette H. An approach to the management of unintentional wight loss in elderly people. CMAJ 172(6):773, 2005.
5. Halar EM, Bell KR. Imobilidade. In: Delisa JA. Tratado de medicina de reabilitação: princípios e prática. 3. ed. São Paulo: Manole: 2002, p.1067-87.
6. Gorzoni M, Pires SL. Aspectos clínicos da demência senil em instituições asilares. Revista de Psiquiatria Clínica 33(1), 2006. [On line]. Disponível em: www.hcnet.usp.br/ipq/revista .
7. Gorzoni M, Pires SL. Idosos asilados em hospitais gerais. Rev Saúde Pública 40(6):1124-30, 2006.
8. Lucchetti G, Badan Neto AM, Ramos SAC, Faria LFC, Granero AL, Pires SL, Gorzoni ML. Uso de uma escala de triagem para cuidados paliativos nos idosos de uma instituição de longa permanência. Geriatr Gerontol 3(3):104-8, 2009.
9. Caierão QM, Rosana MT, Minamoto VB. A influência da imobilização sobre o tecido conjuntivo muscular: uma revisão. Fisioterapia em Movimento 20(3):87-92, 2007.
10. Pires SL. Síndrome da imobilidade. In: Golin V, Sprovieri SRS (org.). Condutas em urgências e emergências para o clínico. São Paulo: Atheneu, 2008. Seção 14, 813-15.
11. Wang L, He W, Yu X, Hu D, Bao M, Liu H, et al. Coronavirus disease 2019 in elderly patients: characteristics and prognostic factors based on 4-week follow-up. J Infect. 2020; 80(6):639-45.
12. Aquim EE, Bernardo WM, Buzzini RF, Azeredo NS, Cunha LS, Damasceno MC, et al. Brazilian Guidelines for Early Mobilization in Intensive Care Unit. Rev Bras Ter Intensiva. 2019; 31(4):434-43.

capítulo 10

Incontinência Urinária

Renato Moraes Alves Fabbri

Introdução

A incontinência urinária exerce um grande impacto sobre a saúde e qualidade de vida do idoso, especialmente na esfera social, induzindo a constrangimento, isolamento, depressão, com interferência direta nas atividades do cotidiano. Afeta aproximadamente 30% dos indivíduos que vivem na comunidade e até 80% dos internados em instituições de longa permanência.

Definição

A incontinência urinária é definida pela Sociedade Internacional de Continência como perda involuntária de urina em uma quantidade suficiente que gere problema social e/ou higiênico.[1]

Fisiologia da micção

O mecanismo de diurese, primariamente um arco reflexo, é controlado por centros superiores inibitórios e facilitadores. A bexiga é inervada basicamente por:

- Fibras do centro sacral da micção (S2-S4), parassimpáticas colinérgicas, que inervam particularmente o corpo do músculo detrusor.
- Fibras do plexo hipogástrico, simpáticas adrenérgicas (alfa e beta); as fibras alfa atuam no colo, enquanto as beta no corpo vesical.
- Fibras somáticas (voluntárias) que inervam os músculos do assoalho pélvico e esfíncter uretral externo.

A micção é composta de duas fases: enchimento e esvaziamento vesical. Enchimento vesical: ocorrem a ativação do sistema adrenérgico e somático e a inativação do parassimpático colinérgico. Há relaxamento da musculatura do corpo vesical (ação de fibras beta adrenérgicas e inativação de fibras parassimpáticas colinérgicas), contração do colo vesical (ação de fibras alfa-adrenérgicas) e contração da musculatura do assoalho pélvico/esfíncter uretral externo (ação da inervação somática).

Esvaziamento vesical: ocorre o inverso, estimulação de centros facilitadores, ativação do sistema parassimpático colinérgico e inibição dos sistemas simpático (alfa e beta-adrenérgico) e somático, promovendo a diurese.[2] Qualquer anormalidade nessas estruturas pode gerar a incontinência urinária. A **Figura 10.1** representa de forma esquemática a neurofisiologia da micção.

Fisiologia da Micção

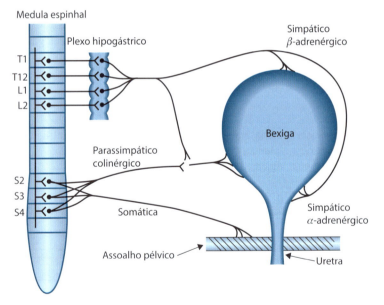

Figura 10.1. Representação esquemática da neurofisiologia da micção.

Fonte: autoria própria.

Incontinência Urinária   73

Classificação

A incontinência urinária é classificada em transitória e estabelecida.

- Transitória: não há disfunção do trato urinário inferior, sendo essa incontinência causada por eventos clínicos agudos potencialmente reversíveis. Destacam-se como causas: *delirium*, infecção do trato urinário, uretrite e vaginite atrófica, restrição da mobilidade, aumento do débito urinário, medicamentos, impactação fecal e distúrbios psíquicos, que podem ser gravadas de forma mnemônica pelas iniciais de suas palavras formando o acrônimo DIURAMID.
- Estabelecida: a evolução é prolongada e não há aparentemente correlação com comorbidades clínicas e ou efeito adverso de drogas. Dividem-se em quatro grandes grupos: esforço, urgência, transbordamento e funcional, sendo frequente a ocorrência de mais de uma causa associada (incontinência mista).
- Esforço: desencadeada por aumento da pressão abdominal, por meio de atividades, como exercício e tosse. Habitualmente é provocada por hipermotilidade uretral. Pode ocorrer também por uma deficiência do esfíncter uretral interno (trauma cirúrgico). Predomina no período diurno, em pequena quantidade e com volume residual pequeno. Porém em homens, após prostatectomia transuretral ou radical ou radioterapia, a perda urinária pode ser contínua.
- Urgência: causada por problemas neurológicos, como acidente vascular cerebral (AVC), doença de Parkinson, tumor de lobo frontal, com comprometimento de vias e centros reguladores da micção (hiper-reflexia), ou por uma condição local (divertículo vesical, cistite, carcinoma *in situ*, entre outras). Há o fenômeno da urgência (desejo súbito de urinar), com perdas frequentes de moderada a grande volume, com volume residual pequeno.
- Transbordamento: é mais frequente no homem. Causada por uma obstrução na via de saída, ou por um distúrbio neurológico que afeta a contratilidade vesical (deficiência de vitamina B 12, *diabetes mellitus*, álcool). Caracteriza-se por hesitação e grande esforço ao urinar, com perdas de pequenos volumes, e grande volume residual pós-miccional.
- Funcional: provocada pela presença de barreiras físicas, ambientais e psíquicas. O sistema urinário está intacto, mas há, por exemplo, uma dificuldade de se chegar a tempo por uma limitação física ou distância,

ou mesmo uma não adaptação do banheiro para o idoso. Também pode ser decorrente do comprometimento psíquico, como na demência. Habitualmente há uma perda de grande volume, com ou sem percepção. Há também a forma de apresentação mista, em que há a coexistência de mais de um tipo de incontinência no mesmo paciente.[3]

Avaliação clínica

Anamnese: sintomas urinários, antecedentes mórbidos, uso de medicamentos e a investigação do ambiente, são importantes informações. O diário miccional é um bom instrumento de avaliação; consiste em registro de ingesta de líquidos, frequência, volume urinário, perdas urinárias e causas associadas no período de 24 horas. Pode-se propor fazer, por exemplo, por 1 semana para posterior análise.[4] No exame físico, dá-se ênfase especialmente ao exame abdominal, neurológico, genital, retal, muito embora nem sempre com informações adicionais.

Avaliação complementar

Deve ser individualizada; entre os exames laboratoriais para todo paciente com queixa de incontinência urinária, solicita-se o exame de urina I para investigação de sinais de infecção, hematúria e glicosúria, selecionando-se exames adicionais como eletrólitos, glicemia, ureia e creatinina, bem como urocultura, de acordo com a suspeita clínica. A análise do volume residual pós-miccional é importante especialmente nos pacientes com alto risco de retenção urinária (causa obstrutiva e/ou atonia vesical). Pode ser realizada pela cateterização vesical ou pela ultrassonografia, e volume acima de 200 mL é considerado significativo, sendo indicada avaliação urológica. A urodinâmica, apesar de ser padrão-ouro para o diagnóstico, não deve ser pedida de rotina, pois é um método invasivo, caro e que necessita de material e profissional especializados. Alguns casos necessitam de avaliação de outros especialistas, destacando-se: incontinência urinária com dor abdominal e pélvica, hematúria, persistência de sintomas após abordagem terapêutica adequada, volume residual pós-miccional elevado (> 200 mL) que não resolve após possíveis fatores precipitantes como impactação fecal ou medicamentos, condições neurológicas complexas, recorrência após cirurgia, exame de próstata anormal e prolapso de órgão sintomático.[5,6]

Tratamento

O manejo terapêutico deve ser individualizado, considerando-se as condições médicas associadas, as preferências dos pacientes, a aplicabilidade e os riscos e benefícios. Nas causas transitórias, o tratamento visa corrigir a causa básica. A participação da equipe multiprofissional é importante no sucesso terapêutico, especialmente nas formas de incontinência urinária estabelecida.[7]

Nas causas estabelecidas, a terapêutica pode ser feita com medidas não farmacológicas, farmacológicas e cirúrgicas, se necessário, ressaltando a importância da equipe multiprofissional na decisão do plano e operacionalização do tratamento. O objetivo de cura nem sempre é alcançado, porém a terapêutica muitas vezes minimiza o quadro, melhorando a qualidade de vida do paciente idoso.[8]

As medidas não farmacológicas incluem as mudanças do estilo de vida, medidas ambientais, terapias do comportamento, dispositivos mecânicos e elétricos e medidas de suporte, que estão resumidas no Quadro 10.1.

Quadro 10.1. Medidas não farmacológicas no tratamento da incontinência urinária

Mudança do estilo de vida	Redução de peso; ajuste na quantidade e horário na ingestão de líquidos; suspensão de álcool e de cigarro
Medidas ambientais	Melhoria do acesso e condição do banheiro, como altura do vaso, barras de apoio, piso antiderrapante, iluminação adequada e cadeira sanitária
Terapias do comportamento	Treinamento vesical: intervalos progressivamente maiores entre as micções Fisioterapia do assoalho pélvico: exercício de Kegel Treinamento do hábito: intervalos variáveis conforme o padrão usual da micção Micção programada: intervalos fixos (a cada 2 horas/dia e a cada 4 horas/noite
Dispositivos mecânicos e elétricos	Cones vaginais: dimensões iguais e pesos diferentes – contração da musculatura do assoalho pélvico *Biofeedback*: dispositivo eletromecânico, fortalecimento da musculatura perineal Eletroestimulação: eletrodos intravaginais ou intrarretais, estímulo da musculatura pélvica
Suporte	Cateterização vesical (demora ou intermitente); coletores ou fraldas

Fonte: autoria própria.

O tratamento farmacológico está indicado em alguns casos, devendo ser analisado individualmente quanto ao tipo de incontinência e, se indicado, avaliar o risco/benefício de sua utilização.

- **Incontinência de esforço:** a utilização de estrógenos conjugados tópicos podem ser úteis, por aumentar a vasculatura uretral e sensibilizar os receptores alfa-adrenérgicos do colo vesical, embora com resultados pouco conhecidos a longo prazo. A duloxetina (antidepressivo da recaptação da serotonina e norepinefrina) aumenta a contratilidade do esfíncter uretral estriado, diminuindo a frequência da incontinência, porém deve ser sempre avaliado seu uso para essa finalidade quanto efeitos adversos e contraindicações. Outros fármacos, como antidepressivos tricíclicos e agonistas alfa-adrenérgicos, não são recomendados por baixa eficácia e potenciais riscos de efeitos adversos.
- **Incontinência de urgência:** os anticolinérgicos constituem a 1ª linha, bloqueando receptores muscarínicos, diminuindo as contrações involuntárias do músculo detrusor. Pelos efeitos anticolinérgicos, quando indicado o tratamento farmacológico, iniciar sempre com a menor dose possível e preferivelmente com maior seletividade para o aparelho urinário. Fármacos beta-3-agonistas, que relaxam o detrusor na fase de enchimento vesical, pelo seu melhor perfil de segurança, podem ser uma boa opção para pacientes intolerantes aos medicamentos atualmente disponíveis. A toxina botulínica (injeção no músculo detrusor por cistoscopia) torna-se uma opção em casos refratários, porém com limitação prática do seu uso e risco de retenção urinária.
- **Incontinência por transbordamento:** o tratamento farmacológico de uma forma geral não é a primeira opção, podendo ser útil; no entanto, em portadores de obstrução da via de saída, embora com ação limitada, alfabloqueadores e inibidores da 5-alfa-redutase. Quando a causa está relacionada à atonia do detrusor não há tratamento farmacológico eficaz.
- **Incontinência funcional:** não há tratamento farmacológico específico, sendo os pacientes tratados mediante medidas comportamentais e ambientais.

A Tabela 10.1 resume a terapêutica dos quatro tipos de incontinência urinária estabelecida, incluindo a farmacológica.[9-11]

Tabela 10.1. Terapêutica da incontinência urinária estabelecida

Incontinência	Tratamento não farmacológico	Tratamento farmacológico	Observações
Esforço	Redução do peso; Exercício da musculatura pélvica; Cirurgia	Estrógenos tópicos 2-3 vezes/semana; duloxetina 40 mg 2 vezes/dia	Avaliar caso a caso indicação cirúrgica; Não utilizar estrógenos via oral (VO); Não utilizar agonistas adrenérgicos (risco > benefício)
Urgência	Mudança do estilo de vida; Treinamento vesical	Oxibutinina 5 mg/12 a 8 h; Tolterodina 2 mg/12 h; Solifenacina 5-10 mg/24 h Darifenacina 7,5-15 mg/24 h Trospium 20 mg/12 h Mirabegrona 50 mg/24 h Toxina botulínica	Anticolinérgicos: avaliar risco × benefício em idosos; Beta-3-agonista (mirabegrona); maior perfil de segurança; Toxina botulínica: risco de retenção urinária, eficácia não completamente estabelecida
Transborda-mento	Obstrução: avaliação quanto a cirurgia Atonia vesical: cateterização	Obstrução: Terazozina 1-5 mg/24 h Doxazosina 1-8 mg/24 h Tamsulosina 0,4-0,8 mg/24 h	Remover fatores agravantes: uso anticolinérgicos e impactação fecal; Atonia vesical: não usar agonistas colinérgicos – risco > benefício
Funcional	Medidas ambientais; Terapias do comportamento; Reabilitação física; Apoio social; Suporte		

Fonte: autoria própria.

Considerações finais e tratamentos emergentes

Pelo grande impacto negativo que exerce, todo idoso deve ser questionado se tem ou não incontinência urinária. Ressalta-se que muitas vezes essa informação é omitida por motivos diversos como embaraço ou vergonha, acreditar ser parte do envelhecimento normal, medo de cirurgia ou desconhecimento sobre opções de tratamento. A terapêutica deve ser individualizada, em virtude da grande diversidade etiológica, e a equipe multiprofissional deve ser sempre envolvida. O tratamento farmacológico não é a base para todos os tipos de incontinência, tendo mais impacto na incontinência de urgência. Novos horizontes terapêuticos têm surgido, como novas moléculas antimuscarínicas, como a imidafenacina e a terafenacina, que apresentam melhor afinidade com os receptores M3 e menos efeitos adversos. Outros fármacos emergentes pertencem ao grupo dos beta-3-agonistas, que apresentam a mesma eficácia e melhor perfil de segurança, como a mirabegrona. Os inibidores da fosfodiesterase 5, tradicionalmente usados no tratamento da disfunção erétil, mostrou um potencial uso terapêutico no tratamento da bexiga hiperativa em homens, particularmente o tadalafil. Em casos refratários à monoterapia de 1ª linha, a terapia combinada tem se mostrado uma alternativa não invasiva útil, especialmente antimuscarínico associado a beta-3-agonista, como a solifenacina com mirabegrona.

A toxina botulínica é uma opção em casos refratários, e novos estudos têm sido realizados para melhorar a sua viabilidade e eficácia e reduzir seus efeitos adversos. A associação com lipossomas, hidrogéis termossensíveis e dimetilsulfóxido, tem se mostrado promissora em facilitar o carreamento, aumentar o tempo de resistência dentro da bexiga e facilitar a permeabilidade, respectivamente. Outras pesquisas estão em andamento com o objetivo de melhorar sua aplicabilidade.

Tem sido sugerido que a bexiga hiperativa idiopática pode ser condição heterogênea que engloba vários fenótipos com múltiplos mecanismos fisiopatológicos potenciais. A capacidade de identificar o melhor medicamento para um fenótipo específico pode ser o marco divisor futuro dessa condição no tratamento, em vez da descoberta de novas moléculas.[12]

Referências bibliográficas

1. Abrams P, Cardozo L, Fall M, Griffiths D, Rosier P, Ulmsten U, et al. Standardisation Sub-committee of the International Continence Society. Neurourol Urodyn. 21:167-78, 2002.
2. Brito AC, Caldas GHO. Incontinência urinária. In: Freitas EV, Py L, Cançado FAX, Doll J, Gorzoni ML. Tratado de Geriatria e Gerontologia. Rio de Janeiro: Guanabara Koogan, 2022, p. 628-636.
3. Frank C, Szlanta A. Office management of urinary incontinence among older patients. Can Fam Physician, 56: 115-1120, 2010.

4. Perrouin-Verbe MA, Drake MJ, Thomas L. The challenges of real-life bladder diary use and interpretation. European Urology Focus, 8: 7-11, 2022.
5. Thirugnanasothy S. Managing urinary incontinence in older people. BMJ, 341: 339-342, 2010.
6. DuBeau C.E. Clinical presentation and diagnosis of urinary incontinence. Up to date 19.3: setembro, 2011.
7. Spencer M, McManus K, Sabourin J. Incontinence in older adults. The role of de geriatric multidisciplinar team. BCMJ, 59 (2): 99-105, 2017.
8. Thüroff J, Abrans P, Anderson KE, Artibani W, Chapple C, Drake MJ, et al. EAU guidelines on urinary incontinecy. Eur Urol; 59: 387-400, 2011.
9. Hendrix SL, Cochrane BB, Nygaard IE, Handa VL, Barnabei M, Iglesia C, et al. Effects of strogen with and without progestin on urinary incontinency. JAMA; 293(8): 935-948, 2005.
10. Chapple C.R.; Khullar V.; Gabriel Z.; Muston D.; Bitoun C. E; Weistein D. The effects of antimuscarinic treatments in overactive bladder: an update of a systematic review and meta-analysis. Eur Urol; 54:543-563, 2008.
11. Mariappan P, Ahraso AA, Grant A, N'Dow JM. O. Serotonine and noradrenaline reuptake inhibitors (SNRI) for estresse urinary incontinence in adults. Cochrane Database Syst. Rev. 2005; 3: CD 004742.
12. Gandi C, Sacco E. Pharmacological management of urinary incontinence: current and emerging treatment. Clinical Pharmacology: Advances and Applications; 13:209-223, 2021.

capítulo 11

Iatrogenias

Milton Luiz Gorzoni

Introdução

O termo "iatrogenia" origina-se da associação das palavras gregas *iatros* (médico, local onde os médicos guardavam seus instrumentos e medicamentos) e *genia* (origem). Sua definição engloba doenças e sintomas resultantes de procedimentos de prevenção, investigação e tratamento de pacientes e/ou de pessoas saudáveis. Atualmente, abrange técnicas e ações relacionadas a profissionais da saúde, e não apenas às vinculadas com atos médicos.

Situações iatrogênicas merecem observação constante quanto a idosos (idade ≥ 60 anos) visto que Peixoto et al. (2004), utilizando dados do Sistema de Informações Hospitalares do Sistema Único de Saúde (SIH-SUS) observaram que, mesmo compondo 14,3% da população adulta estimada no Brasil (2001), esse segmento etário correspondia a 33,5% das internações hospitalares e 37,7% dos recursos gastos. Esse fato origina-se de diagnósticos – sabidos ou não – anteriormente à internação hospitalar (multimorbidade), razão da hospitalização (urgência ou eletiva, doenças agudas ou agudizadas, cirurgias) e procedimentos ocorridos durante a internação. A prática clínica e o bom-senso sugerem que a permanência média hospitalar aumente progressivamente com a idade. Curiosamente, há relatos do oposto (Morosini et al., 2011) com a justificativa de menor chance de sobrevida em longevos (idade ≥ 80 anos) e a tendência de alta precoce em idosos com doenças cronicodegenerativas em decorrência dos valores das Autorizações de Internações Hospitalares (AIH). Cabe a observação de que nem todo idoso apresenta-se em condições de autocuidados – notadamente após uma hospitalização –, com alta chance de retorno ao serviço hospitalar de origem, sobrecarregando, assim, os serviços de urgência/emergência e enfer-

81

marias. Igualmente, merece atenção que cada internação gera novo registro, não permitindo, dessa forma, que o SIH-SUS detecte reinternações do mesmo paciente. Resumindo: embora a Pesquisa Nacional por Amostra de Domicílios (PNAD Contínua) de 2017 relate que há aproximadamente 30,3 milhões de idosos no território brasileiro, a sobrecarga dessa faixa etária sobre o sistema público de saúde ainda merece análises mais refinadas, razão de se atentar a processos iatrogênicos passíveis de prevenção e/ou de redução da probabilidade de ocorrência.

Subtipos de iatrogenias

Rotineiramente, entende-se como iatrogenia um ato do profissional da saúde vinculado ao paciente.

Há na verdade, dois tipos de iatrogenia com subdivisões:

1. Iatrogenia de ação
- Relação profissional da saúde e paciente.
- Interpretações errôneas.
    - Informações clínicas
    - Exames complementares.
- Medicamentos.
- Procedimentos e cirurgias.
2. Iatrogenia de omissão.

Quais fatores tornam os idosos mais vulneráveis a iatrogenias?

Cabe a lembrança constante de que o ato de se comunicar com idosos nem sempre é fácil, notadamente por múltiplas queixas, sintomas inespecíficos ou considerados, de modo incorreto, próprios da idade e apresentações atípicas de doenças. A avaliação clínica do paciente idoso incorre no viés de se tornar mais longa quanto ao tempo dispendido e apresenta alta probabilidade de prescrições de medicamentos sintomáticos – não necessariamente efetivos para o quadro clínico do paciente – como também na realização de exames complementares e procedimentos desnecessários ou o oposto, ou seja, a protelação da investigação diagnóstica pela justificativa da faixa etária.

Focalizando-se novamente idosos hospitalizados, merece menção a frequência de pacientes frágeis, sarcopênicos e dependentes física e/ou mentalmente. Situação esta que aumenta o número de procedimentos terapêuticos, diagnósticos e/ou de suporte de vida gerando riscos de iatrogenias como:

1. Sondas de alimentação (nasogástricas ou nasoenterais)
   • Restrição ao leito, aspirações e infecções.
2. Cateteres venosos periféricos
   • Dores, flebites, sangramentos e tromboses.
3. Cateteres venosos centrais e marca-passos
   • Infecções e lesões em órgãos adjacentes.
4. Entubações orotraqueais
   • Infecções e paradas cardiorrespiratórias.
5. Sondas vesicais de demora
   • Bacteremias e obstruções.
6. Drenagens pleurais, toracenteses e abdominocenteses
   • Dores e infecções.
7. Hemodiálises
   • Hipotensões e infecções.
8. Cirurgias
   • *Delirium*, eventos vasculares isquêmicos, infecções.
9. Métodos de imagem
   • Contrates iodados: reações alérgicas, lesão renal, interações com medicamentos (p. ex.: metformina).
   • Gadolínio: laringoespasmo, choque anafilático, fibrose nefrogênica sistêmica (Elias Júnior et al., 2008).

Nota-se que a maioria dos procedimentos supracitados apresenta potencial de desencadear infecções hospitalares. Aumentam-se, assim, os gastos por dia de internação, a permanência intra-hospitalar e a mortalidade desses pacientes idosos.

Exames complementares e iatrogenia

Cabe sempre a pergunta se o risco do procedimento será maior do que o benefício ao paciente ou se redundará em alterações quanto ao diagnóstico definitivo, prognóstico e/ou tratamento do quadro clínico em avaliação. Notadamente em idosos com várias doenças cronicodegenerativas simultaneamente (comorbidades), múltiplos medicamentos em uso contínuo (polifarmácia e interações medicamentosas), grau de dependência e/ou de fragilidade e expectativa de vida (notadamente em longevos).

Dividem-se em três grupos os riscos relacionados a exames complementares:

1. **Diretos**
   - Acidentes.
2. **Erros e enganos**
   - Métodos.
   - Equipamentos.
   - Profissionais.
3. **Gerais**
   - Subavaliações clínicas.
   - Atrasos diagnósticos.
   - Ansiedade.
   - Custos.
   - Uso abusivo de equipamentos.
   - Diagnósticos errados.

Há consensos e critérios bem definidos sobre indicações de exames complementares em várias situações e doenças em idosos. Exemplo citado regularmente, o 5° Consenso Canadense sobre Demência Senil (Ismail et al., 2020) define como indicações para a realização de tomografia computadorizada (neuroimagem anatômica) durante a investigação diagnóstica mesmo em longevos:

1. Início de sinais/sintomas cognitivos nos últimos 2 anos, independentemente da velocidade de progressão.
2. Declínio inesperado e sem causa aparente na cognição e/ou estado funcional em paciente com disfunção cognitiva prévia.
3. Traumatismo craniano recente e significativo.
4. Manifestações neurológicas inexplicáveis (p. ex.: cefaleia intensa de instalação recente, convulsões, sinal de Babinski, distúrbios da marcha), no início ou durante a evolução do quadro clínico.
5. História pregressa de neoplasia maligna, notadamente as passíveis de gerar metástases cerebrais (carcinomas pulmonares e de mama, melanoma).
6. Risco de hemorragia intracraniana (uso de medicamentos anticoagulantes, por exemplo).
7. Sintomas compatíveis com hidrocefalia de pressão normal (incontinência urinária, marcha atáxica e disfunção cognitiva).
8. Fatores de risco vasculares significativos (hipertensão arterial, *diabetes mellitus*, dislipidemias, tabagismo, obesidade, fibrilação atrial).

A proposta desse Consenso visa otimizar o uso do tomógrafo para diagnósticos com possibilidade de tratamento, e não apenas para o encontro do exame de imagem normal e, assim, definir a suspeita clínica de doença de Alzheimer. Evita também expor idosos que apresentam função renal normalmente comprometida à realização de método diagnóstico com contraste que não alterará a suspeita clínica e/ou o tratamento proposto, particularmente sendo doença de Alzheimer.

Medicamentos

Expressivo percentual de idosos desenvolve simultaneamente várias doenças cronicodegenerativas, situação esta que aumenta o uso regular e concomitante de cinco ou mais medicamentos (polifarmácia quantitativa) e/ou o consumo de fármacos desnecessários (polifarmácia qualitativa). A relação desse padrão de doenças e de medicamentos com alterações próprias do envelhecimento humano provoca periodicamente reações adversas e interações medicamentosas com sérias consequências – de disfunções orgânicas e cognitivas até a morte – em pacientes nessa faixa de idade (Brenes-Salazar et al., 2015).

O consumo de medicamentos abrange cinco passos sequenciais:

1. Prescrição.
2. Comunicação.
3. Dispensação.
4. Administração.
5. Acompanhamento clínico.

Criam-se, assim, ações complexas e expostas a iatrogenias, notadamente em idosos em uso concomitante de vários fármacos.

O primeiro passo – a prescrição – oferece a oportunidade da prevenção de percentual significativo de eventos adversos. O grau de comunicação entre o prescritor e o paciente/cuidador torna-se crucial para que se minimizem iatrogenias medicamentosas. Havendo necessidade, pode o profissional da saúde associar à sua empatia para com o paciente/cuidador, dois padrões de índices auxiliares:

6. **Índice de Complexidade da Farmacoterapia (ICFT):** considera-se a Complexidade da Farmacoterapia (CFT) fator determinante para a adesão medicamentosa. Visando uniformizar a avaliação da CFT, George et al.(2004) desenvolveram o *Medication Regimen Complexity*

Index (MRCI), traduzido e validado para o português por Melchiors et al. (2007) com o nome de Índice de Complexidade da Farmacoterapia. O MRCI/ICFT avalia a CFT de um paciente isoladamente, sendo composto por três seções: (A) formas de dosagens medicamentosas, (B) frequências das doses e (C) informações adicionais (horários específicos, ingesta com refeições, por exemplo). Obtém-se o MRCI pela somatória dos pontos das três seções, sendo que Pantuzza et al. (2015) consideraram nota de corte para alta complexidade valor $\geq 16{,}5$ (ver Seção IV).

7. Medicamentos Potencialmente Inapropriados a Idosos (MPII): define-se MPII como fármacos com potencial de causar mais efeitos colaterais do que benefícios a pacientes dessa faixa etária. Há várias listas sobre MPII, destacando-se a de Beers AGS 2019 e o Consenso Brasileiro de Medicamentos Potencialmente Inapropriados para Idosos (Oliveira et al., 2016) (ver Seção IV).

Cirurgias

A prevenção de iatrogenias em procedimentos cirúrgicos inicia-se pela análise risco/benefício que estes provocarão em idosos e seus processos de decisão e/ou indicação do ato cirúrgico:

1. Complexidade e tempo cirúrgico: notadamente as de grande porte e seu potencial de desencadear complicações intra e pós-operatórias.
2. Urgência da cirurgia: risco eminente de morte ou piora progressiva do estado geral do paciente.
3. Procedimento anestésico: compatibilidade com a reserva funcional cardiorrespiratória, renal e hepática do idoso.
4. Presença e gravidade de outras doenças ou comorbidades: avaliação do prognóstico *versus* benefício cirúrgico.
5. Grau de independência pessoal: indicador de segurança para cirurgia em idosos hígidos e/ou com capacidade de autodecisão (ver Seção IV).
6. Apoio social e/ou familiar: definição de condutas no pós-operatório imediato e tardio.

O segundo momento relaciona-se com as complicações pós-operatórias como:

1. Tromboses venosas profundas e embolias de pulmão: se houver anticoagulação adequada e mobilização no leito ou fora dele precocemente, o risco de ocorrência torna-se pouco significativo.

2. *Delirium*: com a avaliação de seus fatores desencadeantes e seu respectivo controle (ver capítulo sobre *delirium*).
3. Lesões por pressão (LPP): mobilização no leito e cuidados com a pele notadamente em pacientes em unidades de terapia intensiva (UTI), onde se torna comum a contenção no leito.
4. Retenção urinária e infecções do trato urinário: cuidados com sondas vesicais e retirada a mais precoce que for possível. Bacteriúria ocorre entre 3% e 10% por dia de sondagem e dos pacientes com bacteriúria, e 10% a 25% apresentaram sintomas de infecção urinária.

Iatrogenia de omissão

Provocada pela ausência de atuação adequada por parte da equipe multiprofissional quanto ao diagnóstico e/ou tratamento correto. Merece menção que o fator idade não justifica atos de negligência ou do uso de critérios de cuidados paliativos sem análise e formação profissional apropriadas.

Exemplo que deve sempre ser lembrado é o de suspeita de abusos ou maus-tratos em idosos (ver capítulo sobre abusos e maus-tratos).

Como prevenir iatrogenias?

Capacitar profissionais a detectar idosos de alto risco iatrogênico e estabelecer condutas e protocolos para a retirada desses pacientes de situações e locais de risco.

Retornando novamente ao ambiente hospitalar, cabe aos profissionais relacionados a pacientes idosos:

1. Avaliar capacidade física e cognitiva como forma de estratificação de risco iatrogênico à internação e/ou em troca de local de atendimento intra-hospitalar.
2. Estimular a independência pessoal para permitir alta hospitalar precoce.
3. Oferecer procedimentos que auxiliem a transição entre enfermaria e domicílio como orientações de enfermagem, reabilitação e de nutrição durante a internação hospitalar. Incluem-se no acesso a esses procedimentos familiares e cuidadores com o intuito de capacitação e observação da dinâmica do relacionamento entre idosos e outras pessoas que interagirão com ele.

4. Definir critérios de retorno ambulatorial para reduzir o índice de avaliações nos serviços de emergência e readmissões hospitalares.

Conclusão

A prevenção de iatrogenia em idosos pode ser resumida com a seguinte recomendação: diagnóstico e seguimento apropriados, orientações e explicações constantes aos pacientes e a seus cuidadores e medicamentos com o máximo de cautela possível.

Bibliografia recomendada

Academia Nacional de Cuidados Paliativos e Sociedade Brasileira de Geriatria e Gerontologia (2021). Posicionamento da ANCP referente à abordagem de cuidados paliativos. https://sbgg.org.br/posicionamento-da-ancp-e-sbgg-referente-a-abordagem-de-cuidados-paliativos/ [17-Julho-2022].

Brenes-Salazar JA, Alshawabkeh L, Schmader KE, Hanlon JT, Forman DE. Clinical pharmacology relevant to older adults with cardiovascular disease. J Geriatr Cardiol 2015; 12: 192-5.

Carvalho-Filho ET, Saporetti L, Souza, MAR, Arantes, ACLQ, Vaz MYKC, Hojaiji NHSL, Alencar YMG, Curiati JE. Iatrogenia em paciente idosos hospitalizados. Rev Saúde Pública 1998; 32:36-42.

Elias Júnior J, Santos AC, Koenigkam-Santos M, Nogueira-Barbosa MH, Muglia VF. Complicações do uso intravenoso de agentes de contraste à base de gadolínio para ressonância magnética. Radiol Bras. 2008; 41(4):263-7.

George J, Phun YT, Bailey MJ, Kong DC, Stewart K. Development and validation of the medication regimen complexity index. Ann Pharmacother. 2004; 38(9): 1369-76.

Gorzoni ML, Lima CA. Análise dos parâmetros clínicos de idosos internados em enfermaria de clínica médica. Rev Assoc Med Bras. 1995; 41(3):227-32.

Ismail Z, Black SE, Camicioli R, Chertkow H, Hermann N, Laforce Jr R, Montero-Odasso M, Rockwood K, Rosa-Neto P, Seitz D, Sivananthan S, Smith EE, Soucy JP, Vedel I, Gauthier S. Recommendations of the 5th Canadian Consensus Conference on the diagnosis and treatment of dementia. Alzheimer's Dement. 2020; 16: 1182-95.

Lourenço EA. Erro médico, falha médica e iatrogenia. Rev Perspectivas Médicas 1998; 9:16-21.

Medeiros-Souza P, Santos-Neto LL, Kusano LTE, Pereira MG. Diagnosis and control of polypharmacy in the elderly. Rev. Saúde Pública. 2007; 41(6): 1049-1053.

Melchiors AC, Correr CJ, Fernández-Llimos F. Translation and validation into Portuguese language of the medication regimen complexity index. Arq Bras Cardiol. 2007; 89(4):210-8.

Morosini S , Marques APO, Leal MCC, Marino JG, Melo HMA. Custo e tempo de permanência hospitalar de idosos residentes em Recife – PE. Geriatria & Gerontologia. 2011;5(2):91-8.

Moura C, Acurcio F, Belo N. Drug-drug interactions associated with length of stay and cost of hospitalization. J Pharm Pharmaceut Sci. 2009; 12(3): 266-72.

Oliveira MG, Amorim WW, Oliveira CRB, Coqueiro HL, Gusmão LC, Passos LC. Consenso brasileiro de medicamentos potencialmente inapropriados para idosos. Geriatr Gerontol Aging. 2016; 10(4):168-81.

Page II RL, Linnebur SA, Bryant LL, Ruscin JM. Inappropriate prescribing in the hospitalized elderly patient: defining the problem, evaluation tools, and possible solutions. Clinical Interventions in Aging. 2010; 5: 75-87.

Pantuzza LL, Ceccato MDGB, Silveira MR, Junqueira LMR, Reis AMM. Association between medication regimen complexity and pharmacotherapy adherence: a systematic review. Eur J Clin Pharmacol. 2017; 73(11):1475-89.

Peixoto SV, Afradique ME, Giatti L, Lima-Costa MF. Custo das internações hospitalares entre idosos brasileiros no âmbito do Sistema Único de Saúde. Epidemiologia e Serviços de Saúde. 2004; 13(4): 239-46.

Pereira AC, Franken RA, Sprovieri SRS, Golin V. Iatrogenia em cardiologia. Arq Bras Cardiol 2000; 75:75-8.

Righetti EAV, Borges BLC, Gonçalves AF, Luz MP, Magrin SFF. Infecção do trato urinário relacionada ao uso de cateter vesical: uma revisão da literatura. Rev. Saúde Pública de Mato Grosso do Sul. 2018 1(1): 55-63.

The 2019 American Geriatrics Society Beers Criteria® Update Expert Panel. American Geriatrics Society 2019 Updated AGS Beers Criteria® for Potentially Inappropriate Medication Use in Older Adults. J Am Geriatr Soc 2019; 67:674-94.

capítulo 12

Institucionalização

Sueli Luciano Pires O Renato Moraes Alves Fabbri

O envelhecimento populacional representa, até o momento, uma das transformações sociais mais importantes deste século, com impacto direto em todos os setores da sociedade (mercado de trabalho, setor financeiro, procura de bens e serviços, estruturas familiares e relações entre gerações). Em 2017, a população de pessoas com 60 anos ou mais no mundo totalizava 962 milhões de indivíduos, e a expectativa é que esse número mais que duplique em 2050, chegando a cerca de 2 bilhões. Com relação aos idosos com 80 anos ou mais, essa população deverá triplicar até 2050, passando de 137 milhões, em 2017, para 425 milhões de habitantes.[1]

O número de pessoas com mais de 80 anos representava 3% da população da América Latina e do Caribe em 2016[2] e, especificamente no Brasil, segundo projeções do Instituto Brasileiro de Geografia e Estatística (IBGE),[3] esse número poderá chegar a 19 milhões em 2060. A população com mais de 65 anos também deverá aumentar substancialmente até 2035, ultrapassando a população com até 15 anos de idade.[3]

Deve-se ressaltar, todavia, que o processo de envelhecimento não ocorre de forma homogênea num mesmo país nem nos diferentes países. De qualquer forma, é importante lembrar que 76,3% dos idosos brasileiros apresentam pelo menos uma doença crônica. Entre as pessoas com 60 anos, 53,6% vivem com múltiplas condições crônicas, índice este que sobe para 57,3% entre pessoas com 75 anos. Além disso, 16% dos idosos brasileiros são incapazes de realizar as atividades básicas de vida diária, enquanto 29% apresentam dificuldades em atividades instrumentais de vida diária (ver Seção IV).[4]

O advento da pandemia de Covid-19, apesar de ter dizimado sobretudo idosos nos diversos países, aparentemente não alterou significativamente essas métricas e suas projeções, embora ainda haja a necessidade do entendimento sobreo impacto das sequelas da doença (Covid-19) em maior prazo, especialmente no que diz respeito à saúde e à funcionalidade dos idosos que foram infectados pelo SARS-CoV-2 e sobreviveram.

O fato é que esse novo perfil demográfico (pré e pós Covid-19), cada vez mais evidente, requer políticas públicas sanitárias e sociais, sempre novas e pertinentes, que se voltem efetivamente para a população idosa como um todo e, em especial, para a população com mais de 80 anos longevos, já que se trata de um grupo etário com maior incidência de doenças crônicas, perdas significativas da capacidade funcional, menor autonomia e maior dependência.[5]

É interessante salientar que, ao contrário do que possa parecer, os idosos mais jovens, na dinâmica familiar brasileira, são mais colaboradores do que propriamente dependentes. Cerca de 75% deles são independentes, cuidando não só da própria vida, mas também da família mais ampla. Esse cenário ficou ainda mais evidente na pandemia de Covid-19, em que sua ajuda com o cuidado das crianças que não podiam ir à escola e mesmo com o sustento da família (pela sua aposentadoria) em que muitos membros perderam o emprego foi de fundamental importância.[6]

De toda forma, o modelo familiar contemporâneo se caracteriza pela convivência de pais e filhos, sem que haja lugar constante para os avós e bisavós e, portanto, a assistência ao idoso que dela necessite em ambiente familiar pode se tornar extremamente difícil.[7] Acresça-se a isso o fato da grande participação da mulher no mercado de trabalho colocando-a parcialmente fora do domicílio, visto que era a figura tradicionalmente responsável pelos cuidados com os pais, sogros e avós. A renda mensal da família brasileira, por sua vez, não a capacita a oferecer os cuidados materiais de que seus idosos necessitam para viver dignamente. Por fim, a família pode não estar efetivamente preparada para lidar com as condições fisiológicas e psíquicas que acometem, em especial, os muito idosos. Portanto, apesar de as políticas brasileiras priorizarem a família como responsável pelo cuidado do idoso, essa é uma realidade que tende a ser modificada de forma gradativa, principalmente no que se refere aos muito idosos ou àqueles com doenças crônicas degenerativas, com distúrbios psiquiátricos e, consequentemente, com incapacidades funcionais. Resta-lhes, assim, a institucionalização, seja ela provisória ou permanente.

Até meados da década de 1980, esses idosos eram acolhidos, de modo permanente ou não, em instituições denominadas "asilos", mais notadamente "asilos de velhos" – em contrapartida aos "asilos de crianças" ou "asilos de órfãos". Era um termo que conotava imagem negativa do destino de pessoas abandonadas por serem consideradas incapazes e segregadas da sociedade. Em 1987, a Sociedade Brasileira de Geriatria e Gerontologia (SBGG) acolheu e estabeleceu o termo "instituição de longa permanência para idosos" (ILPI), a exemplo das *long-term care institutions* norte-americanas, assim denominadas para resgatar a imagem de acolhimento e assistência humanizada aos idosos desses lugares que seriam seus lares.

As ILPI, assim, são uma necessidade de fato e de direito, e são definidas pela SBGG como estabelecimentos para atendimento institucional integral, cujo público-alvo são pessoas de 60 anos e mais, dependentes ou independentes, que não dispõem de condições para permanecer com a família ou em seu domicílio. Ao estabelecer o padrão mínimo de funcionamento dessas ILPI, a Agência Nacional de Vigilância Sanitária (Anvisa) agrega à definição proposta pela SBGG o fato de essas instituições poderem ser governamentais ou não governamentais e destinadas a idosos com ou sem suporte familiar.[8]

A Resolução da Diretoria Colegiada 283 (RDC-283) da Anvisa[8] dita, ainda, entre diversas normas, que a instituição deve: (1) propiciar o exercício dos direitos humanos (civis, políticos, econômicos, sociais, culturais e individuais) de seus residentes; (2) observar o respeito à liberdade de credo e a liberdade de ir e vir (desde que não haja restrição de saúde física e psíquica); (3) preservar a identidade e a privacidade do idoso, assegurando-lhe ambiente de respeito e dignidade; (4) prever a atenção integral à saúde do idoso, abordando os aspectos de promoção, proteção e prevenção; (5) garantir aos idosos alimentação que respeite os aspectos culturais locais (seis refeições diárias, no mínimo). Ou seja, a RDC-283 busca garantir à população idosa sem alternativa para a institucionalização os direitos que lhes são assegurados pela legislação. Para tanto, considera a prevenção e a redução dos riscos à saúde aos quais ficam expostos os idosos institucionalizados; a definição de critérios mínimos para o funcionamento, para a avaliação e monitoramento de ILPI; e a qualificação dos serviços públicos e privados prestados pelas ILPI.

Resoluções adicionais da Anvisa também aplicáveis às ILPI se referem ao gerenciamento de tecnologias em saúde em estabelecimentos de saúde (RDC 2/2010), aos requisitos de boas práticas de funcionamento para os serviços de saúde (RDC 63/2011), às ações para a segurança do paciente em serviços de saúde (RDC 36/2013) e à regulamentação das boas práticas de gerenciamento dos resíduos de serviços de saúde (RDC 222/2018).[9]

A ILPI não deve ser assumida como um lugar onde o idoso tem de permanecer definitivamente, mas como um local onde o idoso, pelas razões particulares de cada caso, seja abrigado e acolhido, mantendo-se garantido o seu direito natural e constitucional de ir e vir. Para tanto, dependendo de suas condições físicas e cognitivas, pode sair para resolver problemas pessoais ou para passar um tempo em companhia dos familiares. Daí a liberdade do idoso ser item contemplado pela definição das ILPI.

Hoje, o Brasil dispõe de 7.292 ILPI, das quais apenas 2,35% são públicas, enquanto 59,65% são empresas privadas sem fins lucrativos (filantrópicas) e 29,91% são empresas privadas com fins lucrativos.[10] Essas instituições albergam aproximadamente 200 mil idosos, a maioria deles do sexo feminino e com média etária superior 80 anos,[11] embora estudos nacionais mais recentes e regionalizados revelem prevalência de idosos do sexo masculino com idades menos avançadas.[12,13] Esses idosos apresentam frequências importantes de síndromes demenciais avançadas, sequelas de outras doenças neurológicas, neoplasias e outras condições com potencial de desenvolvimento da síndrome da imobilidade.[14] Embora prevaleçam os idosos institucionalizados com mais de 80 anos, nas últimas décadas tem-se observado à crescente formação de um novo grupo etário nas ILPI, ou seja, indivíduos mais jovens (60-70 anos) e independentes.[13] Para essa clientela, uma série de reestruturações que de fato se efetivem são necessárias às ILPI, de modo que possam assumir a responsabilidade de proporcionar-lhe um lugar de vida, de aconchego, de identidade e, ao mesmo tempo, cuidados com a saúde física e mental.

No entanto, a pandemia de Covid-19 trouxe à tona a fragilidade dos sistemas de saúde e proteção social para as demandas da população idosa não só no Brasil, mas também em outros países, uma vez que a pandemia afetou desproporcionalmente a população acolhida nas ILPI. Em países com altas taxas de mortalidade pela Covid-19, cerca de metade dos óbitos ocorreu nas ILPI.[15] Além disso, os períodos de *lockdown* e as restrições ditadas pelas quarentenas para redução da transmissão do coronavírus aumentaram a necessidade de

ILPI em decorrência do impacto negativo nas habilidades funcionais dos idosos.[16] Portanto, tornam-se necessários o estabelecimento de soluções eficazes, a identificação dos desafios advindos da associação das ILPI com a covid-19 e o papel da Década do Envelhecimento Saudável 2021-2030 proposto pela Organização das Nações Unidas (ONU) para que o mundo esteja preparado para o envelhecimento populacional.[17]

Em termos de Brasil, a Lei n. 14.018, promulgada em 29 de junho de 2020, abriu a possibilidade de se disponibilizarem recursos para a proteção das pessoas idosas institucionalizadas, independentemente da natureza jurídica da instituição em que residem, sobretudo considerando-se que a maioria das novas ILPI é de natureza privada com fins lucrativos, algumas delas classificadas como micro e pequenas empresas, sem grande capacidade econômico-financeira.[18]

Todavia, conforme manifestação da Liga Nacional de Fortalecimento à ILPI, há que se buscar a correta e justa aplicação da referida Lei n. 14.018/2020, respaldada, inclusive, na Emenda Constitucional 106, de 7 de maio de 2020,[19] que estabelece que "durante a vigência de estado de calamidade pública nacional reconhecido pelo Congresso Nacional em razão de emergência de saúde pública de importância internacional decorrente de pandemia, a União adotará regime extraordinário fiscal, financeiro e de contratações para atender às necessidades dele decorrentes, somente naquilo em que a urgência for incompatível com o regime regular, nos termos definidos nesta Emenda Constitucional". Portanto, o auxílio emergencial aos idosos institucionalizados deve ter caráter amplo e atender a esse público onde quer que ele esteja.

Os cuidados a essa população institucionalizada deve, assim, se fundamentar em uma avaliação geriátrica mais refinada que, afastando-se do antigo conceito de cura do indivíduo, integre as suas expectativas e a sua qualidade de vida, a partir da identificação a mais precoce possível dos pacientes que necessitam ou necessitarão, inclusive, de cuidados paliativos.

Geralmente, a institucionalização resulta da combinação da crescente incapacidade funcional da pessoa idosa com a redução de recursos financeiros e emocionais próprios ou da família. Adicione-se a isso toda uma gama já bastante antiga de crenças e estereótipos sobre o idoso e seu comportamento, que se resume na ideia de que o envelhecimento é um processo involutivo, oposto a qualquer progresso ou desenvolvimento, que furta do indivíduo qualquer produtividade, mas lhe acarreta comportamentos infantis, obstinados e antissociais.[20]

Embora a institucionalização represente um recurso importante de cuidados aos idosos, esse processo acarreta uma série de decorrências negativas que podem causar danos graves à autoestima, à saúde e à integração social do idoso e que devem ser evitadas ou minimizadas pela atuação das ILPI. Entre esses riscos advindos com a institucionalização se destacam: (1) a despersonalização e a pouca privacidade; (2) a desinserção familiar e comunitária; (3) o tratamento massificado; (4) a mesma monotonia oferecida a todos os residentes, sem levar em conta as suas especificidades, capacidades e funcionalidade.

Seja qual for a causa da institucionalização, trata-se de uma nova experiência para o idoso que, usualmente, terá dificuldade em elaborá-la de modo tranquilo e equilibrado. Em outras palavras, ao perder, total ou parcialmente, as suas construções simbólicas, o idoso se depara com um corte brusco com o seu mundo de relações e com a sua história de vida, o que pode levá-lo a um processo gradual de "não pertencimento" e de consequente isolamento.

A falta dos familiares, o sedentarismo, estados de saúde mais precários, o isolamento e a suposta invalidez ou a evidente incapacidade funcional leva cerca de 12% a 20% dos idosos a desenvolver quadros depressivos, mais frequentes no sexo feminino e nos indivíduos com mais de 80 anos, comparados àqueles com idade entre 60 e 80 anos. O estado depressivo, por sua vez, pode ensejar pioras graves do quadro clínico do idoso. Em muitos casos, a instituição de técnicas e de atividades desenvolvidas visando às especificidades do indivíduo reduz a incidência de depressão nas ILPI, já que o isolamento pode decorrer de manejo técnico inadequado.

A manutenção da capacidade funcional do idoso institucionalizado é condição imprescindível, sempre que possível, para que desfrutem ao máximo de sua independência e para que sua qualidade de vida seja preservada dignamente.

Para tanto, cabe às ILPI adotarem posturas e condutas que envolvam capacitação técnica de excelência, atenção integral à saúde, monitoramento rigoroso das condições físicas e mentais de seus residentes, alocação de recursos humanos que respeite as especificidades das necessidades de cada idoso, adequação ambiental, higienização impecável, promoção de atividades sociais e de aproximação permanente de familiares, prevenção de riscos à qualidade de vida do idoso e, sobretudo, programas administrativos que conciliem efetivamente custos e benefícios.

A qualidade de gerenciamento de uma ILPI é fator crucial para a efetiva otimização e para o aproveitamento ideal de recursos materiais e humanos, já que, nesse tipo, de instituição a boa prática institucional prescinde de investimentos tecnológicos.

Torna-se desafio para as ILPI cumprir todas as normas técnicas que garantem ao idoso institucionalizado a liberdade, dignidade e cidadania, sem perder a humanização no cuidado aos institucionalizados.

Referências bibliográficas

1. Nações Unidas. Centro Regional de Informação para a Europa Ocidental. Envelhecimento. 2017. Disponível em: https://unric.org/pt/envelhecimento/. Acesso em 27/12/2022.

2. PAHO. Pan American Health Organization. Health in the Americas. Health status of the population. Health of older persons. Disponível em: https://www.paho.org/salud-en-las--americas-2017/ro-older.html. Acesso em 27/12/2022.

3. Instituto Brasileiro de Geografia e Estatística. Projeções da população: Brasil e unidades da federação: revisão 2018. Rio de Janeiro: Instituto Brasileiro de Geografia e Estatística; 2018. Disponível em: www.ibge.org.br. Acesso em 27/12/2022.

4. PAHO. Pan American Health Organization. Resumo de situação: o desempenho do sistema de saúde em relação às necessidades das pessoas idosas medindo a responsividade do sistema. Washington D.C.: PAHO, 2020.

5. Kanos S, Camarano AA, Mello JL, Carvalho DF. As instituições de longa permanência para idosos no Brasil. Trabalho apresentado no XVII Encontro Nacional de Estudos Populacionais, Caxambu, MG – Brasil, 20 a 24 de setembro de 2010.

6. Guimarães C. Um país mais velho: o Brasil está preparado? Rio de Janeiro: EPSJV/Fiocruz; 2022. Disponível em: https://www.epsjv.fiocruz.br/noticias/reportagem/um-pais--mais-velho-o-brasil-esta-preparado. Acesso em 27/12/2022.

7. Creutzberg M, Gonçalves LHT, Sobottka EA. La institución de larga permanencia para ancianos y el sistema de salud. Rev Latino-Americana Enferm 15(6), 2007.

8. Brasil. Agência Nacional de Vigilância Sanitária. Resolução da Diretoria Colegiada RDC/ ANVISA 283, de 26 de setembro de 2005.

9. Brasil. Agência Nacional de Vigilância Sanitária. Instituições de Longa Permanência para Idosos – ILPIs. 2020. Disponível em: https://www.gov.br/anvisa/pt-br/assuntos/servicosdesaude/instituicoes-de-longa-permanencia-para-idosos. Acesso em 27/12/2022.

10. Accioly M. GT de pesquisa e diagnóstico. Panorama das ILPI no Brasil. Frente Nacional de Fortalecimento à ILPI, 2021. PDF.

11. Lucchetti G, Badan Neto AM, Ramos SAC, Faria LFC, Granero AL, Pires SL, Gorzoni ML. Uso de uma escala de triagem para cuidados paliativos nos idosos de uma instituição de longa permanência. Geriatr Gerontol 3(3):104-8, 2009.

12. Rodrigues SMRF, Peres ACO, Peres AKO, Carneiro GA, Vilella MLP, Frota RV, Guerra HS. Perfil dos idosos residentes em instituições de longa permanência. Revista Educação em Saúde 8(2), 2020. DOI: https://doi.org/10.37951/2358-9868.2020v8i2.p46-56.

13. Soares NV, Corrêa BRS, Fontana RT, Brum ZP, Guimarães CA, Silva AF, Rodrigues FCP. Sentimentos, expectativas e adaptações de idosos internados em instituição de longa permanência. Revista Mineira de Enfermagem 22:e-1124. DOI: http://www.dx.doi.org/10.5935/1415-2762.20180047.
14. Gorzoni M, Pires S. Idosos asilados em hospitais gerais. Rev Saúde Pública 40(6):1124-30, 2006. Disponível em: https://www.scielosp.org/article/rsp/2006. v40n6/1124-1130/en/. Acesso em 27/12/2022.
15. World Health Organization. Preventing and managing COVID-19 across long-term care services. Policy brief. 2020. Disponível em: https://apps.who.int/iris/bitstream/handle/10665/333074/ WHO-2019-nCoV-Policy_Brief-Long-term_Care-2020.1-eng.pdf?sequence=1&isAllowed=y. Acesso em 27/12/2022.
16. Dintrans PV. The future of long-term care. New York: Nova Science Publishers, 2021.
17. WHO. World Health Organization. Decade of healthy ageing: plan of action. 2020. Disponível em: https://www.who.int/publications/m/item/decadeof-healthy-ageing-plan-of--action. Acesso em 27/12/2022.
18. IPEA. Condições de funcionamento e infraestrutura das instituições de longa permanência para idosos no Brasil. 2011. Disponível em: https://www.ipea.gov.br/portal/images/stories/PDFs/comunicado/110524_comunicadoipea93.pdf. Acesso em 27/12/2022.
19. Brasil. Presidência da República. Emenda Constitucional 106, de 7 de maio de 2020. Brasília, DF. Disponível em: http://www.planalto.gov.br/ccivil_03/constituicao/Emendas/Emc/emc106.htm. Acesso em 27/12/2022.
20. Reis PO, Ceolim MF. O significado atribuído a ser idoso por trabalhadores de instituições de longa permanência. Rev Esc Enferm USP 41(1):57-64, 2007. DOI: https://doi.org/10.1590/S0080-62342007000100008.

SEÇÃO II

Peculiaridades de Doenças no Paciente Idoso

Capítulo 13   Hipertensão Arterial 101

Capítulo 14   Insuficiência Cardíaca no Idoso 111

Capítulo 15   Fibrilação Atrial no Idoso 119

Capítulo 16   Acidente Vascular Cerebral 129

Capítulo 17   Distúrbios do Movimento 141

Capítulo 18   Pneumonias 147

Capítulo 19   Diabetes no Idoso 157

Capítulo 20   Hipertireoidismo em Pacientes Idosos 167

Capítulo 21   Osteoporose 175

Capítulo 22   Osteoartrite 185

Capítulo 23   Infecção Urinária em Idosos 193

Capítulo 24   Cuidados com a Próstata no Idoso 201

Capítulo 25   Anemia no Idoso 207

Capítulo 26   Prurido no Paciente Idoso 225

Capítulo 27   Púrpura Senil 233

Capítulo 28   Lesões por Pressão 239

Capítulo 29   Obstipação Intestinal 247

Capítulo 30   Doença do Refluxo Gastroesofágico no Idoso 255

capítulo 13

Hipertensão Arterial

Raimundo Raffaelli Filho

Introdução

A hipertensão arterial (HA) é um dos mais importantes problemas de saúde pública, não só no Brasil, mas também no mundo, e um dos principais fatores de risco modificáveis de evento vascular.[1,2]

Considerada uma doença sistêmica, multifatorial, em que a elevação da pressão arterial (PA) está associada a alterações vasculares de vários órgãos, particularmente, coração, encéfalo, rim e retina (denominados "órgãos-alvo"), com alta morbidade, frequentemente relacionada, de forma direta ou indireta, à morte do paciente acometido por esta doença.[1]

A prevalência da HA aumenta com a idade. Em nosso país, 65% dos idosos são hipertensos, podendo atingir 80% das mulheres acima de 75 anos.[1]

Segundo dados da Organização das Nações Unidas (ONU), a população mundial é de pouco mais de 7 bilhões, sendo de 900 milhões a parcela com 65 anos ou mais de (com a expectativa de chegar a 2,4 bilhões em 2050).[3] Assim, estima-se que há hoje, no mundo, cerca de 600 milhões de idosos hipertensos.

Diagnóstico e classificação

A técnica da aferição da PA deve ser rigorosamente seguida. Particularmente em idosos, recomenda-se a aferição da PA em ambos os braços, nas posições deitada e em pé, permitindo verificar se há hipotensão ortostática, sintomática ou não, associada ao envelhecimento (aterosclerose dos seios carotídeos), a comorbidades (p. ex., insuficiência renal, *diabetes mellitus*, alcoolismo, amiloidose) e ao uso de medicamentos (diuréticos, vasodilatadores,

101

antidepressivos). Cerca de um em cada três idosos com mais de 75 anos está acometido dessa alteração.[1,4]

Vários autores e diretrizes de diferentes países classificam a HA de diferentes formas.[1,5-11] A Tabela 13.1 e o Quadro 13.1 exibem a definição da hipertensão arterial de acordo com as Diretrizes Brasileiras de Hipertensão Arterial – 2020.[1]

Tabela 13.1. Classificação da pressão arterial de acordo com a medição no consultório a partir de 18 anos de idade

Classificação*	PAS (mmHg)		PAD (mmHg)
PA ótima	< 120	e	< 80
PA normal	120-129	e/ou	80-84
Pré-hipertensão	130-139	e/ou	85-89
HA estágio 1	140-159	e/ou	90-99
HA estágio 2	160-179	e/ou	100-109
HA estágio 3	≥ 180	e/ou	≥ 110
HA sistólica isolada	≥ 140	e	< 90
HA diastólica isolada	< 140	e	≥ 90

HA: hipertensão arterial; PA: pressão arterial; PAD: pressão arterial diastólica; PAS: pressão arterial sistólica.
*A classificação é definida de acordo com a PA no consultório e pelo nível mais elevado de PA, sistólica ou diastólica. Quando a PAS e a PAD situam-se em categorias diferentes, a maior deve ser utilizada para a classificação da PA.

Especial atenção deve ser tomada com a pseudo-hipertensão, condição em que são detectados níveis elevados da PA em idosos assintomáticos, sem lesões em orgãos-alvo. Essa falsa elevação da PA, associada a aterosclerose, pode ser detectada pela manobra de Osler, quando a artéria radial permanece palpável após a insuflação do manguito pelo menos 30 mmHg acima do desaparecimento do pulso radial.[1]

Lesões em órgão-alvo

Os órgãos-alvo anteriormente salientados podem, com mais frequência, apresentar as alterações listadas no Quadro 13.1.[1,5-11]

Quadro 13.1. Lesões em órgãos-alvo provocadas pela hipertensão arterial

Coração
a. Hipertrofia do ventrículo esquerdo
b. Doença coronariana (angina, infarto do miocárdio prévio ou atual e revascularização prévia do miocárdio)
c. Insuficiência cardíaca

Encéfalo
a. Acidente vascular cerebral
b. Ataque isquêmico transitório
c. Demência vascular (alterações cognitivas)

Retina
a. Retinopatia hipertensiva (exsudatos ou hemorragias, com ou sem papiledema)

Rins
a. Perda da função renal (creatinina sérica $\geq$ 1,5 mg/dL).
b. Proteinúria ($\geq$ 300 mg/24 h)
c. Microalbuminúrica

Alterações vasculares outras
a. Doença arterial periférica (ausência de um ou mais pulsos em extremidades – exceto os pediosos, com ou sem claudicação intermitente; aneurismas)
b. Aumento da espessura do complexo mediointimal da carótida ($>$ 0,9 mm)
c. Placa na carótida

Fatores de risco cardiovasculares

Recomenda-se que os fatores de risco para doenças cardiovasculares também devam ser controlados em idosos. O Quadro 13.2 resume os principais fatores de risco.[1,5-11]

Quadro 13.2. Fatores de risco cardiovasculares

Hipertensão arterial

Diabetes mellitus

Elevação de LDL-colesterol, diminuição de HDL-colesterol ou elevação de triglicerídeos

Função renal diminuída

Microalbuminúria

Obesidade

Sedentarismo

Tabagismo

Roteiro diagnóstico

A fim de detectar os tópicos anteriormente abordados – lesões em órgão-alvo e fatores de risco – corroborando um tratamento global do idoso hipertenso, sua anamnese e seu exame físico devem ser orientados para os pontos abaixo assinalados.[1,5-11]

Anamnese

- Hábito de fumar, uso exagerado de álcool, ingestão excessiva de sal (salientando que o idoso, por perda parcial da gustação, tende a ingerir quantidades exageradas de sal, sem ter percepção desse fato), aumento de peso, sedentarismo, estresse, antecedentes pessoais de *diabetes*, gota, doença renal e doença cárdio e cerebrovascular.
- Utilização de corticosteroides, anti-inflamatórios não hormonais, estrógeno, descongestionantes nasais, anorexígenos, ciclosporina, eritropoietina, cocaína, antidepressivos tricíclicos, inibidores da monoamina oxidase (MAO), fórmulas para emagrecimento, que podem ser a causa ou interferir com o tratamento da hipertensão arterial.
- Sintomas sugestivos de lesão em órgãos-alvo e/ou de causa secundária da hipertensão.
- Tratamento medicamentoso anteriormente utilizado, seguimento efetuado, reação a fármacos.
- História familiar de HA, doenças cárdio e cerebrovasculares, morte súbita, dislipidemia, *diabetes* e doença renal.
- Exame físico.
- Pulsos carotídeos (inclusive com ausculta) e dos quatro membros e da PA em ambos os membros superiores, com o paciente deitado e sentado (avaliar ocorrências de doença arterial oclusiva e de hipotensão postural).
- Peso, altura, índice de massa corpórea e medida da cintura.
- *Fácies*: que pode sugerir doença renal ou disfunção glandular (tireoide, adrenal, hipófise).
- Pescoço: para pesquisa de sopro em carótidas, estase jugular e aumento da tireoide.
- Precórdio: anotando-se o *ictus*, o que pode sugerir aumento do ventrículo esquerdo (VE), e possível presença de arritmias, 3ª e/ou 4ª bulhas e sopro em foco mitral e aórtico.
- Abdome: por meio da palpação (rins policísticos, hidronefrose, tumores) e ausculta (sopro sugestivo de doença renovascular).

- Exame neurológico.
- Exame do fundo de olho.

Assim, certos dados de anamnese e de exame físico podem levar ao diagnóstico da causa da hipertensão:

- Emagrecimento, cefaleia, sudorese, taquicardia, nódulos subcutâneos e hipotensão postural no feocromocitoma.
- Fraqueza muscular, cãibras, poliúria noturna e hipotensão postural no hiperaldosteronismo primário.
- Perda de peso, sudorese, taquicardia e intolerância ao calor no hipertireoidismo.
- Obesidade com estrias nacaradas, distribuição centrípeta de gordura e fácies arredondada na síndrome de Cushing.
- Presença de sopro abdominal na hipertensão renovascular.
- História de ocorrência de quadro de edema, hematúria e oliguria, sugerindo acometimento glomerular.

Rotina para seguimento

Os exames de rotina para o seguimento do hipertenso são realizados visando o diagnóstico, o controle de lesões em órgãos-alvo, dos efeitos colaterais das medicações e dos outros fatores de risco vasculares associados.[1,5-11]

Os exames básicos são: fundoscopia (que a rigor faz parte do exame físico), exame de urina tipo I, creatinina, potássio plasmático, glicemia, hemoglobina glicada, colesterol total, HDL-colesterol, triglicérides, ácido úrico e eletrocardiograma.

Se não houver limitações de exames, avaliação complementar é recomendada com LDL-colesterol, radiografia do tórax (para avaliação de pacientes com hipótese de insuficiência cardíaca, afecção da aorta ou do pulmão), ecocardiograma (também para avaliar ocorrência de hipertrofia ventricular esquerda), microalbuminúrica (em diabéticos e na síndrome metabólica), *doppler* de carótida, além de outros, quando a anamnese, o exame físico e/ou a avaliação laboratorial suspeitar de causa secundária.

Pesquisa de hipertensão secundária

Devido à alta prevalência da hipertensão arterial primária, reserva-se a pesquisa de causa secundária em situações específicas, como:[1]

- Em pacientes em que a anamnese, o exame físico e/ou a avaliação laboratorial sugerir causa secundária.

- Em casos de hipertensão de instalação súbita, de curta evolução, progressão rápida e sintomática.
- Em casos de aumento súbito da PA, em hipertensos anteriormente controlados.
- Quando não houver resposta à terapêutica adequada.

Tratamento

A finalidade do tratamento do idoso hipertenso é prevenir a morbidade e a mortalidade associadas à HA. Estudos clínicos atuais revelam benefícios do tratamento da HA em todas as idades, incluindo idosos, mesmo nos muito idosos (idade igual ou maior a 80 anos). Para a maioria deles, o objetivo é manter a PA abaixo de 140/90 mmHg e, nos idosos frágeis, abaixo de 140-160/90 mmHg. Deve-se tomar o máximo cuidado com possíveis períodos de hipotensão postural, risco de quedas e piora da função renal.[1,5-11]

O tratamento adequado da HA resulta na diminuição da taxa de mortalidade total e cardiovascular, episódios coronarianos, acidente vascular cerebral (AVC), insuficiência cardíaca, insuficiência renal e síndromes demenciais.

Esse tratamento é realizado por meio de mudanças no estilo de vida e, caso não haja a devida compensação, também por fármacos hipotensores.[1,5-11]

Tratamento não farmacológico

Os idosos hipertensos também se beneficiam das mudanças do estilo de vida, mediante adoção de medidas listadas no Quadro 13.3.[1,5-11]

Quadro 13.3. Medidas para mudança de estilo de vida para o idoso hipertenso

Perda de peso para os obesos
Evitar o uso do açúcar
Prática de exercícios aeróbios regulares
Parar de fumar
Reduzir consumo de álcool
Controlar ingestão de sódio (o idoso tende a perder a sensibilidade do paladar ao sódio)
Ingerir quantidade adequada de cálcio, potássio e fibras
Diminuir ingestão de gorduras saturadas
Evitar uso de fármacos que interfiram nos hipotensores (p. ex.: anti-inflamatórios não hormonais)

Tratamento farmacológico

Quando as medidas para mudança de estilo de vida não surtirem o efeito desejado ou quando não for possível aguardar esses resultados, inicia-se o tratamento medicamentoso. Este sempre levará em conta a funcionalidade, a cognição, as condições socioeconômicas (levar em consideração a prescrição de fármacos disponíveis na rede pública), a presença ou não de lesões em órgãos-alvo e de fatores de risco para aterosclerose. De maneira geral, a meta para idoso funcional com risco cardiovascular alto é PA < 130/90 mmHg e para o não funcional é PA < 150/90 mmHg, iniciado o tratamento com a metade da dose de um único hipotensor, aumentando de modo gradual a dosagem, se possível mensalmente.[1,5-12]

A descrição de cada um dos fármacos das diferentes classes de anti-hipertensivos foge do objetivo deste capítulo. As classes de hipotensores para o tratamento inicial da HA são: tiazídicos (T); bloqueadores dos canais do cálcio (BCC); inibidores da enzima conversora da angiotensina (IECA); e bloqueadores dos receptores da angiotensina (BRA). Os betabloqueadores (BB) devem ser prescritos apenas em situações específicas, como doença arterial coronariana (DAC) e insuficiência cardíaca (IC). Salienta-se que, de maneira geral, o idoso hipertenso não atinge a normalização da PA com monoterapia, necessitando de dois ou mais fármacos de classes diferentes supracitadas, porém, nunca se associando IECA e BRA. Se a associação de três hipotensores de classes diferentes não controlar a PA, a espironolactona deve ser agregada ao esquema posológico.[1,13]

Algumas considerações importantes sobre os hipotensores dessas diferentes classes terapêuticas devem ser explanadas.[1,5-11,13-15]

Diuréticos

Os diurético tiazídicos, em baixa dosagem (12,5 ou 25 mg/dia), em monoterapia ou em associação, são a opção inicial de tratamento para idosos hipertensos. Esses fármacos inicialmente apresentam efeito diurético, mas após cerca de 4 semanas esse efeito tende a ceder e o efeito hipotensor deve ser mantido por redução da resistência vascular periférica. Assim, os pacientes devem ser orientados a continuar o uso do medicamento, apesar da diminuição da diurese.

Os diuréticos de alça são reservados para hipertensos com insuficiência renal acentuada e na insuficiência cardíaca com retenção de volume.

108 Livro de Bolso de Geriatria

Na prevenção da hipopotassemia induzida pelos tiazídicos ou pelos diuréticos de alça podem ser utilizados, em associação, os diuréticos poupadores de potássio, exceto nos casos de perda da função renal, pelo risco de hipercalemia.

Betabloqueadores

Estão particularmente indicados em portadores de doença coronariana, infarto prévio do miocárdio, disfunção cardíaca sistólica e arritmias cardíacas. O propranolol é utilizado em pacientes com tremor essencial, cefaleia de origem vascular e na hipertensão portal. São contraindicados em pacientes com asma brônquica, doença pulmonar obstrutiva crônica e bloqueio atrioventricular de 2º e 3º graus.

Antagonistas dos canais do cálcio

Não são recomendados os representantes de curta ação, somente sendo indicados os de longa duração.

Inibidores da enzima conversora da angiotensina

Estão indicados em monoterapia ou em associação, trazendo benefícios na insuficiência cardíaca, infarto agudo do miocárdio (principalmente naqueles com baixa fração de ejeção), na prevenção secundária do AVC e na prevenção do declínio da função renal em pacientes nefropatas, particularmente em diabéticos.

Bloqueadores dos receptores AT1 da angiotensina II

Considerações semelhantes aos dos IECA devem ser feitas.

Crises hipertensivas[16]

Os idosos podem apresentar elevações súbitas da PA (crises hipertensivas), por vários fatores, destacando-se a suspensão abrupta da medicação (esquecimento, problemas financeiros), polifarmácia, alterações autonômicas e autorregulação do fluxo sanguíneo cerebral.

Essas crises hipertensivas são classificadas em emergências e urgências hipertensivas, quando ocorrerem elevações súbitas da PA, respectivamente, na presença ou ausência de agressões agudas a órgãos-alvo. Por não apresentar agressão aguda a órgão-alvo, a urgência hipertensiva pode ser tratada com hipotensores orais, buscando-se a normalização da PA em um prazo de 24 horas. Ao contrário, pelo risco iminente à vida, na emergência hipertensiva, é necessário o imediato controle da PA – não necessariamente para níveis tensionais normais –, em geral, utilizando-se hipotensores parenterais de ação rápida e curta duração, tomando-se o cuidado para que a queda pressórica não comprometa a perfusão de órgãos vitais.

Referências bibliográficas

1. Barroso WKS, Kunz S, Rodrigues CIS, Bortolotto La, et al. Diretrizes Brasileiras de Hipertensão Arterial 2020. Arq Bras Cardiol. 2021; 116(3):516-658.
2. Valente M, Fabbri RMA. Rastreamento das doenças crônicas. In: Jacob Filho W & Gorzoni ML. Geriatria e Gerontologia: o que todos devem saber. São Paulo, Roca, 2008. p.111-32.
3. UNFPA. 2011. Fundo de População das Nações Unidas. Relatório sobre a situação da população mundial 2011. Nova York, 2011.
4. Saedon NI, Pin Tan M, Frith J. The prevalence of orthostatic hypotension: a systematic review and meta-analysis. J Gerontol A Biol Sci Med Sci. 2020 Jan 1;75(1):117-22.
5. James PA, Oparil S, Carter BL, Cushman WC, Dennison-Himmelfarb C, Handler J, et al. 2014 evidence-based guideline for the management of high blood pressure in adults: report from the panel members appointed to the Eighth Joint National Committee (JNC JAMA. 2014;311(5):507-20. Erratum in: JAMA. 2014;311(17):1809.
6. Chobanian AV. Hypertension in 2017 – What is the right target? *JAMA.* 2017;317 (6):579-580.
7. Whelton PK, Carey RM, Aronow WS, Casey Jr. DE, Collins KJ, Himmelfarb CD, et al. 2017 Guideline for prevention, detection, evaluation and management of high blood pressure in adults. J Am Coll Cardiol. 2017; 2397.
8. Cifu AS, Davis AM. Prevention, detection, evaluation, and management of high blood pressure in adults. JAMA 2017 Dec 5;318(21):2132-2134.
9. Carey RM, Muntner P, Bosworth HB, Whelton PK. Prevention and Control of Hypertension. JACC Health Promotion Series. J Am Coll Cardiol. 2018;71(19):2199-269.
10. Williams B, Mancia G, Spiering W, et al. 2018 ESC/ESH Guidelines for the management of arterial hypertension: the task force for the management of arterial hypertension of the European Society of Cardiology (ESC) and the European Society of Hypertension (ESH). European Heart Journal. 2018;39:3021-3104.
11. Bakris G, Ali W, Parati G. ACC/AHA versus ESC/ESH on hypertension guidelines. J Am Coll Cardiol 2019;73:3018-26.
12. Passarelli MCG, Gorzoni ML. Iatrogenia: reações adversas a medicamentos. In: Jacob Filho W & Gorzoni ML. Geriatria e gerontologia: o que todos devem saber. São Paulo, Roca, 2008, p.19-30.
13. Liu G, Zheng XX, Xu YL, Lu J, Hui RT, Huang XH. Effect of aldosterone antagonists on blood pressure in patients with resistant hypertension: a meta-analysis. J Hum Hypertens. 2015;29(3):159-66.

14. The SPRINT Research Group. Final report of a trial of intensive versus standard blood-pressure control. N Engl J Med 2021;384:1921-30.
15. Williams B, MacDonald TM, Morant SV, Webb DJ, Sever P, McInnes GT, et al. British Hypertension Society Programme of Prevention And Treatment of Hypertension With Algorithm based Therapy (PATHWAY) Study Group. Endocrine and haemodynamic changes in resistant hypertension, and blood pressure responses to spironolactone or amiloride: the PATHWAY-2 mechanisms substudies. Lancet 2018;6(6):464-75.
16. Sanders ML, Suneja M. Hypertensive emergencies. BMJ Best Practice 2022 (6).

capítulo 14

Insuficiência Cardíaca no Idoso

Ronaldo Fernandes Rosa ○ Roberto Alexandre Franken

As doenças cardiovasculares ainda são a principal causa de morte no Brasil, sendo a insuficiência cardíaca uma delas.[1]

A insuficiência cardíaca (IC) é categorizada pela III Diretriz Brasileira de Insuficiência Cardíaca Crônica como *"uma síndrome clínica complexa de caráter sistêmico, definida como disfunção cardíaca que ocasiona inadequado suprimento sanguíneo para atender necessidades metabólicas tissulares, na presença de retorno venoso normal, ou fazê-lo somente com elevadas pressões de enchimento"*.[2] Nessa mesma diretriz, descreve-se a classificação atual da IC:

- Estágio A: pacientes sob risco de desenvolver insuficiência cardíaca, mas ainda sem doença estrutural perceptível e sem sintomas atribuíveis à insuficiência cardíaca.
- Estágio B: pacientes que adquiriram lesão estrutural cardíaca, mas ainda sem sintomas atribuíveis à insuficiência cardíaca.
- Estágio C: pacientes com lesão estrutural cardíaca e sintomas atuais ou pregressos de insuficiência cardíaca.
- Estágio D: pacientes com sintomas refratários ao tratamento.

A IC é classificada, ainda, em IC com fração de ejeção diminuída onde a disfunção ventricular é predominantemente sistólica e IC com fração de ejeção preservada onde a doença é fundamentalmente diastólica. Outras formas de classificação IC aguda ou crônica, direita ou esquerda, compensada e descompensada ou a clássica da *New York Heart Association* (NYHA) baseada em gravidade dos sintomas (I, II, III, IV).

A doença em idosos tem particularidades, sendo a principal etiologia a hipertensão arterial associada a insuficiência cardíaca com função sistólica preservada (fração de ejeção preservada ICFEp).

A IC nessa faixa de idade, em geral, é acompanhada de comorbidades, sendo importante destacar, conforme observado em nossa população, hipertensão arterial, *diabetes*, doença coronária, insuficiência renal, depressão, disfunção cognitiva, doença pulmonar obstrutiva crônica e fibrilação atrial. Essas doenças atuam piorando o prognóstico. A taxa de óbito observada é maior na presença de quatro ou mais comorbidades.[3] Além de piorar o prognóstico, a presença de comorbidades torna a terapêutica da IC mais complexa na sua abordagem.[4]

O diagnóstico da IC é embasado na anamnese e no exame clínico: sintomas tais como dispneia progressiva, dispneia paroxística noturna, ortopneia, edema de membros inferiores e cansaço/fadiga. Ao exame físico, turgência jugular, estertores crepitantes pulmonares até edema agudo de pulmão, desvio do *ictus* indicador de dilatação ventricular e presença de terceira bulha, edema membros inferiores ou sacral e hepatomegalia dolorosa. Alguns dados podem ser úteis para diferenciar as duas formas de IC: cardiomegalia, insuficiência mitral ou aórtica, galope por B3, hipofonese de bulhas e distensão jugular são mais frequentemente observadas na IC com fração de ejeção reduzida. Para auxiliar no diagnóstico, o raio X de tórax pode mostrar cardiomegalia, indicativo de dilatação ventricular. O ECG é inespecífico, porém geralmente anormal (bloqueios, sobrecargas ou padrão de isquemia). O ecodoplercardiograma é muito útil pois permite avaliar a função ventricular, além de cardiopatia estrutural e doenças valvares. Proporciona também classificar a IC com fração de ejeção reduzida (ICFER) ou preservada (ICFEp). Essa classificação é fundamental pois, embora possam estar associadas, apresentam diferentes interpretações e tratamentos.

Peptídeo natriurético tipo B (BNP) é um hormônio cuja dosagem elevada está associada a altas taxas de sensibilidade e especificidade para o diagnóstico de insuficiência cardíaca com fração de ejeção reduzida. Com relação à disfunção diastólica, a baixa especificidade limita seu uso nessa situação.[5] Deve-se lembrar que outras doenças também podem aumentar os níveis de BNP ou NTproBNP: insuficiência renal, acidente vascular cerebral e idade. Por outro lado, obesos têm BNP diminuídos.

Com relação à fisiopatologia, inicialmente deve ser entendido que o processo natural de envelhecimento está associado a: enrijecimento arterial, hipertrofia miocárdica, diminuição da complacência ventricular, menor res-

Insuficiência Cardíaca no Idoso 113

posta beta adrenérgica, comprometimento da função endotelial, redução da função do nó sinusal, diminuição da resposta barorreceptora, redução da reserva cardiovascular e menor produção de ATP (Adenosina TriFosfato) pelos cardiomiócitos. Espera-se que os idosos tenham vasoconstricção mais intensa, menor elevação da frequência cardíaca aos esforços e maiores concentrações séricas do peptídeo natriurético.[6] Ocorrem, paralelamente, alterações na atividade do sistema nervoso simpático, sistema renina-angiotensina-aldosterona, arginina-vasopressina, citocinas inflamatórias, produção de óxido nítrico, bradicininas, prostaglandinas e endotelina.

Uma vez estabelecido o diagnóstico, a IC deve ser classificada como aguda ou crônica bem como em relação à fração de ejeção, deprimida ou preservada. O desafio seguinte é detectar a causa da IC e os fatores desencadeantes da descompensação (Tabelas 14.1 e 14.2).

Tabela 14.1. Causas de insuficiência cardíaca

Doença coronária
Hipertensão arterial
Doenças valvares (particularmente estenose aórtica)
Taquiarritmias (notadamente afibrilação atrial)
Miocardite
Fármacos (quimioterápicos, imunoterapia)
Doenças infiltrativas (como amiloidose)

Tabela 14.2. Fatores desencadeantes da insuficiência cardíaca

Má adesão ao tratamento
Uso de excessos de sódio
Hipertensão arterial mal controlada
Arritmias (fibrilação atrial)
Anemia
Hipertireoidismo
Infecções

114 Livro de Bolso de Geriatria

Para pacientes com ICFEr descompensada, inicialmente, devem ser corrigidos os fatores desencadeantes ao lado de medidas não farmacológicas e farmacológicas.

- a) Dieta: avaliar e individualizar, pois, pode ocorrer tanto obesidade que aumenta o trabalho cardíaco como desnutrição (caquexia cardíaca) que requer suporte nutricional adequado. Com relação ao sódio, restrição de 3 g de sal (1,2 g de sódio) ao dia é factível na maioria dos pacientes. O paciente deve ser orientado a observar as quantidades de sódio nos alimentos industrializados. A restrição hídrica se faz necessária somente quando a concentração sérica de sódio estiver inferior a 130 mEq/L.
- b) Atividade física: programas de condicionamento físico evitam o imobilismo e perda de capacidade funcional do idoso, bem como aumentam a capacidade física. A recomendação de realizar caminhadas 4 a 5 vezes por semana pode ser uma medida de fácil execução ao lado de exercícios de musculação de acordo com a capacidade e habilidade do paciente.
- c) Vacinação: visa prevenir as infecções por pneumoco, influenza e mais recentemente Covid-19.

Com relação ao tratamento farmacológico, na maioria das vezes, deve ser empregado diurético de alça (furosemida), administrado por via intravenosa ou oral de acordo com o quadro clínico. Recomenda-se a avaliação da dose para cada paciente. O idoso é mais suscetível à depleção de volume pois já tem redução do volume plasmático e da água corpórea total. Aconselha-se, portanto, atenção com a desidratação e com a hipotensão postural.

Para os pacientes nos quais a pressão arterial for normal ou elevada, inibidores da enzima conversora da angiotensina II (ou bloqueadores dos receptores de angiotensina II) devem ser iniciados, salvo em situações específicas (intolerância, hiperpotassemia, insuficiência renal avançada ou hipotensão arterial).

Inibidor da neprilisina (sacubitril) associado ao bloqueador do receptor da angiotensina se mostrou útil no tratamento da IC com FE reduzida.

O uso da espironolactona está indicado para pacientes com fração de ejeção inferior a 35% com benefícios na redução da mortalidade (independentemente da faixa etária),[7] respeitando-se as contraindicações (intolerância, hiperpotassemia ou insuficiência renal).

Com relação aos betabloqueadores, apesar de vários estudos mostrarem seus benefícios, inclusive em idosos,[8] sugere-se sua introdução somente quando o paciente estiver com quadro estabilizado. Todavia, se o paciente já estiver usando o betabloqueador e se apresentar descompensado a dose deverá ser reduzida não sendo indicada a sua suspensão, pois essa conduta pode aumentar a mortalidade.

Insuficiência Cardíaca no Idoso 115

- Inibidores do cotransportador 2 de sódio e glicose: estudos com dapaglifozina e empaglifozina mostraram benefício em relação à mortalidade e à morbidade em pacientes com ICFEr com e sem *diabetes* porém com risco aumentado de infecções gênito urinárias fúngicas.
- Inibidores dos canais If – do nó sinusal: esse grupo de fármacos agindo sobre o nó sinusal diminuem a frequência cardíaca. Portanto só indicados a pacientes em ritmo sinusal. Esses fármacos estão indicados para doentes com frequência cardíaca acima de 70 batimentos/minuto. Estudos mostraram menor mortalidade e hospitalização com o uso desse medicamento.

A tríade inicial para tratamento da ICFEr é constituída de modulação do sistema renina angiotensina associado ou não ao inibidor da neprilisina, modulação do sistema nervoso simpático com beta bloqueadores e antagonistas dos receptores da aldosterona. Essa associação reduziu a mortalidade, diminuiu hospitalização e trouxe melhora de sintomas.[9]

Para pacientes em fibrilação atrial com frequência cardíaca elevada, o digital pode ser útil. O uso do digital requer maior cuidado no idoso pois o risco de intoxicação é alto devido à maior sensibilidade do miocárdio ao fármaco e maior prevalência de insuficiência renal. Associação nitrato com hidralazina merece consideração quando IECA ou BRAs estiverem contraindicados. Novos medicamentos para tratamento da ICFEr: vericiguat, um ativador da atividade do quanilato ciclase solúvel, analisado no estudo VICTORIA, quando não houver resposta satisfatória ao tratamento convencional. Ativador da miosina cardíaca, (omecamtiv mecarbil), analisado no estudo GALACTIC HF, ainda não aprovado, poderá ser associado no futuro ao tratamento convencional.

Outras alternativas para os doentes com IC descompensada é a ultrafiltração,[10] indicada quando se observar resistência aos diuréticos e hiponatremia. Dobutamina intravenosa, empregada somente quando outras medidas falharem. Ventilação não invasiva com pressão positiva quando houver hipoxemia persistente ou edema agudo pulmonar. Nessa última situação, devem ser associados nitratos e morfina. O uso de levosimendan para o idoso não apresenta estudos definitivos e deve ser considerado quando outras terapêuticas não trouxerem melhora significativa.

Com relação ao uso de dispositivos eletrônicos, ressincronizadores e desfibrilador-cardioversor implantáveis, seguem as mesmas recomendações das diretrizes para adultos.[11] O idoso não pode ser privado dos benefícios das novas formas terapêuticas só devido a idade em si para que não se caracterize iatrogenia de omissão.

Com relação à insuficiência cardíaca diastólica ou com função ventricular preservada, é muito prevalente no idoso devido modificações estruturais do miocárdio com a idade. Não há, até agora, medicações específicas para essa forma de IC. Metanálise com mais de 50 mil pacientes concluiu que a terapêutica farmacológica melhora a capacidade ao exercício, porém não interfere diretamente na mortalidade.[12] O uso de antagonistas do canal de cálcio e beta bloqueadores, desde que respeitadas as suas contraindicações, são capazes de reduzir a dispneia. O uso de medicamentos que atuam sobre a angiotensina pode auxiliar na reversão da hipertrofia ventricular esquerda no médio e longo prazo. Inibidores do cotransportador 2 (SGLT2) também têm sido usados atualmente. Diuréticos estão indicados para melhora de sintomas. Correção de comorbidades tais como obesidade e hipertensão arterial e estímulo ao exercício físico também fazem parte do tratamento desses pacientes.

É importante salientar que o tratamento da IC no idoso deve contar com equipe multidisciplinar (fisioterapeuta, nutricionista, psicólogo, enfermeiro) assim como educação do paciente e familiares. O tratamento atual pode ser resumido na Figura 14.1.

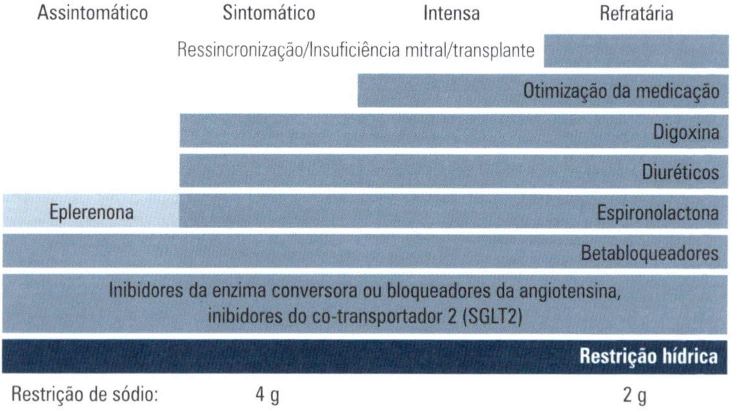

Assintomático	Sintomático	Intensa	Refratária
	Ressincronização/Insuficiência mitral/transplante		
			Otimização da medicação
		Digoxina	
		Diuréticos	
Eplerenona		Espironolactona	
	Betabloqueadores		
Inibidores da enzima conversora ou bloqueadores da angiotensina, inibidores do co-transportador 2 (SGLT2)			
			Restrição hídrica
Restrição de sódio:	4 g		2 g

Figura 14.1. Tratamento atual resumido pelos dados obtidos na literatura consultada.

Referências bibliográficas

1. Datasus. Disponível em: http://www.datasus.gov.br. Acesso em julho/2022.
2. Comitê Coordenador da Diretriz de Insuficiência Cardíaca. Diretriz Brasileira de Insuficiência Cardíaca Crônica e Aguda. Arq Bras Cardiol. 2018; 111(3): 436-539.
3. Camargo SC, Paiatto BNM, Franken RA. Comorbidades em Pacientes Internados com Insuficiência Cardíaca (Projeto PIBIC – CNPq 2020 FCMSCSP).
4. Gravina CF, Rosa RF, Franken RA, Freitas EV, Liberman A, et al. Sociedade Brasileira de Cardiologia. II Diretrizes Brasileiras em Cardiogeriatria. Arq Bras Cardiol 2010; 95(3 supl.2): 1-112.
5. Montera M. Insuficiência cardíaca congestiva no idoso. Tratado de Geriatria e Gerontologia - de Freitas, E.V & Py, L. Ed. Guanabara Koogan – 5ª Edição, 2022: 434-8.
6. Baruch L, Glazer RD, Aknay N, Vanhaecke J, Heywood JT, Anand I, et al. Morbidity, mortality, physiologic and functional parameters in elderly and non-elderly patients in the Valsartan Heart Failure Trial (Val-HeFT). Am Heart J. 2004 Dec;148(6):951-7.
7. Pitt B, Zannad F, Remme WJ, Cody R, Castaigne A, Perez A, Palensky J, Wittes J. The effect of spironolactone on morbidity and mortality in patients with severe heart failure. Randomized Aldactone Evaluation Study Investigators. N Engl J Med 1999;341:709-17.
8. Flater MD, Shibata MC, Coats AJ, et al. Randomized trial to determine the effect of nebivolol on mortality and cardiovascular hospital admission in elderly patients with heart failure (SENIORS). Eur Heart J. 2005;26:215-25.
9. McDonagh T, Metra M, Adamo M, et al. 2021 ESC Guidelines for the diagnosis and treatment of acute and chronic heart failure Developed by the Task Force for the diagnosis and treatment of acute and chronic heart failure of the European Society of Cardiology (ESC) With the special contribution of the Heart Failure Association (HFA) of the ESC European Heart Journal (2021) 42, 3599-3726
10. Fiaccadori E, Regolisti G, Maggiore U, et al. Ultrafiltration in Heart Failure. Am Heart J. 2011;161(3):439-49.
11. Heidenreich PA, Bozkurt B, Aguilar D, Allen LA, Byun JJ, et al. 2022 AHA/ACC/HFSA Guideline for the Management of Heart Failure: A Report of the American College of Cardiology/American Heart Association Joint Committee on Clinical Practice Guidelines. Circulation. 2022 May 3;145(18):e895-e1032.
12. Holland DJ, Kumbhani DJ, Ahmed SH, et al. Effects of Treatment on Exercise Tolerance, Cardiac Function, and Mortality in Heart Failure with Preserved Ejection Fraction. A Meta-Analysis. Am Coll Cardiol 2011;57:1676-86.

capítulo 15

Fibrilação Atrial no Idoso

Roberto Alexandre Franken ○ Ronaldo Fernandes Rosa

A fibrilação atrial (FA) de acordo com Braunwald, constitui ao lado da insuficiência cardíaca a pandemia cardiovascular atual.[1] Esses fatos se devem à maior sobrevida dos pacientes, especialmente em relação à doença coronária. A FA é a arritmia mais prevalente no idoso, responsável por um terço de todos os pacientes que tiveram alta com o diagnóstico principal de arritmia. Os fatores predisponentes[2] bem como as causas que podem levar à FA são classificadas em: cardíacas, não cardíacas e iatrogênicas conforme Tabela 15.1.

A FA pode ser abordada sob diferentes pontos de vista:[3] como uma doença elétrica, uma doença hemodinâmica, uma doença genética, uma doença inflamatória, uma doença neuro-humoral, uma complicação de outras doenças, um critério prognóstico para outras doenças, como doença tromboembólica e finalmente como achado habitual do envelhecimento. Na realidade a FA é a soma de todas o que a torna situação clínica única, misteriosa e com muitas contradições e incertezas!

FA como doença "elétrica" ocorre devido a remodelação elétrica do coração que acompanha, em geral, a remodelação anatômica dos átrios nas doenças que provocam dilatação e /ou hipertrofia atrial aguda (*cor pulmonale* agudo) ou crônica (miocardiopatias, valvulopatias, hipertensão arterial). Ocorre perda da homogeneidade elétrica dos átrios devido a modificações anatômicas, metabólicas, autonômicas e inflamatórias de forma isolada ou associada.

Como doença hemodinâmica está, em geral, relacionada ao remodelamento atrial secundário às doenças do miocárdio e das válvulas cardíacas. A FA pode ainda ser causa de modificações hemodinâmicas graves. O débito cardíaco é dependente da contração atrial, que se perde na FA, podendo evoluir para hipotensão arterial e edema pulmonar, especialmente em pacientes com estenose mitral, estenose aórtica ou hipertrofia ventricular.

Como doença inflamatória, estudos anatomopatológicos mostram infiltrado inflamatório atrial em pacientes com FA[4] e estudos com dosagem de PCR US (proteína C reativa ultrassensível) mostram relação entre níveis de PCR US e chance de reversão a ritmo sinusal.[5]

Tabela 15.1. Classificação da fibrilação atrial

Cardíacas
Miocardiopatias
Valvulopatias
Doença coronária
Hipertensão arterial
Pericardites
Não cardíacas
Doença pulmonar
Embolia pulmonar
Diabetes
Hipertireoidismo
Ingestão aguda/crônica de álcool
Desidratação e distúrbios eletrolíticos
Iatrogênicas
Cateteres intracardíacos
Pós-operatórios
Beta-agonistas
Anti-histamínicos e medicamentos para resfriados
Anestésicos locais
Bebidas com cafeína, tabagismo, drogas ilícitas

Fonte: Tabela elaborada com base em dados da literatura consultada .

Como uma doença neuro-humoral com a constatação de que inibidores da enzima de conversão da angiotensina parecem prevenir a FA em pacientes cardiopatas e, finalmente, como uma doença genética, com a descrição de genótipos associados à FA.

A FA também pode ser entendida como uma complicação de outras doenças quer cardíacas ou extracardíacas, conforme Tabela 15.5 .

Em nosso entender, os três aspectos mais importantes da FA são:

1. Alta a prevalência da arritmia em idosos, como já fora demonstrado no Estudo Multicêntrico do Idoso (EMI),[6] bem como em outros estudos. A FA a partir dos 50 anos dobra sua prevalência a cada década. Deve-se, ainda, observar que a FA tem características diferentes em pacientes jovens ou adultos e em idosos, conforme descrito na Tabela 15.2.

2. Critério prognóstico, pois está demonstrado em vários estudos que o aparecimento da fibrilação atrial é um preditor de morbidade e mortalidade. No estudo SOLVD pacientes em FA tiveram mortalidade de 34% contra 24% para aqueles em ritmo sinusal.[7]

3. E, finalmente, a doença como risco de eventos tromboembólicos, sendo o mais grave deles o acidente vascular cerebral, como observado em várias publicações. A avaliação do risco tromboembólico é feita pelo Score CHADS ou mais recentemente CHA2DS2-VASc (Tabela 15.3). Em pacientes com fibrilação atrial, submetidos a exames de imagem do sistema nervoso central, mesmo assintomáticos, encontram-se imagens de acidentes embólicos cerebrais.[8] A FA, ainda por esse motivo, é preditor de demência no idoso. No Rotterdam Study[9] a prevalência de demência foi duas vezes maior em pacientes que fibrilavam.

Tabela 15.2. Fibrilação atrial (FA) no jovem e no idoso

FA no jovem	FA no idoso
+ agudo	+ crônico
+ sintomas	+ assintomático
+ isolada	+ com cardiopatia
	+ tromboembolismo

122 Livro de Bolso de Geriatria

Tabela 15.3. Escore CHADS2VASc de risco para evento tromboembólico em fibrilação atrial não valvar

Fatore de risco maior	Fatores de risco relevantes
Acidente Vascular Cerebral (AVC) ou Ataque Isquêmico Transitório (TIA) prévios	Insuficiência cardíaca
Embolismo sistêmico	Disfunção ventricular Fração de Ejeção (FE) < 40%
Idade > 75 anos	Hipertensão arterial, *diabetes*, sexo feminino
Idade 65-74 anos	Doença vascular
Fator de risco	**Pontuação**
Insuficiência cardíaca	1
Disfunção ventricular	
Hipertensão	1
Idade > 75 anos	2
Diabetes	1
AVC ou TIA prévios e tromboembolismo	2
Doença vascular	1
Idade 65-74 anos	1
Sexo feminino	1
Score máximo	9

Fonte: Lip GY, Nieuwlaat R, Pisters R, Lane DA, Crijins HJ, Chest 2010 feb, 137 (2): 263-72.

De acordo com as diretrizes da AHA/ACC/ESC e da SBC a FA, é classificada como:

- Primeiro episódio detectado quando, sintomático ou não, auto limitado ou não, reconhecendo-se que pode não haver certeza da duração da arritmia assim como se é ou não o primeiro episódio. Se o paciente tem um segundo ou outros episódios ela é dita recorrente, se reverte espontaneamente é definida como paroxística, geralmente com duração inferior há 7 dias e se for sustentada é dita persistente de duração superior a 7 dias. Nessa última situação, isto é, se persistente, mas revertida através de métodos farmacológicos ou elétricos não muda sua designação.

A FA persistente pode ser a primeira manifestação da FA ou a evolução de vários episódios prévios de FA paroxística. No caso de manutenção do ritmo a FA é dita permanente quando então a reversão espontânea, farmacológica ou elétrica é menos provável. A classificação é apenas usada para situações em que não exista uma causa reversível para FA (infarto agudo do miocárdio, embolia pulmonar, hipertireoidismo, alcoolismo).

Outra forma de classificar FA é relativa à presença de sintomas, em sintomática ou assintomática, com ou sem estabilidade hemodinâmica.

Um importante aspecto que vem sendo discutido e já faz parte de recentes diretrizes é o "rastreio" (ou a triagem de FA) que parece ser custo-efetivo em populações idosas.[10] Vários tipos de dispositivos têm sido utilizados, desde monitores implantáveis[9] até relógios ou telefones celulares com aplicativos desenvolvidos com essa finalidade.

A condução de pacientes com doença de tal gravidade traz à discussão: reverter a ritmo sinusal ou manter a fibrilação atrial e controlar a frequência ventricular e ainda a discussão de quando, como e quanto tempo anticoagular!

Para pacientes com fibrilação atrial aguda, em geral, é indicada a reversão a ritmo sinusal pelo uso de fármacos antiarrítmicos, propafenona ou amiodarona ou por intermédio da cardioversão elétrica. Em pacientes com fibrilação atrial sintomática com distúrbio hemodinâmico ou dor precordial devido alta frequência ventricular, a escolha é sempre a cardioversão elétrica. Essas recomendações são para doentes com FA de até 48 horas de duração. Para FA com duração maior recomenda-se anticoagulação prévia por trinta dias com INR entre 2 e 3 ou com os anticoagulantes de ação direta e, depois, cardioverter. Isso se prende à necessidade de se prevenir eventos embólicos na reversão para ritmo sinusal conforme recomendações das Diretrizes Brasileiras de Cardiogeriatria.[11] Em pacientes com fibrilação atrial persistente ou permanente fica a conduta individualizada de reversão para ritmo sinusal ou manutenção da fibrilação atrial com frequência ventricular controlada. A reversão deve obedecer às normas acima citadas para FA com duração maior que 48 horas. A cardioversão em pacientes com FA crônica está indicada em sintomáticos e avaliando-se a melhora de qualidade de vida.

O controle de frequência ventricular pode ser feito com betabloqueadores associado ou não a digitálicos ou bloqueadores do canal de cálcio não di-hidropiridínicos (diltiazem ou verapamil). Em situações nas quais não se consegue controlar a frequência com fármacos, indica-se ablação do nó atrioventricular e implante de marcapasso ventricular. Vários estudos (AFFIRM,

RACE, CRAAFT) mostraram que a sobrevida é a mesma para pacientes revertidos a ritmo sinusal ou para pacientes com controle da frequência ventricular. O estudo AFFIRM mostra, porém, que os fatores prognósticos determinantes são a manutenção da anticoagulação e reversão a ritmo sinusal como fatores de sobrevida e uso de antiarrítmicos ou digital como preditores de mortalidade.[12] Ablação da FA no idoso pode ser considerada em situações especiais, pois as complicações e recidivas são mais comuns nesse grupo de pacientes. Todavia, a idade não deve ser considerada como fator limitante.[13]

Os fatores preditivos de sucesso da cardioversão estão listados na Tabela 15.4 e observa-se que a idade não é preditor de sucesso ou insucesso. Pós cardioversão, amiodarona é o melhor fármaco para manter ritmo sinusal, porém, é acompanhado frequentemente de complicações extracardíacas (olhos, tireoide, pulmão, fígado) o que deve ser acompanhado periodicamente. Outras medidas a serem observadas são controle da pressão arterial, prevenção da obesidade e sedentarismo, observar a presença de apneia noturna do sono, uso de álcool como risco para FA desidratação e hipertireoidismo.

Tabela 15.4. Fatores preditivos de sucesso da cardioversão

Sucesso	Insucesso
Duração da FA < 72 h	Duração da FA > 1ano
Diâmetro do átrio esquerdo (AE) < 44 mm	Dilatação de AE
Classe funcional < II	Cardiomegalia
Eco com delta D > 25%	Doença mitral
	Bradicardia
	Hipertensão arterial
	Falhas medicamentosas

Fonte : Tabela elaborada por dados da literatura consultada.

Complicações cardíacas secundárias à FA são o remodelamento e dilatação atrial e, em casos de FA com frequência cardíaca elevada, o remodelamento ventricular e taquicardiomiopatia evoluindo para insuficiência cardíaca.

Anticoagulação deve sempre ser avaliada em pacientes com FA, respeitando-se as contraindicações. O objetivo é a prevenção dos eventos tromboembólicos, especialmente acidente vascular cerebral (AVC) e o declínio cognitivo (demência). O anticoagulante clássico é a varfarina que deve ser usado em pacientes com FA intermitente, persistente e permanente. Estudo mostram que o INR deve ficar entre 2 e 3; INR mais baixos pouco protegem e mais altos aumentam o risco hemorrágico. O uso dos anticoagulantes de ação direta, antitrombínicos são hoje preferidos devido o conforto de seu uso (dabigatran, rivaroxaban, apixaban, endoxaban). Deve-se, sempre, observar a função renal antes de iniciar os anticoagulantes e adequar a dose ao *clearance* de creatinina. Para pacientes que não podem usar anticoagulantes uma opção é o uso de antiplaquetários, associação ácido acetil salicílico e clopidogrel. Está demonstrado que essa associação é melhor do que placebo, porém, menos eficaz que varfarina e além disto, saliente-se que não é menor o risco hemorrágico.[14] Outra alternativa aos anticoagulantes é a inserção de oclusores do apêndice atrial. A FA ocorre em episódios curtos e assintomáticos mesmo naqueles em ritmo sinusal e em uso de antiarrítmicos daí a necessidade de manutenção de anticoagulação (Figura 15.1).[15]

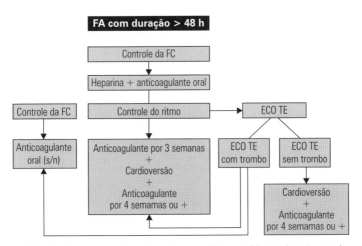

Figura 15.1. Algoritmo para cardioversão química ou elétrica da FA com duração superior a 48 horas: ECO TE (ecocardiograma transesofágico). FC: frequência cardíaca; s/n: sim ou não.
Fonte : Algoritmo elaborado por dados da literatura consultada.

O risco de sangramento com o uso de anticoagulantes é avaliado pelo escore HAS-BLED (Tabela 15.5) e as diferentes propriedades da varfarina e dos anticoagulantes de ação direta estão descritos na Tabela 15.6. À medida que os

126　Livro de Bolso de Geriatria

conhecimentos avançam, novos evidências sugerem que os anticoagulantes de ação direta são seguros mesmo em faixas etárias acima de 80 anos.[16]

Tabela 15.5. Escore HAS-BLED para avaliar o risco de sangramento com varfarina.

Característica clínica	Escore
Hipertensão	1
Função renal ou hepática comprometida (1 ponto cada)	1 ou 2
Acidente Vascular Cerebral (AVC)	1
Sangramento	1
INR lábil	1
Idade > 65 anos	1
Drogadição ou alcoolismo	1 ou 2
Máximo	9

Fonte: Ron Pisters 1, Deirdre A Lane, Robby Nieuwlaat, Cees B de Vos, Harry J G M Crijns, Gregory Y H Lip. A novel user-friendly score (HAS-BLED) to assess 1-year risk of major bleeding in patients with atrial fibrillation: the Euro Heart Survey. Chest. 2010 Nov;138(5):1093-100.

Tabela 15.6. Diferentes propriedades da varfarina e dos anticoagulantes de ação direta

Propriedade	Varfarina	Anticoagulantes de ação direta
Início de ação	Lento	Rápido
Dose	Variável	Fixa
Efeito de alimentos	Sim	Não
Interação Medicamentosa	Muitas	Mínima
Meia vida	Longa	Curta
Antídoto	Sim	Específico por medicamento
	Vitamina K	
	Complexo protrombínico	

Fonte : Tabela elaborada por dados da literatura consultada.

Uma alternativa que tem sido usada mais recentemente para pacientes com limitação importante ao uso de anticoagulantes é a oclusão do apêndice atrial. Nesse tipo de indicação a avaliação de comorbidades e prognóstico do paciente são fundamentais, indicando o procedimento apenas para os pacientes com potencial sobrevida que venham a se beneficiar da intervenção.[17]

Concluímos que a decisão de reversão ou não para ritmo sinusal está em geral indicada nas formas agudas de fibrilação atrial e de indicação individualizada nas formas persistentes e permanentes. A volta e manutenção do ritmo sinusal é critério prognóstico favorável e que a anticoagulação deve ser mantida em todas as formas de FA exceto naquelas formas secundárias de causa removível ou se houver contraindicação e que, a priori, a idade não é uma contraindicação. Situações frequentes no idoso como polifarmácia e queda da funcionalidade são importantes balizadores que devem ser considerados na individualização da abordagem terapêutica[18] bem como nos limites da intervenção.[19]

Referências bibliográficas

1. Braunwald E. Shattuck Lecture: Cardiovascular medicine at the turn of the millennium: triumphs, concerns, and opportunities. N Engl J Med. 1997;337:1360–1369).
2. Cintra FD, Figueiredo MJO. Atrial Fibrillation (Part 1): Pathophysiology, Risk Factors, and Therapeutic Basis. Arq Bras Cardiol. 2021 Jan;116(1):129-139.
3. Magalhães LP, Figueiredo MJO, Cintra FD, Saad EB, Kuniyoshi RR, Teixeira R, Kalil C. (2016). II Diretrizes brasileiras de fibrilação atrial. Arquivos Brasileiros de Cardiologia, 106(4), 1-22.
4. Atawi FO, Rosales GA, Davison DE, Murali NS, Tsang TSM, Chandrasekaran K, Ammash NM, et al. High Sensitivity C-Reactive Protein A Novel Predictor for Recurrence of Atrial Fibrillation After Successful Cardioversion J Am. Coll Cardiol 2005, 46, 1284-1287.
5. Gupta VK. Inflammation in atrial fibrillation and atherosclerosis: pearls and pitfalls in the theorising process Int J Clin Pract, 2006, 60: 495–499.
6. Taddei CFG, Ramos LR, Moraes JC, Wajgarten M, Libberman A, Santos SC, et al. Estudo Multicêntrico de Idosos atendidos em ambulatórios de Cardiologia e Geriatria de Instituições Brasileiras Arq. Bras. Cardiol.1997, 69:327-333.
7. The Solvd Investigators Studies of Left Ventricular Effect of Enalapril on Mortality and the Development of Heart Failure in assymptomatic Patients With Reduced Left Ventricular Ejection Fraction. N Eng J Med. 1992; 327: 685-917.
8. Wolf PA, Abbot RD, Kannel WB. Atrial Fibrillation as na Independent Risk Factor for Stoke The Framingham Study. Stroke 1991; 22:983-8.
9. Breteler MM, Bruyne MC, et.al. Atrial fibrillation and dementia in a Population based Study: The Rotterdam Study Stroke 1997; 28: 316-21.

10. Hindricks G, Potpara T, Dagres N, Arbelo E, Bax JJ, Blomström-Lundqvist C, et al. (2020). 2020 ESC Guidelines for the diagnosis and management of atrial fibrillation developed in collaboration with the European Association of Cardio-Thoracic Surgery (EACTS) The Task Force for the diagnosis and management of atrial fibrillation of the European Society of Cardiology (ESC) Developed with the special contribution of the European Heart Rhythm Association (EHRA) of the ESC. European heart journal.
11. Gravina CF, Rosa RF, Franken RA, Freitas EV, Liberman A, et. al. Sociedade Brasileira de Cardiologia II Diretriz Brasileira em Cardiogeriatria. Arq Bras Cardiol. 2010; 95 (3supl2): 1-112.
12. Epstein AE, DiMarco JP, et al. Relationships between sinus rhythm, treatment, and survival in the AFFIRM study. Circulation 2004;109:1509-13.
13. Poposka L. What is the best strategy to follow in very old patients with atrial fibrillation: rate or rhythm control? E-Journal Cardiol Pract, 17 (2019).
14. ACTIVE investigators. Effect of clopidogrel added to aspirin in patients with atrial fibrillation. N Eng J Med 2009;360:2066-78.
15. Israel CW, Gronefeld G, Ehrlich JR, Li YG, Hohnloser SH. Long-Term Risk of Recurrent Atrial Fibrillation as Documented by na Implantable Monitoring Device. Implication for Optimal Patientes Care. J. Am. Coll. Cardiol. 2004;43: 47-52.
16. Chao TF, Liu CJ, Lin YJ, Chang SL, Lo L, et al. (2018). Oral Anticoagulation in Very Elderly Patients With Atrial Fibrillation: A Nationwide Cohort Study. Circulation, 138(1), 37-47. doi:10.1161/circulationaha.117.031658.
17. Regueiro A, Cruz-Gonzalez I, Bethencourt A, Nombela-Franco L, Champagne J, Asmarats L, et al. (2018). Long-term outcomes following percutaneous left atrial appendage closure in patients with atrial fibrillation and contraindications to anticoagulation. J Interv Card Electrophysiol, 52(1), 53-59. doi:10.1007/s10840-018-0356-9.
18. Díez-Villanueva P, Alfonso F. (2019). Atrial fibrillation in the elderly. Journal of geriatric cardiology: JGC, 16(1), 49-53. doi:10.11909/j.issn.1671-5411.2019.01.005.
19. Feitosa-Filho GS, Peixoto JM, Pinheiro JES, Afiune Neto A, Albuquerque ALT, Cattani AC, et al. Atualização das Diretrizes em Cardiogeriatria da Sociedade Brasileira de Cardiologia. Arq Bras Cardiol. 2019; 112(5):649-705.

capítulo 16

Acidente Vascular Cerebral

Rubens José Gagliardi ○ Vivian Dias Baptista Gagliardi

O acidente vascular cerebral (AVC) é uma doença complexa, multifatorial e de grande importância, devido a sua alta incidência, mortalidade e morbidade. É atualmente a segunda principal de óbitos e a primeira de sequelas incapacitantes não-traumáticas em adultos no Brasil.[1] É uma urgência neurológica.

Conceito

De modo resumido e objetivo, podemos conceituar o AVC como uma manifestação aguda clínica e/ou anatomopatológico, devido a comprometimento da circulação cerebral.

Epidemiologia e impacto do AVC

O impacto do AVC é bastante significativo, tanto do ponto de vista individual como familiar e social. As taxas mundiais de incidência variam de < 64 a > 218 casos por 100.000 habitantes.[2] No Brasil, as taxas de incidência variam conforme diferentes regiões.[1] A mortalidade oscila de 44,7 a 128,9/100.000 habitantes; estatísticas do DATASUS mostram taxas médias de mortalidade de 50,9/100.000 habitantes, sendo em São Paulo 40,5/100.000 habitantes.[1] No ano de 2021, ocorreram no Brasil 105.755 mortes por AVC.[1] Diferenças na prevalência de AVC com relação à etnia e à região geográfica parecem estar relacionadas à resposta distinta a detecção e controle de fatores de risco e as características genéticas.[2]

Entre os sobreviventes do AVC, o risco de recorrência é de 5% a 15% no primeiro ano, sendo esse risco mais alto nas primeiras semanas após o evento. O risco é maior entre os que sofreram um infarto do miocárdio ou doença arterial periférica e os que possuem outros fatores de risco.

Após um ano, aproximadamente 31% dos pacientes com AVC evoluem para óbito, 28% para déficit neurológico grave, 11% para invalidez moderada, 11% para incapacidades transitórias e apenas 17% não apresentam sequelas.

A carga global envolvida com o AVC é muitas vezes subestimada, pois além da sua alta incidência, prevalência, mortalidade e potencial de sequelas, pode ser causa de demência vascular e agravamento de outras doenças pré-existentes.

Fisiopatologia da isquemia cerebral e do edema cerebral

O conhecimento da fisiopatologia da isquemia cerebral e do edema tem trazido novos horizontes no entendimento dessa doença e aberto portas para a terapêutica específica.

O fluxo sanguíneo cerebral (FSC) normal, para manter a atividade neuronal adequada, é de 50 a 100 mL/min/100 g de cérebro. Taxas de 22 a 50 mL/100 g/minuto provocam oligoemia; 22 a 10 mL/100 g/minuto caracterizam uma área de penumbra e níveis inferiores a 10 mL/100 g/minuto levam a infarto e morte celular. Essa sequência é progressiva, com tendência de evolução para infarto em poucas horas depois do seu início.

A área de penumbra é uma região de particular interesse, pois é uma região com hipofluxo, em que as funções cerebrais estão comprometidas, há o correspondente aparecimento de sintomas clínicos, porém o pequeno fluxo ainda é suficiente para manter as células vivas e passíveis de recuperação. Um importante desafio no tratamento desses doentes é reverter essa zona de penumbra, situação em que seria possível a recuperação dos neurônios e consequentemente menor grau de sequelas.Na instalação da isquemia cerebral, vários fatores interagem, do modo distinto, em tempos diferentes, porém inter--relacionados. Os principais fatores são a excitotoxicidade, processos inflamatórios, processos imunológicos e apoptose, que podem ocorrer nos neurônios, glia e na microcirculação, chamadas classicamente de cascatas isquêmicas.

Na isquemia há comprometimento na produção de adenosina trifosfato (ATP), que induz à disfunção nas bombas de sódio e potássio e despolarização das membranas. Ocorre então liberação de aminoácidos excitatórios, principalmente o glutamato e o aspartato, que agirão em receptores específicos, como o NMDA (N-metil D aspartato) abrindo canais de cálcio na parede celular.[3,4] Esse excesso intracelular de cálcio iônico desencadeia uma série de

Acidente Vascular Cerebral 131

reações: aumento da atividade de várias enzimas, como sintase do óxido nítrico, lípases, proteases, endonucleases, proteinaquinase C, proteinafosfatases e estímulo à expressão de vários genes de ação imediata.[3,4] Essas enzimas são responsáveis por uma série de reações, denominada "cascata isquêmica", que tem como denominador final comum a fosfolipase das membranas neuronais e morte celular. Essa sequência, apresentada de modo resumido, é classicamente chamada de excitotoxicidade.

A inflamação é um fator crucial na fisiopatologia do AVC; os mediadores anti-inflamatórios e pró-inflamatórios participam desse processo e um desequilíbrio entre eles resulta em inflamação.[4] A isquemia e a reperfusão desencadeiam um processo inflamatório que se inicia na microcirculação e contribuirá para a destruição tecidual.[3,4] Ocorre liberação de citocinas inflamatórias por diferentes células, como endotélio, monócitos, leucócitos, glias. As primeiras citocinas liberadas são a interleucina 1β e o fator de necrose tumoral que atuam nas etapas iniciais; posteriormente são liberadas outras interleucinas (IL), como a IL-6 e a IL-8. As IL atraem leucócitos, estimulam a síntese de moléculas de adesão e facilitam a trombogênese por aumentarem os níveis do inibidor de ativador do plasminogênio, fator tissular e fator ativador das plaquetas e por inibir o ativador tecidual do plasminogênio.[3,4] As moléculas de adesão, *Intercellular Adhesion Molecule 1* (ICAM-1), E-selectina, P-selectina são estimuladas por IL.[3,4]

As enzimas matriz-metaloproteases (MMP) têm também importante papel; podem degradar a constituição da matriz que envolve as placas ateroscleróticas e o tecido endotelial. Sabe-se[3,4,5] que as IL 6 e o FNT α estimulam a expressão da MMP (principalmente a MMP9).

Na isquemia pode também ser liberada endotelina, que tem ação vasoconstrictora, dificultando a passagem do sangue e comprometendo a irrigação tecidual.

Os astrócitos tem função no controle de neurotransmissores, principalmente do glutamato; atuam na sua liberação e recaptação.[3,4] Os astrócitos são as principais fontes de fatores do crescimento que comprometem a tolerância isquêmica.[3,4] A micróglia, juntamente com os astrócitos, também contribui para a isquemia.[3,4]

O edema cerebral é o principal fator de piora e de morte desses doentes;[6,7] se inicia imediatamente após se instalar o AVC.[6] Esse tipo de edema tem características fisiopatológicas próprias e deve obrigatoriamente ser individualizado do edema cerebral que se apresenta em outras situações neurológicas.[6,7] A sua manifestação é bifásica, com uma primeira etapa intracelular (devido fundamentalmente a distúrbios eletrolíticos) e uma segunda fase intersticial (devida basicamente a alterações nas macromoléculas).[6]

Essa sequência é progressiva, tem um pico do 3º ao 5º dia após o *ictus*, é significativa até aproximadamente o 10º dia e dura em média 30 dias.[7] O edema cerebral pode ser agravado por febre, hipertensão arterial e hiperglicemia.

Etiologia

Os AVC apresentam como causa, fenômenos obstrutivos ou hemorrágicos.

Os obstrutivos desencadeiam os AVC isquêmico (AVCi) – aproximadamente 75% dos AVCs; usualmente são ocasionados por trombose, embolia, dissecção da parede arterial, arterite, compressão.

A principal causa de trombose é a aterosclerose, importante fator responsável pelos AVC. As embolias são também frequentes, tendo como principais origens o coração (notadamente fibrilação atrial a atriopatias) e as artérias aorta ou carótidas. As arterites são inflamações específicas das artérias cerebrais e são eventualidades raras e em geral de difícil caracterização.

Os hemorrágicos podem ser parenquimatosos ou subaracnoideos. São devidos principalmente à rotura de microaneurismas, de aneurismas ou de outras malformações, à discrasia sanguínea ou ao uso de medicações anticoagulantes. A rotura dos microaneurismas em geral provoca hemorragia intraparenquimatosa, classicamente chamada de AVC hemorrágico (AVCh) e a rotura de um aneurisma em geral é causa de hemorragia subaracnoidea. Aneurismas micóticos e angiopatia amiloide - embora menos frequentes - também devem ser lembrados como causa de AVCh.

Fatores de risco

A detecção e a correção dos fatores de risco é etapa fundamental; sendo um dos principais itens da prevenção primária e secundária.

Os principais fatores de risco encontram-se correlacionados com a aterotrombose, fontes embolígenas inflamações arteriais, e hemorragias. Pode-se listá-los como: hipertensão arterial (principal fator de risco; aproximadamente 70% dos AVC estão relacionados à hipertensão arterial); cardiopatias (principalmente a fibrilação atrial e outras atriopatias); *diabetes*; tabagismo; dislipidemias; síndrome metabólica; discrasias sanguíneas; alcoolismo excessivo; hiperhomocisteinemia; alteração da proteína C, S; síndrome do anticorpo

Acidente Vascular Cerebral   133

antifosfolípide; uso de drogas ilícitas; obesidade abdominal; sedentarismo; distúrbios do sono, iatrogenias medicamentosas (p. ex.: uso abusivo de anti-inflamatórios não hormonais); procedimentos e intervenções nas artérias.

Quadro clínico

No estudo do quadro clínico, para facilitar o diagnóstico, podemos dividir a investigação em duas partes: apresentação clínica e sintomatologia.

Apresentação clínica é a forma como o doente inicia a sua sintomatologia. Pode ser aguda, evolutiva (progressiva) ou transitória.

A forma aguda é o *ictus* clássico, onde o doente manifesta a sua sintomatologia de modo abrupto e se mantém com o quadro inicial, sem grandes alterações.

A forma evolutiva é caracterizada pela perda de alguma função de modo progressivo que em geral se completa em questão de algumas horas, podendo progredir em até 24 horas no território carotídeo e 72 horas no território vertebrobasilar.

Na forma transitória, ocorrem sintomas neurológicos deficitários, que se instalam de modo agudo e permanecem por um período de tempo inferior a 24 horas. É o clássico "Ataque Isquêmico Transitório" (AIT) ou *Transient Ischemic Attack* (TIA).

A sintomatologia está relacionada ao local da lesão e a sua extensão. Com finalidade didática, costuma-se dividir a sintomatologia segundo o território arterial envolvido; as principais manifestações de cada território são:

- Território carotídeo (responsável pela irrigação dos 2/3 anteriores do encéfalo): hemiparesia, disfasia, hemi-hipoestesia, disgrafia, dislexia, discalculia, hemianopsia, distúrbios de consciência, do comportamento ou de conduta, cefaleia.
- Território vertebrobasilar (responsável pela irrigação do terço posterior do encéfalo): ataxia, vertigem, disfagia, cefaleia, distúrbios visuais, respiratórios e de consciência.

Em geral, os quadros neurológicos agudos são avaliados na emergência e é aplicada uma escala para avaliação clínica neurológica chamada NIHSS (*NIH Stroke Scale*), que pontua a quantidade de sintomas apresentados pelo paciente e permite a comparação inter-examinadores, para avaliação objetiva de melhora ou piora do paciente.

Duas situações não raras na emergência médica, dentro dos AVC, merecem destaque e devem ser individualizadas: hemorragia subaracnóidea (ou meníngea) e trombose venosa.

A hemorragia meníngea é um quadro grave, agudo, que normalmente se inicia com cefaleia de grande intensidade, podendo vir acompanhada de rigidez de nuca, náuseas, vômitos e eventualmente de sinais localizatórios. É um quadro emergencial bastante delicado, de grande risco, com forte tendência a recidivar e alto grau de morte e sequelas.

A trombose venosa é uma situação mais frequente, em geral subdiagnosticada e que não possui quadro clínico definido. Manifesta-se de diferentes maneiras, como cefaleia de intensidade variável, com ou sem sinais de localização neurológica, até o coma, passando por todos os níveis de comprometimento da consciência e de sinais deficitários. A sua apresentação pode ser aguda ou subaguda, com evolução em até alguns dias.

Diagnóstico

Deve ser analisada a história clínica, como ocorreu o início da sintomatologia, os antecedentes (história familiar, fatores de risco), exame clínico, sendo a confirmação definitiva por meio de exames complementares.

Os principais exames para a confirmação do diagnóstico na fase aguda são a tomografia computadorizada (TC) e a ressonância magnética (RM) cranioencefálica, que auxiliam na estimativa do tempo de início dos sintomas, detalhe de fundamental importância para a decisão da escolha do melhor tratamento.[8]

A etapa seguinte após confirmado o AVC, será a pesquisa da sua causa. Esse estudo, não é obrigatoriamente uma urgência, e em geral pode ser postergado, para não retardar o tratamento específico.

Diagnósticos diferenciais

Algumas situações apresentam-se de modo semelhante ao AVC sendo a definição do quadro imprescindível para a correta tomada de decisão clínica. Citam-se como diagnósticos diferenciais: trauma cranioencefálico, tumores, abscessos, síncope, hipo ou hiperglicemia, pós-convulsivo, meningite, paresia facial periférica, enxaqueca com aura.

Tratamento

É unânime o conceito de que o AVC é uma emergência neurológica e deve ser tratado como tal. O tratamento torna-se tempo dependente e deve ser ins-

Acidente Vascular Cerebral 135

tituído o mais rápido possível. Há curto período para reverter às alterações neuronais e a eficácia dos resultados está diretamente associada com a rapidez, precisão e qualidade do tratamento instituído.

O tratamento, normalmente complexo, envolve vários profissionais, comandados por um neurologista com treinamento em AVC, e deve ser realizado preferencialmente em unidades especializadas, chamadas "Unidade da AVC".[9-11] Nesse local se dispões de infraestrutura apropriada que permite o diagnóstico e tratamento correto e imediato.

O tratamento visa cuidados gerais e específicos. Entre os cuidados gerais, tem grande destaque o controle da pressão arterial, que somente deverá ser tratada farmacologicamente se estiver acima de 220 × 120 mmHg (ou 185 × 105 mmHg se o doente for candidato à trombólise, ou pressão arterial sistólica entre 130-150 mmHg para casos de AVC hemorrágico).[9-12] Os fármacos preferencialmente indicadas reduzir a pressão arterial (PA) são: metoprolol, labetalol, ou se necessário, nitroprussiato de sódio A nifedipina é normalmente contraindicada nessa situação (pela queda abrupta de PA).[8-10] Maus resultados são atribuídos a falta de recanalização e não a persistência da hipertensão. A hipotensão pode agravar o quadro e em determinadas situações pode ser indicada a elevação da PA.[9-12]

Hipertermia e hiperglicemia (que agravam o dano isquêmico), devem ser combatidas com rigor. A temperatura corporal necessita ser mantida abaixo de 36,5 °C e a glicemia < 140 mg/dL. A hiperglicemia pode acarretar acidose tecidual, formação de radicais livres, quebra da barreira hematoencefálica e piora do edema cerebral. Toda medida que possa provocar elevação da temperatura e/ou da glicemia, devem ser combatidas.[9-11]

Controle hidroeletrolítico e das pressões parciais do O^2 e do CO^2, são fundamentais.[10,11]

A oxigenação deve ser controlada por oxímetro, mantendo-a acima de 95%.[10]

A avaliação cardíaca é de extrema importância; arritmias são fontes de êmbolos e devem ser revertidas ou controladas; insuficiência cardíaca pode comprometer o débito cardíaco e reduzir o fluxo sanguíneo cerebral. O Doppler transcraniano torna-se útil para caracterizar embolia espontânea, recanalização ou pesquisa de *shunts* direito-esquerda em AVC isquêmico.

Cuidados com possível aspiração traqueal devem ser tomados: recomenda-se procurar manter a cabeceira elevada a 40°. Infecções e lesões por pressão devem ser combatidas, pois também comprometem a evolução do doente. Recomenda-se que o paciente seja posicionado no leito mantendo-se a cabeceira elevada de 30 a 45° e movimentação frequente para evitar lesões por pressão. Os doentes hemiplégicos ou em coma devem ter instalado compressão pneumática dos membros inferiores para prevenção de tromboembolismo. Entre as medidas específicas, podemos citar:

Trombólise

É um tratamento específico de reperfusão do AVCi na fase aguda. Sempre que indicado, institui-se o tratamento com trombolítico o mais rápido possível; dispõe-se de um período ("janela terapêutica") de até 4,5 horas do *ictus* isquêmico, para o início da administração do fármaco por via endovenosa,[10,11,13] ou, caso exames de perfusão (TC-perfusão ou RM-Perfusão) estejam disponíveis no centro, pode ser administrado em até 9h do *ictus* se preencherem os critérios adequados (Tabela 16.1). Em pacientes com *ictus* incerto, como naqueles que foram encontrados ou acordaram com sintomas, é possível avaliar a realização de trombólise se exames de RM de crânio ou TC/RM-perfusão estiverem disponíveis no centro de atendimento. O tratamento não pode ser retardado, devendo ser iniciado o mais rapidamente possível após o exame de imagem; quanto mais precoce for o início da introdução do trombolítico, melhor será o prognóstico.[10,11,13]

Tabela 16.1. Critérios de elegibilidade para tratamento com trombolítico no AVC isquêmico

Idade > 18 anos
Início dos sintomas em até 4-5 horas Caso início dos sintomas em até 9 horas, considerar trombólise se tomografia/RM-perfusão demonstrar: núcleo de infarto (rCBF < 30% (TC perfusão) ou ADC (RM) < 620 mm2/s) < 70 mL, razão de área T max > 6 s/núcleo de infarto > 1,2 e mismatch de volume > 10 mL. Caso tempo de início dos sintomas indeterminado, considerar trombólise caso presença de mismatch FLAIR-Difusão (RM de crânio com DWI demonstrando AVC isquêmico, e sequencia FLAIR sem alterações), se paciente não for elegível para trombectomia mecânica. Caso disponível exame com perfusão, considerar trombólise se tomografia/RM-perfusão demonstrar: nucelo de infarto (rCBF < 30% (TC perfusão) ou ADC (RM) < 620 mm2/s) < 70 mL, razão de área T max > 6 s/núcleo de infarto > 1,2 e mismatch de volume > 10 mL, e se paciente não for elegível para trombectomia mecânica.
Ausência de sinais de sangramento intracraniano em exame de TC de crânio ou RM de crânio
Sintomas clínicos neurológicos que causem alguma incapacidade ou prejuízo funcional

Os critérios de inclusão (Tabela 16.1) e exclusão (Tabela 16.2),[11,16] para a sua prescrição, são muito claros e rígidos. A medicação somente poderá ser utilizada dentro desses parâmetros; fora deles é perigosa e pode causar hemorragia cerebral agravando o quadro ou provocando óbito. No Brasil, utiliza-se a trombólise com alteplase (rtPA) na dose de 0,9 mg/kg (administrado 10% em bólus e o restante em bomba de infusão em 1 hora), porém a tenecteplase vem sendo estudada e já apresenta indicações em consensos internacionais, mas ainda não está aprovada para esse uso em nosso país.

Tabela 16.2. Contraindicações ao tratamento trombolítico no AVC isquêmico

História clínica prévia: sangramento intracraniano prévio, neoplasia intracraniana intra-axial, neoplasia em trato gastrintestinal, sangramento gastrintestinal nos últimos 21 dias, cirurgia intracraniana ou intraespinhal nos últimos 3 meses, AVC isquêmico ou trauma craniencefálico (TCE) grave nos últimos 3 meses, cirurgia recente em sítio não compressível nos últimos 14 dias.

Sintomas clínicos: história sugestiva de hemorragia subaracnóidea (HSA), hipertensão arterial refratária e superior a 185 × 110 mmHg, sangramento ativo, apresentação sugestiva de endocardite bacteriana, sintomas de dissecção de aorta

Hematológicos: plaquetopenia (< 100.000/mm³), uso atual de anticoagulante com INR > 1,7 ou TP > 15 segundos ou TTPA > 40 segundos, uso de anticoagulação plena com heparina de baixo peso molecular nas ultimas 24 h (não se aplica a doses profiláticas), ou uso de anticoagulantes orais diretos (DOACs – inibidores diretos do fator Xa ou da trombina) nas últimas 48 h

Radiológicos: evidência de sangramento em exame de imagem (TC ou RM de crânio)

Antiagregação plaquetária

Poucos estudos têm analisado a ação dos antiagregantes na fase aguda do AVC, pois a grande maioria se volta para os efeitos na prevenção primária ou secundária. Dois grandes ensaios clínicos: o IST e o CAST mostraram benefício com o emprego do ácido acetil salicílico (AAS) e essa tem sido a recomendação atual; dose sugerida é de 100 a 500 mg.[9-11] Para a prevenção secundária nos casos de AVC aterotrombótico, os antiagregantes são largamente utilizados.[14]

Anticoagulação

A anticoagulação na fase aguda do AVC é um assunto ainda controverso e não definido. Apesar de faltarem dados de grandes ensaios clínicos que apoiem essa ideia, a heparinização plena com heparina não fracionada pode ser empregada em situação comprovada de fonte embolígena cardíaca (em AVC pequeno) com risco de reembolização (válvulas artificiais, fibrilação atrial, trombo mural), coagulopatias resistentes (deficiência de proteína C ou

S), trombose em progressão, casos selecionados de dissecção arterial, e trombose venosa com certa gravidade. Não há recomendação para o emprego de heparina de baixo peso molecular, com finalidade de tratamento do AVC,[9-11] sendo essa reservada para a prevenção de tromboembolismo. A anticoagulação oral (com varfarina ou anticoagulantes diretos – DOACs) é indicada para prevenção primária ou secundária, em situações específicas, bem definidas, principalmente AVC cardioembólicos ou trombofilias graves.[14]

Neuroproteção

É um conceito farmacológico interessante, porém ainda não se definiu o real benefício do seu emprego clínico. Vários ensaios clínicos com diferentes drogas, têm sido testados, mas ainda sem resultado prático.[10,11] As estatinas podem ser incluídas nesse grupo pela sua ação anti-inflamatória e de proteção endotelial.

Trombectomia mecânica

O tratamento endovascular (trombectomia mecânica) do AVC agudo surgiu como grande aliado ao tratamento trombolítico nas fases iniciais do AVC isquêmico, com excelentes resultados. Suas indicações variam por tempo de apresentação e localização do trombo, e incluem:[17,18]

- Até 8h de início dos sintomas: pacientes com evidência de oclusão de oclusão proximal (artéria carótida interna distal, artéria cerebral média M1/M2 ou artéria cerebral anterior ACA1/ACA2), com TC de crânio com escore de ASPECTS ≥ 6 e sintomas clínicos potencialmente incapacitantes (frequentemente escala de NIHSS ≥ 6).
- Até 24h do início dos sintomas: considerar trombectomia mecânica caso presença de oclusão da artéria carótida interna ou artéria cerebral média proximal, caso também esteja disponível software de perfusão ou avaliação de núcleo isquêmico. Para esse critério de indicação devem ser seguidos os critérios específicos dos estudos DEFUSE-3 (até 16 h do início dos sintomas) ou DAWN (até 24 h do início dos sintomas).
- Para oclusões de circulação posterior (artéria basilar): é indicado realização de trombectomia mecânica em até 24 h do início dos sintomas (estudos ATTENTION e BAOCHE).

Cirurgia

Esse procedimento pode ser indicado para a evacuação de um hematoma de grandes proporções, principalmente os de fossa posterior ou com finalidade descompressiva, nas situações de grande hipertensão intracraniana.[11]

Após a fase do tratamento emergencial, é imprescindível que se estabeleça um programa de tratamento preventivo (prevenção secundária), pois o AVC com grande frequência recidiva e agrava o prognóstico. Essa fase do acompanhamento do paciente não pode ser negligenciada; deve ser iniciada o mais rápido possível após o *ictus* ou após a alta hospitalar e exige cuidados clínicos e neurológicos na detecção exaustiva do fator desencadeante, na sua correção e no emprego de medicações e medidas preventivas adequadas.[14,15]

Referências bibliográficas

1. www.datasus.gov.br
2. Feigin V, Stark BA, Johnson CO et al. Global, regional and national burden of stroke and risk factors 1990-2019: a systematic analysis for the Global Burden of Diseases Study 2019. The Lancet 2021;20:795-820.
3. Baron JC. Yamauchi H, Fujioka M, et al. Selectine neuronal less in schemic stroke and cerebrovascular disease. J Cereb Blood Flow Metab. 2014;34:753-758.
4. Petrovic-Djergovic D, Goonewardena SN, Pinsky DJ. Inflammatory desequilibrium in stroke. Circulation Res 2016;119:142-58.
5. Zhong C, Yang J, Xu T et al. Serum matrix metalloproteinase-9 levels and prognostic of acute schemic stroke. Neurology 2017;89:805-12.
6. Meyer JS, Charney JZ, Rivera VW, Mathew NT. Treatment with glycerol cerebral edema due to acute cerebral infarction. Lancet 1971;2:93-7.
7. Gagliardi RJ, Atra M, Mielli SR, Araújo CK. Período de Maior Gravidade e Maior edema após o infarto cerebral. Rev. Bras. Neurol, 1990;26:79-83.
8. Lu Jianfei, Mei Qiyong, Hou Xianhua, et al. Imaging acute stroke: from one-size-fit-all to biomarkers. Front Neurol 2021;12:article 697779.
9. Gagliardi RJ, Raffin CN, Massaro AR, Fabio SC (Sociedade Brasileira de Doenças Cerebrovasculares). Primeiro consenso brasileiro do tratamento da fase aguda do acidente vascular cerebral. Arq Neuropsiquiatr 2001; 59:972-80.
10. Raffin CN, Gagliardi RJ, Massaro AR, Fernades JG et al (Sociedade Brasileira de Doenças Cerebrovasculares). Primeiro *consenso brasileiro para a trombólise no acidente vascular cerebral agudo*. Arq Neuropsiquiatr 2002;60:675-80.
11. Powers WJ, Rabinstein AA, Ackerson T et al. A guideline for the early management of adults with ischemic stroke. Stroke 2019;50:e344-e418.
12. Greenberg SM, Ziai W, Cordonnier C et al. 2022 Guideline for the management of patients with spontaneous intracerebral hemorrhage. Stroke 2022;53:e282-e361.
13. Hacke W, Kaste M, Bluhmki E et al, ECASS investigators. Thombolysis with alteplase 3 to 4,5 hours after acute ischemic stroke. N Engl J Med 2008;359:1317-29.
14. Kleindorfer DO, Towfighi A, Chaturvedi S et al. 2021 Guideline for the prevention stroke in patients with stroke and transient schemic attack. Stroke 2021;52:e364-e467.
15. Webb AJS, Werring D. New insights into cerebrovascular pathophysiology and hypertension. Stroke 2022;53:1054-64.

16. Berge E, Whiteley W, Audebert H, et al. European Stroke Organisation (ESO) guidelines on intravenous thrombolysis for acute ischaemic stroke. Eur Stroke J 2021 Mar;6(1):I-LXII.
17. Turc G, Bhogal P, Fischer U, et al. European Stroke Organisation (ESO) - European Society for Minimally Invasive Neurological Therapy (ESMINT) Guidelines on Mechanical Thrombectomy in Acute Ischaemic StrokeEndorsed by Stroke Alliance for Europe (SAFE). Eur Stroke J 2019 Mar;4(1):6-12.
18. Tao C, Qureshi AI, Yin Y, et al. Endovascular Treatment Versus Best Medical Management in Acute Basilar Artery Occlusion Strokes: Results From the ATTENTION Multicenter Registry. Circulation. 2022;146:6-17.

capítulo 17

Distúrbios do Movimento

Milton Luiz Gorzoni O Renato Moraes Alves Fabbri

Distúrbios do movimento

Há certa frequência de idosos que se queixam sobre distúrbios do movimento. Tendo em vista que esses distúrbios apresentam potencial de provocar e/ou agravar incapacidades físicas e mentais, deve-se atentar para minuciosa avaliação clínica e neurológica. Justifica-se essa atenção com o objetivo de definir o subtipo desse distúrbio e especialmente seus fatores desencadeantes como medicamentos e doenças sistêmicas com capacidade de causar ou de simular essa alteração neurológica.

Merece menção que, embora incorreto considerar distúrbios do movimento como parte do processo do envelhecimento normal, pacientes e seus familiares constantemente minimizam esses sintomas e não os verbalizam a quem está prestando assistência.

Sabe-se que distúrbios do movimento, notadamente tremores, aumentam exponencialmente com o avançar da idade, requerendo assim atenção detalhada a eles, visto seu potencial de provocar incapacidades físicas, mentais e sociais.

Reconhece-se dois padrões de tremores comuns em idosos e, sendo seu diagnóstico diferencial basicamente clínico, cabe ao profissional da saúde estar atento sobre suas características.

Doença de Parkinson e parkinsonismo

Configura-se pelos tremores em repouso. Tremores esses que se acentuam em ocasiões de emotividade e diminuem durante movimentos e no decorrer do sono. Outros sintomas e sinais também podem ser observados com frequência como bradicinesia, rigidez muscular, marcha vacilante ou com os pés arrastando no chão, volume da voz reduzido e velocidade da fala acelerada, rouquidão e disfagia, perda progressiva para execução das atividades instrumentais e básicas da vida diária e micrografia. Há relatos de disfunção cognitiva na fase avançada da doença de Parkinson.

Considerando-se o alto consumo de medicamentos em parcela significativa de idosos, deve-se analisar a perspectiva de que efeitos colaterais de determinados fármacos simulem sintomas e sinais desse distúrbio do movimento. Particular atenção aos seguintes medicamentos:

- Psicofármacos antidepressivos (tricíclicos e inibidores da recaptação da serotonina, antipsicóticos (haloperidol e mais raramente os atípicos), carbonato de lítio.
- Anticonvulsivantes carbamazepina, fenitoína, lamotrigina, valproato de sódio.
- Hipotensores arteriais antagonistas dos canais de cálcio (amlodipina, ditiazem, nifedipina, verapamil), agonistas alfa-2 centrais (clonidina, metildopa).
- Antiarrítmicos amiodarona.
- Imunomoduladores ciclofosfamida, ciclosporina, citarabina.
- Procinéticos bromorpida, metoclopramida.
- Antivertiginosos cinarizina, flunarizina.

Caracterizando-se o parkinsonismo como medicamentoso surge a oportunidade de se obter a remissão total ou parcial dos sintomas apresentados pelo paciente.

Atentem para que as manifestações clínicas da doença de Parkinson iniciam-se em muitos casos unilateralmente com evolução de forma assimétrica.

Tremor senil

Seu padrão usual refere-se a tremor bilateral, simétrico e que surge durante movimentos. Frequente o relato sobre melhora dele pela ingesta de baixas doses de bebidas alcoólicas e de casos similares entre familiares.

Cabe igualmente a atenção sobre medicamentos em uso, visto que vários fármacos apresentam capacidade de indução e/ou de acelerar seu início. Exemplos observados na prática clínica: ácido valproico, beta-agonistas (fenoterol, salbutamol, terbutalina), levotiroxina, nicotina, cafeína e retirada abrupta de medicamentos, principalmente psicofármacos. Deve-se também realizar o diagnóstico diferencial com outras doenças como tireoidopatias, hipocalcemia, hiponatremia, hipovitaminose B12 , nefro e hepatopatias.

Cuidados

Protocolos de orientação e de educação a pacientes e a seus familiares colaboram no decréscimo do grau de dependência dos pacientes que apresentam um dos dois tipos de tremores acima citados. Notadamente reabilitação motora e atividade física supervisionada contribuem para a adaptação do idoso ao distúrbio do movimento. Merece menção a existência de grupos de apoio como, por exemplo, a Associação Brasil Parkinson (www.parkinson.org.br) que fornecem material impresso, cursos e palestras sobre o que é a doença e como conviver com ela.

Sugere-se a prescrição de fármacos quando os sintomas presentes interferem no grau de independência do paciente. Recomenda-se o início do tratamento medicamentoso com baixas doses e aumento progressivo delas visando menor risco de efeitos colaterais e de interações medicamentosas.

Tratamento medicamentoso da doença de Parkinson

Fármacos mais consumidos e recomendados a idosos com doença de Parkinson:

Carbidopa-levodopa

A Levodopa mesmo após décadas de disponibilidade comercial ainda é o tratamento padrão e mais efetivo na redução dos sintomas.

Sendo o diagnóstico da doença de Parkinson primariamente clínico, a opção do uso desse fármaco como prova terapêutica pode em determinados casos servir como confirmação diagnóstica.

Encontra-se no Brasil apresentações em comprimidos de Levodopa 200 mg + Carbidopa 50 mg ou de Levodopa 250 mg + Carbidopa 25 mg.

Dose inicial sugerida: Levodopa 100 mg + Carbidopa 25 mg (½ comprimido) a cada 12 ou 8 horas. Recomenda-se que a dose inicial não exceda a 600 mg/dia de Levodopa nem seu consumo em intervalos inferiores a seis horas (devido ao risco de efeitos adversos e/ou a sobredose). Aumentar a cada duas semanas de meio a um comprimido até o total chegar a um comprimido a cada oito horas. Indicam-se doses maiores a esta apenas em situações de excepcionalidade.

144 Livro de Bolso de Geriatria

Preconiza-se segmento clínico mais rigoroso e esquema posológico cuidadoso em pacientes com insuficiência cardíaca grave (classe funcional IV da *New York Heart Association*), doença pulmonar obstrutiva crônica, glaucoma e antecedentes de doença coronariana. Justifica-se especial atenção a esses pacientes pelo risco de hipotensão postural e de alterações no diâmetro pupilar

Deve-se atentar para seus efeitos colaterais mais comuns:

- Aparelho digestivo náuseas e vômitos, epigastralgia, flatulência, xerostomia ou sialorreia, disfagia, soluços, obstipação intestinal ou diarreia.
- Manifestações neuropsiquiátricas *delirium*, ansiedade, ataxia, depressão.
- As reações adversas acima citadas apresentam a possibilidade de remissão com redução ou retirada do fármaco.

Pramipexol

Apresentações comerciais em comprimidos de 0,125 mg, 0,25 e 1,0 mg.

Dose inicial sugerida: 0,125 mg/dia. Aumentar gradualmente a dose diária até 0,5 a 1,5 mg a cada oito horas. Pode ser utilizado como monoterapia ou em associação com carbidopa-Levodopa.

Efeitos colaterais mais frequentes: *delirium* e distúrbios comportamentais, hipotensão postural e em interrupções abruptas síndrome neuroléptica maligna.

Entacapona

Apresentação em comprimidos de 200 mg. Dose inicial sugerida: 200 mg em associação com cada dose de carbidopa-levodopa.

Contraindicado em pacientes com suspeita de feocromocitoma ou em uso de inibidores da Mono Amino Oxidase A (MAO-A).

Seus efeitos colaterais mais relatados são: diarreia ou obstipação, tonturas, hipotensão postural, dor abdominal, insônia, xerostomia, *delirium* e câimbras.

Tratamento medicamentoso do tremor senil

A orientação inicial baseia-se no consumo, quando necessário, de pequenas doses de bebidas alcoólicas, beta-bloqueadores (Propranolol) ou de benzodiazepínicos de meia-vida curta (Alprazolam, Clonazepam, Lorazepam). Define-se com o paciente seu segmento clínico para observação da evolução da intensidade e/ou da frequência do tremor com o objetivo de determinar o momento apropriado para iniciar tratamento medicamentoso em uso contínuo quando se indica:

Propranolol

Apresentações comerciais em comprimidos de 10, 40 e 80 mg.

Recomenda-se dose inicial entre 20 a 40 mg/dia com aumento progressivo até a dose padrão de 120 mg/dia ou a máxima de 240 a 320 mg/dia.

Contraindica-se seu uso de pacientes com doença pulmonar obstrutiva crônica (pelo broncoespasmo) e em diabéticos (pela redução de sintomas adrenérgicos relacionados à hipoglicemia).

Efeitos colaterais mais relatados: bradicardia, hipotensão arterial, *delirium*, depressão, pesadelos e insônia.

Menos eficazes, mas como opções alternativas pode-se utilizar Sotalol entre 75 a 200 mg/dia (apresentações em comprimidos de 120 e 160 mg) ou Atenolol de 50 a 150 mg/dia (apresentações em comprimidos de 25, 50 e 100 mg).

Primidona

Apresentações em comprimidos de 100 e 250 mg.

Indicado quando os beta-bloqueadores são contraindicados ou apresentam resultados insatisfatórios.

Sugere-se, como dose inicial, 25 mg ao deitar, seguido de aumento semanal e progressivo de 25 a 50 mg/dia até o máximo de 250 mg à noite ou de 750 mg ao dia.

Seus efeitos colaterais mais frequentes: sonolência (razão da dose inicial noturna), ataxia, vertigens, tonturas, náuseas e manifestações que se assemelham a quadros gripais.

Benzodiazepínicos

Alprazolam com apresentações em comprimidos de 0,25, 0,5, 1,0 e 2,0 mg.

Clonazepam com apresentações em comprimidos de 0,5 e 2,0 mg e em gotas de 2,5 mg/mL.

Lorazepam com apresentações em comprimidos de 1,0 e 2,0 mg.

Recomenda-se inicialmente Alprazolam em doses diárias entre 0,75 e 2,75 mg. Como opções terapêuticas tem-se o Clonazepam (0,25 a 2,0 mg/dia) e o Lorazepam (1,0 a 5,0 mg/dia).

Apresentam como efeitos colaterais frequentes: dependência ao fármaco, síndrome de abstinência em retiradas abruptas, sonolência e sedação. Merece atenção que o consumo crônico de benzodiazepínicos apresenta potencial de interferência na cognição.

Conclusão

Distúrbios do movimento, particularmente doença de Parkinson e tremor senil, são frequentes entre pacientes idosos.

A depender da sua intensidade e/ou da sua evolução, criam-se situações do desenvolvimento ou do agravamento de incapacidades e de dependências físicas e mentais.

Seu diagnóstico é essencialmente clínico e deve ser definido com o devido cuidado pois o tratamento medicamentoso não é isento de significativos efeitos colaterais nessa faixa etária.

Bibliografia recomendada

Coutinho SB, Diaféria G, Oliveira G, Behlau, M. Voz e fala de Parkinsonianos durante situações de amplificação, atraso e mascaramento. Pró-Fono Revista de Atualização Científica. 2009; 21 (3): 219-24.

Damásio J, Carvalho S. Doenças do movimento induzidas por fármacos. Acta Med Port 2011; 24: 915-22.

Duarte MB, Rego MAV. Comorbidade entre depressão e doenças clínicas em um ambulatório de geriatria. Cad. Saúde Pública. 2007; 23(3): 691-700.

Goulart FO, Godke BA, Borges V, Azevedo-Silva SMS, Mendes MF, Cendoroglo MS, Ferraz HB. Fatigue in a cohort of geriatric patients with and without Parkinson's disease. Braz J Med Biol Res. 2009; 42(8):771-5.

Handley A, Medcalf P, Hellier K, Dutta D. Movement disorders after stroke. Age and Ageing 2009; 38: 260-6.

Juri C, Viviani P, Chaná P. Features associated with the development of non-motor manifestations in Parkinson's disease. Arq Neuropsiquiatr. 2008; 66(1):22-5.

Letro GH, Quagliato EMAB, Viana MA. Pain in Parkinson's disease. Arq Neuropsiquiatr. 2009; 67(3-A):591-4.

Pahwa R, Lyons KE. Essential tremor: differential diagnosis and current therapy. Am J Med. 2003; 115(2): 134-42.

Poewe W, Antonini A, Zijlmans JCM, Burkhard PR, Vingerhoets. Levodopa in the treatment of Parkinson's disease: an old drug still going strong. Clinical Interventions in Aging 2010; 5:229-138.

Scalzo PL, Flores CR, Marques JR, Robini SCO, Teixeira AL. Impact of changes in balance and walking capacity on the quality of life in patients with Parkinson's disease. Arq Neuropsiquiatr. 2012; 70(2):119-24.

Sullivan KL, Hauser RA, Zesiewicz TA. Essential tremor. Epidemiology, diagnosis, and treatment. Neurologist. 2004; 10(5): 250-8.

Thanvi B, Lo N, Robinson T. Essential tremor – the most common movement disorder in older people. Age and Ageing 2006; 35: 344-9.

capítulo 18

Pneumonias

Milton Luiz Gorzoni ○ Renato Moraes Alves Fabbri

Introdução

Pneumonia é uma das doenças infecciosas mais comuns na prática clínica, que cursa com altas taxas de morbimortalidade especialmente entre os idosos. Sua importância deve-se a vários fatores, dentre eles apresentação clínica atípica que pode retardar o diagnóstico, imunosenescência, alterações fisiológicas do aparelho respiratório, comorbidades associadas e alteração do reflexo de tosse. A epidemiologia da pneumonia adquirida na comunidade (PAC) varia de acordo com a região geográfica e população estudada, sendo a incidência aproximada de 3 episódios/1.000 pessoas entre 65 e 69 anos, aumentando para 22/1.000 entre 85 e 89 anos, com taxa anual global de hospitalização de 13,4 1000 indivíduos com mais de 65 anos.[1] A mortalidade oscila entre 5 e 15% em pacientes hospitalizados a 30-50% em pacientes de unidade de terapia intensiva (UTI). Também em pacientes institucionalizados, como observado em estudo no Hospital Geriátrico e Convalescentes da Santa Casa de São Paulo Dom Pedro II, verificou-se que a taxa de mortalidade foi alta, correspondendo à terceira causa de morte (13,6% dos óbitos).[2] Devido à potencial gravidade e evolução desfavorável da pneumonia em idosos, medidas preventivas são de grande importância, bem como na suspeita clínica estabelecer o diagnóstico e o tratamento precocemente.

Patogenia e fatores de risco

Diferentes mecanismos foram propostos para explicar como os patógenos atingem o trato respiratório inferior: inalação, aspiração de secreções da orofaringe diretamente ou por refluxo gástrico, extensão contígua de uma coloni-

148 Livro de Bolso de Geriatria

zação/infecção e por via hematogênica. A ocorrência de pneumonia depende da quantidade e virulência dos microrganismos e das condições de defesa do hospedeiro. O envelhecimento em si não é considerado um fator de risco isolado, mas a coexistência de outras condições aumentam o risco de pneumonia, como a presença de comorbidades, uso prévio de antibióticos, internação prévia por PAC, estilo de vida e medicamentos. A disfagia orofaríngea (DO) é reconhecida como um dos principais mecanismos fisiopatológicos que levam à pneumonia aspirativa em idosos.[3] A Tabela 18.1 resume os fatores de risco mais usuais para pneumonia.

Tabela 18.1. Fatores de risco para pneumonia

Fatores de risco	Observações
Comorbidades	
Doença cardiovascular crônica; doença neurológica; hepatopatia, doença renal crônica; *diabetes mellitus*, neoplasia; imunossupressão, artrite reumatoide; pneumonia anterior	Aumenta 2-4 vezes risco
Medicamentos	
1. Imunosspupresores 2. Inibidores da bomba de prótons 3. Corticosteroides inalatórios 4. Antipsicóticos 5. Hipnóticos sedativos	1. Imunossupressão 2. > secreção gástrica alteração do microbioma intestinal 3. < função de macrófagos e < citocinas 4. Efeito extrapiramidal e anticolinérgico 5. Sedação aspiração
Estilo de vida	Tabagismo Doença Pulmonar Obstrutiva Crônica (DPOC) Alcoolismo < quimiotaxia de neutrófilos e função de macrófagos

Fonte: Adaptada de Chebib N.[3] e Torres A.[4]

Etiologia

O diagnóstico etiológico de pneumonia é obtido em menos da metade dos casos, justificado principalmente nos idosos pela incapacidade de expectoração adequada para avaliação bacteriológica, ou uso de terapia antimicrobiana empírica prévia.[4] O agente etiológico da pneumonia habitualmente está relacionado ao ambiente em que o paciente se encontra, dando origem à pneumonia adquirida na comunidade (PAC), unidade de longa permanência (ILPI), em hospital (após 48 horas da admissão) ou associada à ventilação mecânica (após 48-72 horas à intubação orotraqueal). Há também correlação com as comorbidades que o paciente apresenta, especialmente as doenças do aparelho respiratório e as que aumentam o risco de broncoaspiração. Na PAC *Streptococcus pneumoniae* é o principal agente etiológico, seguido por *Haemophilus influenza,* vírus respiratórios e *Legionella pneumophila* e outros "agentes atípicos". Em pacientes com doença pulmonar obstrutiva crônica (DPOC) exacerbado a *Moraxella catarrhallis,* além do *Streptococcus pneumoniae* e *Haemophilus influenza* são os agentes mais comuns. Pelo perfil dos pacientes residentes em ILPI, com perfil de múltiplas comorbidades e funcionalidade prejudicada, *Haemophilus influenza, Gram* negativos, *anaeróbios,* bem como flora polimicrobiana se tornam mais comuns. Em pacientes hospitalizados o perfil etiológico varia de acordo com a unidade específica, observando-se que bacilos *Gram* negativos são os agentes mais frequentes. Com a diminuição do status funcional, aumenta a incidência de infecção por *Staphilococcus* e bactérias entéricas *Gram* negativas.[5] Pacientes em unidades hospitalares, especialmente com o uso prévio de antibióticos, apresentam um aumento da incidência de germes multirresistentes.

Covid

O surto de um novo coronavírus (SARS-COV-2), descoberto na China no final de 2019 e caracterizado como pandemia em março de 2020 pela Organização Mundial da Saúde, representa uma ameaça considerável em toda população mundial, sendo esse fato especialmente observado no período pré--vacinação, com altas taxas de morbidade e mortalidade. Manifestações gerais são comuns (febre, mialgia, ageusia, anosmia), porém o mais preocupante é a repercussão sistêmica grave que pode ocorrer envolvendo diversos órgãos e sistemas, incluindo o aparelho respiratório. A pneumonia pela Covid-19 é a manifestação grave mais frequente, presente em 15% dos casos, caracterizando-se por dispneia progressiva, taquipneia, hipoxemia, sendo a indicação corriqueira de internação hospitalar, muitas vezes com necessidade de ventilação mecânica e internação em UTI. Embora a vacinação tenha mitigado os riscos de formas graves que requerem hospitalização, é necessário manter as medidas de proteção, seguindo o calendário vacinal de reforço vigente. Novos tratamentos e terapias, incluindo anticorpos monoclonais e agentes antivirais, mostraram eficácia para idosos com risco de hospitalização.[6]

Quadro clínico

As manifestações clínicas clássicas de pneumonia (tosse, expectoração, dispneia, taquipneia, dor pleurítica, febre, calafrios), habitualmente estão presentes em idosos saudáveis ou clinicamente compensados, porém mesmo nessa subpopulação e especialmente em idosos fragilizados (como por exemplo pacientes internados em unidades de longa permanência para idosos ILPIs), onde a simultaneidade de várias comorbidades é frequente, sinais e sintomas atípicos podem estar associados, muitas vezes sendo predominantes no quadro clínico e mascarando o diagnóstico de pneumonia. Dentre essas manifestações, destacam-se: inquietação, mialgia, astenia, anorexia, quedas, alteração súbita do estado geral, com piora da dependência física das atividades da vida diária (locomoção, deambulação, continência, banhar-se, vestir-se e alimentar-se) e *delirium*.[7] A febre, sinal de alerta básico de infecções, também pode estar ausente, ou com seus valores alterados, comparando-se com indivíduos mais jovens, visto que a temperatura média basal diminui 0,15 °C/década de vida na temperatura basal média após os 20 anos de idade.[8] Como exemplo dessa regra, setuagenários apresentariam temperaturas médias basais em torno de 36,0 °C (36,8 °C [20 anos de idade] 0,75 [cinco décadas de vida × 0,15 °C] = 36,05 °C). Procurando auxiliar a avaliação correta desse sintoma/sinal, Yoshikawa e Norman propuseram critério que considera aumentos $\geq 1,1$ °C da temperatura basal em idosos como febre, ou seja, se a temperatura basal média do paciente for de 36,0 °C, aumentos dela acima de 37,1 °C serão definidos como estado febril.[9]

Ao exame clínico, taquipneia, respiração superficial e ausculta pulmonar caracterizada por estertores (inexistentes anteriormente ou mudança de padrão para aumento deles). A presença de ruídos adventícios bilateralmente deve ser diferenciada de insuficiência cardíaca congestiva.

Diagnóstico

Na maioria das vezes o diagnóstico de pneumonia nos idosos é clínico. Além dos sinais e sintomas clássicos, é importante lembrar das manifestações atípicas descritas acima que podem estar associadas, e que dificultam a

Pneumonias   151

suspeita de pneumonia.[10] A avaliação diagnóstica inicial inclui hemograma e raio-X de tórax, salientando que o infiltrado pulmonar encontra-se eventualmente ausente nas primeiras 48-72 horas, especialmente em pacientes desidratados, e que a resolução da imagem habitualmente é mais lenta podendo demorar até 12 semanas. O padrão radiológico predominante frequentemente observado é de imagens alveolares heterogêneas, sendo menos comuns as condensações lobares ou segmentares. Embora não realizada de rotina para pacientes com PAC, a tomografia computadorizada de tórax pode ser útil em casos selecionados, para definir melhor o diagnóstico notadamente em suspeita de infecções respiratórias pelo Covid-19.[11] Provas de atividade inflamatória como por exemplo proteína C reativa (PCR), embora inespecíficas, quando alteradas contribuem para o raciocínio da síndrome infecciosa. Diferentes exames bioquímicos como provas de função renal, hepática, eletrólitos, contribuem para avaliar o comprometimento sistêmico. A pesquisa do agente etiológico habitualmente não feita para PAC, tendo como conduta o tratamento empírico, reservando-se esse procedimento por meio de hemocultura ou cultura de secreção do trato respiratório (métodos não invasivos) ou aspirado traqueal e lavado brônquico (métodos invasivos) para casos graves em pacientes hospitalizados. Outras maneiras que podem auxiliar na identificação do agente etiológico, como testes para identificação de *influenzae,* germes atípicos, antígeno para pneumococo na urina, bem como cultura de líquido pleural em caso de derrame, são úteis, mas não fazem parte da prática diária e suas indicações devem ser avaliadas de maneira individual. Do mesmo modo a procalcitonina (pró-hormônio secretado em parte por células neuroendócrinas do pulmão), está associada a infecções bacterianas e é um marcador de mal prognóstico, passível de indicação, mas não é recomendada como método auxiliar de rotina no diagnóstico.

Índices e escalas

Feito o diagnóstico deve-se estabelecer um plano terapêutico com a máxima brevidade. Há vários instrumentos que dimensionam a gravidade e ajudam a predizer o prognóstico da PAC, guiando a decisão quanto ao local de tratamento ambulatorial, hospitalar ou UTI. Há diversos instrumentos validados, como o *Pneumonia Severity Index* (PSI), diretrizes da *American Thoracic Society/Infectious Diseases Society of America* (ATS/IDSA),

152 Livro de Bolso de Geriatria

Tachycardia, Confusion, Oxygenation, and pH (SMART-COP); *Severe Community-Acquired Pneumonia* (SCAP), destacando-se para uso prático o CURB 65, validado pela *British Thoracic Society* para prever a mortalidade em pacientes imunocompetentes com PAC. Utiliza mnemonicamente cinco dados clínicos (confusão, ureia, respiração, pressão arterial [*blood pressure*] e idade ≥ 65 anos). Para cada critério presente, atribui-se 1 ponto (escore de 0 a 5), conforme descrito na Tabela 18.2.

Tabela 18.2. Escore de pontuação do CURB 65

Dados clínicos	Pontos
Confusão mental	1
Ureia sérica > 50 mg/dL	1
Respiração (Frequência respiratória ≥ 30 IPM)	1
Pressão Arterial Sistólica (PAS) < 90 mmHg ou Pressão Arterial Diastólica (PAD) ≤ 60 mmHg	1
Idade ≥ 65 anos	1
Total	

Fonte: Lim WS, van der Eerden MM, Laing R, Boersma WG, Karalus N, Town GI, Lewis SA, et al. Defining community acquired pneumonia severity on presentation to hospital: an international derivation and validation study. Thorax 2003;58:377-82.

O CURB-65 ainda pode ser apresentado de maneira mais simplificada pelo CRB-65, excluindo o valor da ureia, também sendo validado pela mesma sociedade, podendo ser mais utilizado na área de atenção primária à saúde.[12] É importante lembrar que a interpretação dos escores que avaliam o risco de mortalidade envolve apenas dados objetivos. Cada paciente deve ser avaliado de maneira holística, ou seja, recomenda-se a análise de outros aspectos como as condições econômicas e sociais, incapacidade de entender a doença, a dificuldade de manter o tratamento adequado pelo tempo previsto, o estado geral do doente e as comorbidades associadas, além da pneumonia. Somente assim, é possível definir a conduta do melhor modo para cada paciente. A Tabela 18.3 mostra a avaliação de gravidade da PAC pelo CURB-65 CRB-65.

Pneumonias 153

Tabela 18.3. Avaliação de gravidade da PAC pelo CURB-65 CRB-65

Escore	Mortalidade	Observações recomendações
CURB-65 = 0-1 CRB-65 = 0	1,2%	Baixo risco Considerar tratamento domiciliar Avaliar em conjunto aspectos clínicos e sociais
CURB-65 = 2 CRB-65 = 1-2	9,2%	Risco intermediário Tratamento hospitalar Potencial internação de curta duração
CURB-65 = 3-5 CRB = 3-4	22%	Alto risco Tratamento hospitalar Pneumonia grave Considerar tratamento em Unidade de Terapia Intensiva (UTI)

Fonte: Lim WS, van der Eerden MM, Laing R, Boersma WG, Karalus N, Town GI, et al. Defining community acquired pneumonia severity on presentation to hospital: an international derivation and validation study. Thorax 2003;58:377-82; e Corrêa RA, Costa NA, Lundgren F, Michelin L, Figueiredo MR, Holanda M, et al. Recomendações para o manejo da pneumonia adquirida na comunidade 2018. J Bras Pneumol. 2018;44(5):405-24.

Prevenção

Sendo significativa causa de morbidade e mortalidade entre idosos, tornam-se de grande importância as medidas de prevenção de pneumonia. A vacinação constitui a melhor abordagem custo-efetiva para a prevenção de pneumonias bacterianas e virais secundárias à *influenzae* e será discutida no Capítulo 39. Porém, é importante também, reconhecer e controlar os fatores de risco modificáveis relacionados ao aparecimento da pneumonia. A disfagia é um importante fator de risco, e seu rastreamento e manejo também são fundamentais para prevenir desnutrição, desidratação e xerostomia.[13]. O controle de fatores de risco relacionados ao estilo de vida (tabagismo e consumo de álcool), a revisão cuidadosa dos medicamentos e monitoramento dos efeitos colaterais, a manutenção dos dentes e eficácia mastigatória, melhorando o estado nutricional e funcional, a higiene oral diária e a remoção profissional regular do biofilme oral (tártaro) previnem o aparecimento de periodontite evitando ambiente oral favorável à colonização de patógenos respiratórios que podem ser aspirados para os pulmões. A remoção da prótese antes de dormir também é uma medida recomendada.

Tratamento

Deve-se inicialmente definir o local onde o tratamento será realizado (domicílio ambulatório, hospital ou ILPI). O uso de instrumentos que avaliam a gravidade prognóstico colabora com essa primeira decisão clínica, porém devem ser analisados outros fatores para decisão final como dificuldade de ingestão de medicamentos por via oral (disfagia, náuseas, vômitos) ou incapacidade social de autocuidados. O passo seguinte é a instalação de medidas de suporte (hidratação, nutrição e oxigenação) e a manutenção das funções renais e cardiovasculares desses pacientes. Institucionalizados e hospitalizados necessitam também de cuidados quanto à profilaxia de lesões por pressão e de quadros tromboembólicos. O início precoce da terapia antimicrobiana é outra ação terapêutica fundamental na redução da mortalidade e da permanência hospitalar prolongada. Definir o esquema a ser prescrito de antibióticos envolve diferentes variáveis como:

- Local de origem Significativo percentual de institucionalizados são encaminhados após hospitalizações prolongadas e, por estarem colonizados com a flora bacteriana hospitalar, ao serem admitidos em comunidades fechadas como ILPIs, cria-se situação favorável à formação de cepas multirresistentes equivalentes a observadas em hospitais gerais. Recomenda-se a coleta de culturas para melhor definição da espécie e da resistência microbiana em cada caso.
- Risco de broncoaspiração particularmente nos pacientes com sondas de alimentação ou dificuldades de deglutição prévias.
- Antibioticoterapia prévia nos últimos três meses.
- Estado geral do idoso, suas comorbidades e condições imunossupressoras (*diabetes mellitus*, neoplasias, corticosteroides). A via oral é preferencial e, se não for possível inicialmente, deve sempre ser considerada quando o quadro clínico estabilizar e/ou o paciente apresentar condições de alta hospitalar.

Residentes na comunidade apresentam normalmente pneumonias provocadas pelo *S. pneumoniae* que respondem habitualmente aos antibióticos das classes das penicilinas e das quinolonas. Nessa situação há controversias sobre antibioticoterapia para patógenos atípico em pacientes ambulatoriais saudáveis mas, sendo prescrito, recomenda-se seu uso em idosos entre 5 a 7 dias. Para pacientes com intolerância ao esquema anterior a opção é uma fluorquinolona respiratória (levofloxacina moxifloxacina) por 5-7 dias. Em pacientes hospitalizados fora da UTI, cefalosporinas de terceira geração (ceftriaxona ou cefotaxima) ou ampicilina/sulbactam + um macrolídeo ou fluorquinolona respiratória. em monoterapia por 5-7 dias são opções, para terapia empírica. Em formas graves de pneumonia que necessitam de admissão na UTI deve-se ter a cobertura para *Streptococcus pneumoniae* e espécies de *Legionella* com terapia combinada com betalactâmico (ceftriaxona ou cefuroxima) ou ampicilina-sulbactam associado a um macrolídeo ou fluorquinolona respiratória para ampliar a cobertura antimicrobiana. Porém a terapêutica deve ser avaliada considerando-se em consideração diferentes situações como uso prévio de corticosteroides, comorbidades associadas especialmente DPOC, bronquiectasia, uso recente de antibióticos, broncoaspiração, dentre outras. Ressalta-se que sempre nesses casos a pesquisa do agente etiológico deve ser feita, para melhor direcionar o tratamento.

Conclusão

Pacientes idosos necessitam de cuidadosa avaliação clínica. Há aspectos peculiares da terceira idade, durante a anamnese e exame físico, que muitas vezes passam despercebidos a olhares menos treinados e informados. Isso é particularmente importante em quadros pneumônicos e parcialmente responsável pelo alto índice de morbidade e de mortalidade das infecções respiratórias nessa faixa de idade. Cabe sempre a perspectiva do encontro de manifestações atípicas, da análise do local de origem do paciente para definir sua flora bacteriana e da agregação de escalas e índices específicos a essa situação para auxiliar na acurácia diagnóstica, preventiva e terapêutica.

Referências bibliográficas

1. Millett ER, Quint JK, Smeeth L, et al. (2013) Incidence of community-acquired lower respiratory tract infections and pneumonia among older adults in the United King-

dom: a population-based study. PLoS One 8:e75131. https://doi.org/10.1371/journal. pone.0075131.

2. Gorzoni ML, Pires SL. Óbitos em instituição asilar. Rev Ass Med Brasil. 2011; 57(3): 333-7.

3. Chebib N, Cuvelier C, Malézieux-Picard A, Parent T, Roux X, Fassier T, et al. Pneumonia prevention in the elderly patients: the other sides. Aging Clinical and Experimental Research (2021) 33:1091-100.

4. Torres A, Cilloniz C, Niederman M. S, Menéndez R, Chalmers J. D, Wunderink R. G, van der Poll T. Pneumonia. Nature Reviews | Disease Primers | Article citation ID: (2021) 7:25.

5. Carvalho AF, Costa EFA, Teixeira ICA, Victory LMR. Pneumonias. In: Freitas EV, Py L, Cançado FAX, Doll j, Gorzoni ML. Tratado de Geriatria e Gerontologia. Rio de Janeiro, Guanabara Koogan, p. 547-61, 2022.

6. Malone ML, Hogan TM, Bonner A, Biese K, Pagel P, Unroe K. T. COVID-19 in Older Adults- A Practical Review for Emergency Providers in 2022. Journal of Geriatric Emergency Medicine. Spring 2022, Vol 3 Issue 1 Art 3, pag 1-19.

7. Cacciatore F, Gaudiosi C, Mazzella F, Scognamiglio A, Mattucci I, Ferrara N, Abete P. Pneumonia and hospitalizations in the elderly. Geriatric Care 2017; volume 3:6377;. p. 20-8.

8. Gorzoni ML, Pires SL, Faria LFC. Temperatura basal em idosos asilados. Rev Bras Geriatr Gerontol. 2010; 13(2): 167-72.

9. Yoshikawa TT, Norman DC. Fever in the elderly. Infect Med. 1998; 15(10):704-8.

10. Non-infectious mimics of communityacquired pneumonia. Black A. D. Black Pneumonia (2016) 8:2 p. 2-5.

11. Seo H, Cha S, Shin KM, Lim JK, Yoo SS, Lee SY, et al. Community-Acquired Pneumonia with Negative Chest Radiography Findings: Clinical and Radiological Features. Respiration, 2019;97:508-17.

12. Corrêa RA, Costa AN, Lundgren F, Michelin L, Figueiredo MR, Holanda M, et al. Recomendações para o manejo da pneumonia adquirida na comunidade 2018. J Bras Pneumol. 2018;44(5):405-24

13. Mandell LA, Michael S. Niederman M. S. Aspiration Pneumonia.N Engl J Med. 2019; 380;7 february 14, 651-63.

capítulo 19

Diabetes no Idoso

Renata Freitas Nogueira Salles ○ Amanda Santoro Fonseca Bacchin
João Eduardo Nunes Salles

Introdução

Uma em cada cinco pessoas acima de 65 anos apresenta *diabetes mellitus*. A prevalência aumenta em idosos devido ao declínio da função das células beta; a relativa deficiência de insulina, bem como também a resistência insulínica; além da presença de outras comorbidades que se associam ao risco de desenvolver *diabetes*, como a obesidade, o sedentarismo e a perda de massa muscular.[1,2]

O *diabetes* em pessoas idosas é, geralmente, subdiagnosticado, apresenta uma fase pré-clínica assintomática, frequentemente não identificada, de maneira que as complicações já estão presentes no momento do diagnóstico. Os sintomas de hiperglicemia no idoso geralmente se apresentam como desidratação e hiperosmolaridade sanguínea, que podem ser explicadas por alterações no centro regulatório da osmolaridade, localizado no hipotálamo. As queixas mais comuns são visão turva, infecções de pele e região genital feminina, incontinência urinária, geralmente atribuídas à idade e ignoradas por muitos profissionais da saúde.[3,4] Sintomas clássicos como perda de peso, polifagia e polidipsia nem sempre estão presentes. Já a hipoglicemia eventualmente se manifesta como lentificação psicomotora ou distúrbio de atenção, muitas vezes confundidos como sintomas pertencentes a outras doenças, como demência.[5,6]

O idoso com *diabetes* tem um risco aumentado para todas as síndromes geriátricas, incluindo maior prejuízo cognitivo, depressão, quedas (associadas a neuropatia diabética e hipoglicemia), incontinência urinária (pela poliúria) e iatrogenia (reação adversa aos medicamentos).[4] As síndromes geriátricas aumentam o risco de fragilidade, declínio funcional e piora na qualidade de vida dos idosos.[4] Destaca-se que esses são os maiores obstáculos no tratamento e no cuidado do paciente idoso.

O manejo, contudo, deve ser individualizado, pois há idosos com *diabetes* que chegam à idade avançada com complicações significativas em órgãos-alvo; outros que desenvolvem resistência insulínica e *diabetes* apenas ao redor dos 70-80 anos sem evidências claras de complicações; alguns são capazes de manejar sozinhos e de modo efetivo sua doença, enquanto outros não conseguem em função de déficits cognitivos, visuais ou funcionais. Independentemente do perfil do idoso, o *diabetes* aumenta a morbidade desses pacientes (perda de função renal, queda da acuidade visual, amputações, aterosclerose) levando a maior perda de funcionalidade.[7]

Recomendações

A Sociedade Brasileira de *Diabetes* segue as recomendações da Associação Americana, propondo valores-alvo de hemoglobina glicada de acordo com o perfil do paciente, conforme a Tabela 19.1.

Tabela 19.1. Recomendações para controle da pessoa idosa

Características do paciente	Racional	Meta HbA1c	Glicemia jejum ou pré-prandial (mg/dL)	Glicemia ao deitar (mg/dL)
Saudável (poucas comorbidades) Função cognitivas e funcionais preservadas	Longa expectativa de vida	< 7,5%	90-130	90-150
Complexo (múltiplas comorbidades, leve e moderada disfunção cognitivas, 2 ou + atividades de vida comprometidas)	Expectativa de vida intermediaria Vulnerabilidade a hipoglicemia e quedas	< 8,0%	90-150	100-180
Muito complexo (estágio final de doença crônica ou alteração cognitiva moderada a grave ou 2 ou + dependências para atividades de vida diária)	Expectativa de vida curta	< 8,5%	100-180	100-200

Posicionamento Oficial SBD n°7/2019

Diabetes no Idoso   159

Manejo prático ambulatorial

Os *guidelines* internacionais estão sempre se atualizando e os medicamentos de primeira escolha para o tratamento do *diabetes* também, à medida que surgem fármacos com melhor perfil de segurança e menor risco de hipoglicemia, sobretudo em idosos; e com vantagens ainda maiores do ponto de vista cardiovascular (Tabela 19.2).

Tabela 19.2 . Medicações de primeira escolha para o tratamento do *diabetes*

Fármaco	Considerações
Metformina	Deve ser considerada quando o índice de massa corpórea (IMC) for maior que 22. Sempre começar com doses baixas e titular conforme a tolerância. Apresentações na forma estendida são preferíveis. Sempre revisar a função renal e evitar o uso quando fração de filtração glomerular < 30 mL/min/1,73 m^2. Se ocorrer perda inesperada de peso ou intolerância gastrointestinal, deve ser substituída ou sua dose, reduzida. Dosagens de vitamina B12 devem ser feitas anualmente após 4 anos de uso da metformina. E reposição quando necessária.
Inibidores da Dipeptil Peptidase 4 (IDPP-IV)	Qualquer IDPP-IV pode ser utilizado. Não recomendado o uso da saxagliptina em pacientes propensos à insuficiência cardíaca. Evitar o uso de IDPP-IV juntamente com agonistas do *glucagon-like 1* (7-36) – *amide* (GLP-1)
Sulfonilureias	Sulfonilureias com menor potencial para hipoglicemia como a gliclazida MR (liberação modificada) podem ser usadas. Iniciar sempre com a dose baixa para minimizar o risco de hipoglicemia. Deve-se evitar o uso de glibenclamida e glimepirida no idoso.
Inibidores do cotransportador sódio-glicose (ISGLT2)	O uso de ISGLT2 deve ser evitado no idoso com Índice de Massa Corpórea (IMC) < 22 kg/m^2 para reduzir o risco de perda ponderal. Nos pacientes com IMC < 22, riscos e benefícios devem ser avaliados previamente ao uso. Uso preferencial na insuficiência cardíaca.
Agonistas do *glucagon-like 1* (7-36) – *amide* (GLP-1)	Uso preferencial em idosos com sobrepeso (IMC > 27) e doença cardiovascular aterosclerótica.

Continua

Tabela 19.2 . Medicações de primeira escolha para o tratamento do *diabetes* (continuação)

Fármaco	Considerações
Insulina	Insulina basal pode ser utilizada em monoterapia ou em combinação com um segundo ou terceiros agentes hipoglicemiantes.
	Insulina deve ser sempre preferida quando houver sintomas catabólicos relacionados à hiperglicemia como poliúria, polidipsia e perda de peso.
	Monitoração glicêmica é necessária.
	Análogos de insulina de ação longa são mais adequados em pacientes mais propensos à hipoglicemia.
	Combinações fixas de insulina com agonistas GLP-1 podem ser utilizadas em idosos com IMC > 22, para minimizar ganho ponderal ou por praticidade.
	Esquemas de insulina basal-bólus devem ser considerados quando a insulinoterapia basal não for suficiente para atingir as metas de glicemia, porém recomenda-se sua utilização quando monitoração glicêmica adequada estiver disponível.
Pioglitazona	Risco de fraturas e Insuficiência Cardíaca (evitar o uso no idoso frágil).

O controle glicêmico é muito importante para a prevenção das complicações do *diabetes*. Para cada 1% de redução na hemoglobina glicada, há uma redução de 14% em desfechos como o infarto agudo do miocárdio e de 12% nos acidentes vasculares cerebrais fatais e não fatais. Além disso, grandes ensaios clínicos observaram que a redução da hemoglobina glicada para abaixo de 7%, é possível diminuir também os desfechos microvasculares como retinopatia, neuropatia e doença renal.[8]

A Diretriz de 2022 da Sociedade Brasileira de *Diabetes*[9] traz o seguinte *guideline* para o manejo medicamentoso do *diabetes* tipo 2, no idoso saudável (Figura 19.1).

Para o idoso frágil, a diretriz da Sociedade Brasileira de Diabetes (SBD), sugere o uso de antidiabéticos de acordo com a faixa do índice de massa corpórea, visto que alguns medicamentos podem causar perda de peso (Figura 19.2).

Diabetes no Idoso 161

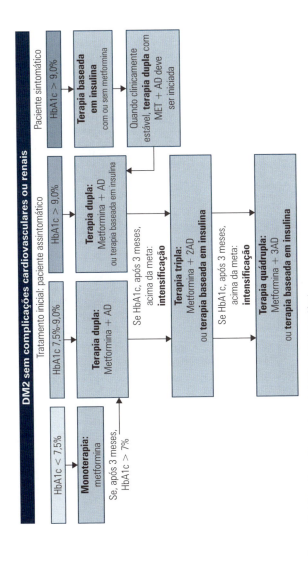

Figura 19.1. Manejo medicamentoso do DM2 no idoso saudável.
AD: Antidiabético. Adaptada de: Bertoluci MC, et al. Diabetol Metab Syndr. 2020;12:45.

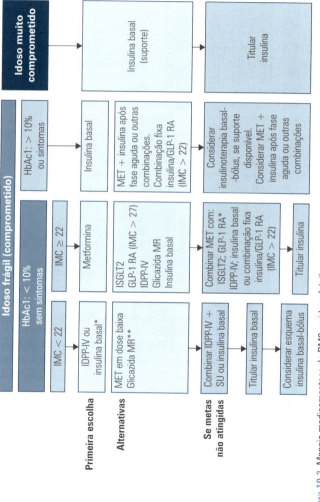

Figura 19.2. Manejo medicamentoso do DM2 no idoso frágil.
Fonte: Diretriz de 2022 da Sociedade Brasileira de Diabetes.

Considerações

A metformina continua sendo a primeira opção de tratamento devido a sua eficácia e segurança, pouca incidência de hipoglicemia e baixo custo. Não se pode esquecer, contudo, que sua dose deverá ser reduzida em 50% quando a taxa de filtração glomerular estimada (TFGe) estiver entre 30-45 mL/min/1,73 m²; e o tratamento deverá ser interrompido se a TFG estiver abaixo de 30 mL/min/1,73 m², devido ao risco de acidose lática.

Os níveis de vitamina B12 deverão ser avaliados anualmente após quatro anos de início da metformina, em função do risco de deficiência; e repostos, se necessário.

Recomenda-se sempre avaliar o risco de hipoglicemia antes de iniciar uma terapia dupla ou associar um segundo agente à metformina, principalmente quando a HbA1c estiver próxima de 7,5%.[10]

Em pacientes com doença aterosclerótica subclínica, devem ser considerados os agonistas do receptor *Glucagon-like Peptide 1* (GLP-1) com benefício cardiovascular comprovado (liraglutida, semaglutida e dulaglutida) para redução de eventos cardiovasculares.

Já em pacientes com Insuficiência cardíaca, o uso de inibidores do cotransportador sódio-glicose (iSGLT2), é indicado, visto a redução de internação e morte, comprovado nos estudos de desfecho cardiovascular.

Importante ressaltar também o benefício renal conferido pelos inibidores do SGLT2 e agonistas de GLP-1 para redução do surgimento de albuminúria.

A Sociedade Brasileira de Diabetes (SBD) recomenda o uso de inibidor do SGLT2 ou agonistas do receptor GLP-1 em adultos com DM2 e doença cardiovascular aterosclerótica estabelecida, associado à metformina, independentemente dos níveis de HbA1c, para reduzir eventos cardiovasculares.

A empagliflozina e a liraglutida, por estarem associadas à redução de mortalidade, também devem ser consideradas em adultos com DM2 e doença cardiovascular aterosclerótica estabelecida.

Deve-se enfatizar a importância das medidas de estilo de vida, incluindo controle do peso, alimentação saudável e implementação de atividade física durante todas as fases do tratamento no DM2 para melhorar o controle glicêmico.

Insulinização

Adultos com DM2 sintomáticos e que apresentam HbA1c > 9% ou glicemia de jejum ≥ 250 mg/dL, a terapia à base de insulina é recomendada pela Sociedade Brasileira de Diabetes (SBD) para melhorar o controle glicêmico, mesmo que de maneira transitória; além de ser considerado o esquema de tratamento preferencial em situações clínicas agudas quando o paciente estiver hospitalizado.

Na insulinização do idoso é importante lembrar das dificuldades muitas vezes encontradas, como:[11,12]

- Dificuldade na automonitorização e autoaplicação da insulina, em função da diminuição da acuidade visual.
- Dificuldade de participação no tratamento por falta de entendimento, no caso de pacientes com déficit cognitivo e demência.
- Dificuldade de adesão ao tratamento em idosos com depressão, problemas sociais, como a insuficiência familiar e ausência de cuidador capacitado.
- Risco de hipoglicemia, principalmente em pacientes com risco de quedas.

Para idosos com perda de peso, fragilizados e descontrole metabólico importante, o uso de insulina deve ser considerado por ter ação anabólica.

A maneira mais eficaz de estabelecermos um regime de insulinização seria em um primeiro momento controlar a glicemia de jejum por meio do uso de insulina NPH 0,1 a 0,2 UI/kg, titulando a dose de insulina NPH até atingirmos glicemia de jejum em torno de 110 mg/dL. Caso a glicemia pré-jantar esteja elevada, acima de 140 mg/dL, inicia-se com dose fracionada de NPH 0,3 UI/kg, 50% pela manhã e 50% ao deitar-se, mantendo-se a dose dos antidiabéticos orais. Caso não se obtenha um controle adequado no pós prandial, o uso de Insulina regular deverá ser considerado, iniciando com 10% da dose total da NPH, em cada refeição.

O objetivo da insulinização plena é manter o melhor controle glicêmico distribuindo as doses de insulina em basal e *bolus*, mimetizando a fisiologia pancreática de um paciente sem *diabetes* (Tabela 19.3).

Os análogos lentos de insulina (glargina e degludeca, principalmente) são preferíveis a NPH, pois não possuem pico, favorecendo uma menor variabilidade glicêmica e menor risco de hipoglicemia. Insulina glargina deve ser aplicada uma vez ao dia, assim como a insulina degludeca. A insulina detemir deve ser aplicada duas vezes ao dia e a NPH, de duas a três vezes ao dia (Tabela 19.4).

Diabetes no Idoso 165

Tabela 19.3. Insulina basal de ação intermediária ou lenta

Tipo de Insulina	Início da ação	Pico da ação	Duração da ação
NPH	1-3 h	8-12 h	12-18 h
Detemir	1-2 h	4-7 h	18-24 h
Glargina (Lantus)	2-4 h	Sem pico	20-24 h
Glargina U300	2-6 h	Sem pico	30-36 h
Degludeca	30-90 min	Sem pico	Até 48 h

Fonte: Diretriz de 2022 da Sociedade Brasileira de *Diabetes*.

Tabela 19.4. Insulina bólus ou pré-prandial (ação rápida ou ultrarrápida)

Tipo de insulina	Início da ação	Pico da ação	Duração da ação
Fiasp (asparte)	0-5 min	1 h	4 h
Lispro, asparte, glulisina	5-15 min	1-2 h	4-6 h
Regular	0,5-1 h	2-4 h	6-10 h

Fonte: Diretriz de 2022 da Sociedade Brasileira de *Diabetes*.

Referências bibliográficas

1. DeFronzo RA, Lilly lecture. (1987) The tiunvirate: beta-cell, muscle, liver. A collusion responsible for NIDDM. Diabetes. 1988 jun;37 (6): 667-87. Review. No abstract avaible.
2. Meneilly GS, Elliot T, Tessier D, Hards L, Tildesley H. NIDDM in the elderly. Department of Medicine,,University of Sherbrooke, Quebec, Canada. Diabetes Care, 1999 Jul; 22(7): 1225-6.
3. Wenger NS, Roth CP, Shekelle P; ACOVE Investigators. Introduction to the assessing care of vulnerable elders-3 quality indicator measurement set. J Am Geriatr Soc. 2007 Oct;55 Suppl 2: S247-52.
4. Corriere M, Rooparinesingh N, Kalyani RR. Epidemiology of diabetes and diabetes complications in the elderly: an emerging public health burden. Curr Diab Rep. 2013. Dec;13(6):805-13.
5. Cryer PE, Gerish JE. Glucose counterregulation, hypoglycemia, and intensive insulin therapying diabetes mellitus. N Engl J Med. 1985 Jul25;313(4):232-41. Review.
6. Meneilly GS, Elahi D, Minaker KL, Sclater AL, Rowe JW. Impairment of no-ninsulin-mediated glucose disposal in the elderly. J Clin Endocrinol Metab. 1989 Mar;68(3):566-71.

7. Morley JE, Kaiser FE. Clin Geriatr Med.1990 Nov;6(4):693-702. Unique aspects of diabetes mellitus in the elderly. Erratum in: Clin Geriatr Med 1991 Feb;7(1):vii.
8. Buse JB, Wexler DJ, Tsapas A, et al. 2019 update to: Management of hyperglycaemia in type 2 diabetes, 2018. A consensus report by the American Diabetes Association (ADA) and the European Association for the Study of Diabetes (EASD). Diabetologia 63, 221-8 (2020). https://doi.org/10.1007/s00125-019-05039-w.
9. Filho R, Albuquerque L, Cavalcanti S, Tambascia M, Valente F, Bertoluci M. Tratamento farmacológico da hiperglicemia no DM2. Diretriz Oficial da Sociedade Brasileira de Diabetes (2022). DOI: 10.29327/557753.2022-10, ISBN: 978-65-5941-622-6.
10. UK Prospective Diabetes Study (UKPDS) Group. Intensive blood–glucose control with sulphonylureas or insulin compared with conventional treatment and risk of complications in patients with type 2 diabetes (UKPDS 33). Lancet. 1998;352:837-53.
11. Inzucchi SE, Bergenstal RM, Buse JB, Diamant M, Ferrannini E, Nauck M, et al. Management of hyperglycemia in type 2 diabetes: A patient-centered approach. Diabetes Care. 2012;35:1364-79.
12. Salles RFN, Oliveira FM, Romano D, Salles JEN. Diabetes no Idoso. In: Tratado de Endocrinologia Clínica. Wajchenberg BL, Lerario AC, Betti RTB. 2.ed. São Paulo. AC Farmacêutica, 2014.p 597-604.

capítulo 20

Hipertireoidismo em Pacientes Idosos

Adriano Namo Cury O Nilza Maria Scalissi

Introdução

A prevalência do hipertireoidismo após os 60 anos é estimada em 0,7% para o hipertireoidismo clínico a de 2,4% para o hipertireoidismo subclínico,[1,2] portanto uma prevalência estimada maior em idosos do que na população em geral que está em torno de 1,3% de acordo com o *The Third National Health and Nutrition Examination Survey* (NHANESIII).[3] A maior frequência do hipertireoidismo subclínico em idosos, acima de 60 anos, ganhou importância pela associação estabelecida com o a fibrilação atrial e risco cardiovascular.[4]

Não somente pela clara correlação entre o coração e a tireoide, em especial na condição de tireotoxicose, mesmo em momento bioquímico subclínico, a perda de massa óssea ou risco evolução para osteoporose e, portanto, aumento do risco de fratura óssea, as disfunções da tireoide devem ser investigadas no processo de envelhecimento.[5]

Etiologia

A principal causa de hipertireoidismo em adultos é a doença de Graves, porém, acima de 60 anos, é importante a pesquisa da doença tireoidiana multinodular, com autonomia nodular, ou bócio multinodular tóxico.[6]

Deve-se destacar que, na prática clínica, a reposição excessiva de levotiroxina em idosos é a principal causa de hipertireoidismo subclínico em diversos estudos. Sendo frequente a supressão do hormônio tireoestimulante (TSH) por dose inadequada de levotiroxina durante o tratamento do hipotireoidismo clínico ou subclínico. Outras causas de hipertireoidismo são possíveis, entretanto mais raras entre os idosos, como tireoidite subaguda, adenoma hipofisários produtores de TSH ou induzido pelo iodo exógeno, típica situação com o uso da amiodarona ou contraste iodado (Figura 20.1).

O uso da amiodarona ainda é frequente na população idosa para o tratamento das arritmias complexas, associadas à disfunção sistólica. Este fármaco pode desencadear o hipertireoidismo por dois mecanismos distintos. A tireotoxicose induzida pela amiodarona do tipo 1, que ocorre essencialmente pelo excesso de iodo da própria medicação em pacientes com doença tireoidiana prévia, mas muitas vezes não identificada anteriormente, como a tireoidite autoimune ou bócio nodular/multinodular tóxico. A tireotoxicose induzida pela amiodarona do tipo 2 quando amiodarona provoca o processo destrutivo dos folículos tireoidianos com consequente liberação de grande quantidade de hormônio tireoidiano na circulação, fenômeno normalmente autolimitado.[7]

É importante lembrar que a presença do bócio multinodular tóxico, que permanece por anos em estado pré-clínico, ou mesmo a frequência da ocorrência da doença autoimune da tireoide depende da suficiência da oferta do iodo na dieta. Normalmente ocorre predomínio da doença autoimune em áreas suficientes de iodo. Portanto é possível que observemos um aumento da ocorrência da doença de Graves na população idosa, considerando tendência da longevidade populacional nos países em desenvolvimento como o Brasil.

Foi identificado que na área urbana de São Paulo, região com maior oferta de iodo na dieta, maior prevalência do hipertireoidismo subclínico (6,5%), hipotireoidismo subclínico (8,1%), nódulo tireoidiano único (25%), bócio multinodular (8,5%) e a tireoidite de Hashimoto (16%) em particular na população com idade entre 60 a 92 anos.[8]

Apresentação

A suspeita clínica nem sempre é evidente, o conceito do hipertireoidismo apatético ainda é aceito, sem sinais evidentes de tireotoxicose. Nos idosos não se encontram os sintomas e sinais típicos de hipertireoidismo. As queixas como tremor, ansiedade, taquicardia, intolerância ao calor nem sempre estão presentes. A suspeita da disfunção tireoidiana pode ocorrer pela presença da fibrilação atrial, osteoporose, redução do apetite, perda de massa muscular (fraqueza proximal), diarreia ou constipação, alteração cognitiva ou mesmo no diagnóstico de depressão maior.[2,9,10]

Hipertireoidismo em Pacientes Idosos 169

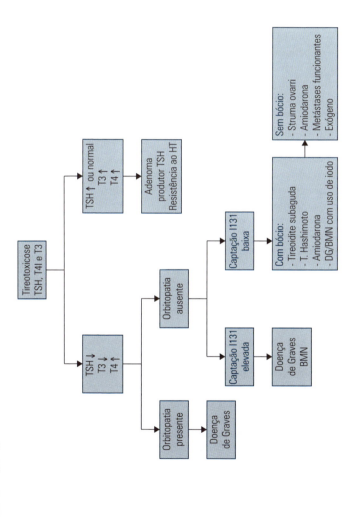

Figura 20.1. Diagnóstico diferencial da tireotoxicose.
BMN: bócio multinodular; DG: doença de Graves; T: tireoidite; TSH: hormônio tireoestimulante.

Hipertireoidismo subclínico

O hipertireoidismo subclínico, TSH suprimido ou com valores baixos frente ao perfil normal de T3 e T4 circulante, tem forte associação a mortalidade pela doença cardiovascular e arritmia.[11,12] Diversos estudos epidemiológicos demonstraram a correlação entre o risco cardiovascular (mortalidade) e o hipertireoidismo subclínico, em estudos prospectivos de populações com idade acima de 60 anos[12] ou mesmo acima de 85 anos.[14] Um estudo brasileiro confirmou a maior frequência do hipertireoidismo subclínico em idosos e principalmente, classificou esta disfunção tireoidiana como fator de risco independente associado a todas as causas de mortalidade.[11,15]

Os efeitos do hormônio tireoidiano no miocárdio são bem conhecidos. O hipertireoidismo subclínico foi estudado tanto quanto ao efeito direto sobre o miocárdio e sua função bem como sobre risco de eventos arritmogênicos:

- Há risco relativo de fibrilação atrial em idosos de 3,1 com TSH < 0,1 mU/L e risco relativo de 1,8 com TSH > 0,1 a 0,5 mU/L.[16]
- O hipertireoidismo subclínico correlaciona-se muito mais com a disfunção diastólica e alterações de relaxamento, com mínima interferência sobre a função sistólica.[17]
- Foi observada maior média de batimentos cardíacos e batimentos atriais ou ventriculares prematuros.[18]
- O hipertireoidismo subclínico já foi associado a maior massa do ventrículo esquerdo (VE) e a própria hipertrofia do VE, forte preditor de morbidade e mortalidade cardiovascular. Porém estudo prospectivo recente não relacionou hipertrofia do VE ao hipertireoidismo subclínico, mas sim quando havia progressão para o hipertireoidismo clínico.[19]

A progressão do hipertireoidismo subclínico para o hipertireoidismo clínico não é muito frequente, especialmente para o TSH entre 0,1 e 0,5 mU/L. Sendo possível a normalização ou não progressão da supressão do TSH em 38% 50% dos casos quando o TSH está acima de 0,05 a 0,5 mU/L[20] e progressão em aproximadamente 4,1% das vezes quando o TSH é inferior a 0,1 mU/L.[21] Na população brasileira também se demonstrou que a progressão não é frequente e ocorria apenas em 1% dos casos ao ano quando o TSH estava entre 0,1 a 0,4 mU/L.[22]

Portanto o hipertireoidismo subclínico deve ser pesquisado na população idosa pelos clássicos eventos relacionados como a fibrilação atrial, piora clí-

Hipertireoidismo em Pacientes Idosos   171

nica da doença cardíaca prévia e/ou piora da angina torácica[12,23] ou pela perda da densidade mineral óssea com maior risco de fratura em indivíduos acima de 70 anos.[24] Em estudo recente os valores abaixo de 0,56 mU/L de TSH, em coorte com 21 anos de seguimento prospectivo, há evidente risco de fratura com necessidade de hospitalização.[5]

Portanto as considerações sobre quem receberá tratamento envolverá o risco individual de indivíduos acima de 60 anos e a faixa de supressão do TSH. Especialmente com TSH < 0,1 mU/L quando há clara associação de morbidade e mortalidade cardiovascular ao hipertireoidismo subclínico.[25]

Considerações terapêuticas

As opções terapêuticas para o hipertireoidismo são as mesmas para população acima ou abaixo de 60 anos. O uso das tionamidas, em especial o metimazol pelo menor risco de hepatotoxicidade em relação ao propiltiouracil (PTU), a radioiodoterapia para tratamento da doença de Graves, na ausência de orbitopatia de Graves ou para o bócio multinodular tóxico associado ou não ao TSH recombinante e a opção pela cirurgia para casos em que há nódulo suspeito ou bócio mergulhante com compressão extrínseca de estruturas do trato respiratório e/ou vascular.

O uso de antitireoidianos é frequente com a observação sobre a maior sensibilidade do idoso em uso das tionamidas, sabe-se que a idade mais avançada anos é um preditor de boa resposta ao tratamento com fármacos antitireoidianos, além do volume do bócio, anticorpos antirreceptor de TSH (TRAb) e perfil bioquímico ao diagnóstico.[26,27]

No hipertireoidismo subclínico, quando após o seguimento e a repetição do TSH que confirma a presença da condição subclínica, deve-se individualizar caso a caso, elucidando a etiologia, pois se sabe que no bócio multinodular tóxico a chance de normalização do TSH é menor do que na doença de Graves.[28] Em 2005, um painel de *experts* tentou categorizar e determinar qual paciente apresentaria benefício do tratamento do hipertireoidismo subclínico, sendo o paciente com mais de 60 anos e TSH < 0,1 mU/L e maior risco (doença cardiovascular prévia ou osteoporose) com clara indicação de tratamento. O mesmo painel não definiu se o mesmo benefício se repetiria para população com TSH entre 0,1 e 0,45 mU/L independente da idade da apresentação (Figura 20.2).[25]

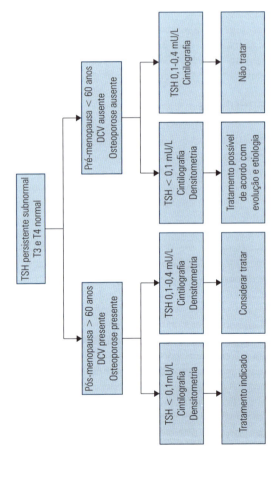

Figura 20.2. Estratificação no hipertireoidismo subclínico.[24]

DCV: Doença cardiovascular; TSH: Hormônio tireoestimulante.

Referências bibliográficas

1. Benseñor IM. Prevalence of thyroid disorders among older people: results from the São Paulo Ageing & Health Study. Cad. Saúde Pública, 2011. 27(N1): p. 6.
2. Mariotti S, et al. The aging thyroid. Endocrine reviews, 1995. 16(6): p. 686-715.Hollowell, J.G., et al., Serum TSH, T(4), and thyroid antibodies in the United States population (1988 to 1994): National Health and Nutrition Examination Survey (NHA- NES III). The Journal of clinical endocrinology and metabolism, 2002. 87(2): p. 489-99.
3. Sawin CT, et al. Low serum thyrotropin concentrations as a risk factor for atrial fi- brillation in older persons. The New England journal of medicine, 1994. 331(19): p. 1249-52.
4. Daya NR, Fretz A, Martin SS, Lutsey PL, Echouffo-Tcheugui JB, Selvin E, et al. Association Between Subclinical Thyroid Dysfunction and Fracture Risk. JAMA Netw Open. 2022 Nov 1;5(11):e2240823. doi: 10.1001/jamanetworkopen.2022.40823. PMID: 36346629.
5. Laurberg P, et al. Iodine intake and the pattern of thyroid disorders: a comparative epidemiological study of thyroid abnormalities in the elderly in Iceland and in Jutland, Denmark. The Journal of clinical endocrinology and metabolism, 1998. 83(3): p. 765-9.
6. Tsang W, Houlden RL. Amiodarone-induced thyrotoxicosis: a review. The Canadian journal of cardiology, 2009. 25(7): p. 421-4.
7. Duarte GC, et al. The prevalence of thyroid dysfunction in elderly cardiology patients with mild excessive iodine intake in the urban area of Sao Paulo. Clinics, 2009. 64(2): p. 135-42.
8. Kim JM, et al. Thyroid stimulating hormone, cognitive impairment and depression in an older korean population. Psychiatry investigation, 2010. 7(4): p. 264-9.
9. Bensenor IM, et al. Subclinical hyperthyroidism and dementia: the Sao Paulo Ageing & Health Study (SPAH). BMC public health, 2010. 10: p. 298.
10. Vadiveloo T, et al. The Thyroid Epidemiology, Audit, and Research Study (TEARS): morbidity in patients with endogenous subclinical hyperthyroidism. The Journal of clinical endocrinology and metabolism, 2011. 96(5): p. 1344-51.
11. Cappola AR, et al. Thyroid status, cardiovascular risk, and mortality in older adults. JAMA the journal of the American Medical Association, 2006. 295(9): p. 1033-41.
12. Parle JV. et al. Prediction of all-cause and cardiovascular mortality in elderly people from one low serum thyrotropin result: a 10-year cohort study. Lancet, 2001. 358(9285): p. 861-5.
13. Gussekloo J, et al. Thyroid status, disability and cognitive function, and survival in old age. JAMA the journal of the American Medical Association, 2004. 292(21): p. 2591-9.
14. Sgarbi JA, et al. Subclinical thyroid dysfunctions are independent risk factors for mortality in a 7.5-year follow-up: the Japanese-Brazilian thyroid study. European journal of endocrinology European Federation of Endocrine Societies, 2010. 162(3): p. 569-77.
15. Auer J, et al. Subclinical hyperthyroidism as a risk factor for atrial fibrillation. American heart journal, 2001. 142(5): p. 838-42.
16. Kaminski G. et al. Prospective echocardiographic evaluation of patients with endogenous subclinical hyperthyroidism and after restoring euthyroidism. Clinical endocrinology, 2011. 74(4): p. 501-7.

174 Livro de Bolso de Geriatria

17. Petretta M, et al. Cardiovascular haemodynamics and cardiac autonomic control in pa-tients with subclinical and overt hyperthyroidism. European journal of endocrinology/European Federation of Endocrine Societies, 2001. 145(6): p. 691-6.

18. Dorr M, et al. The association of thyroid function with cardiac mass and left ven-tricular hypertrophy. The Journal of clinical endocrinology and metabolism, 2005. 90(2): p. 673-7.

19. Parle JV, et al. Prevalence and follow-up of abnormal thyrotrophin (TSH) concentrations in the elderly in the United Kingdom. Clinical endocrinology, 1991. 34(1): p.77-83.

20. Sawin CT, et al. Low serum thyrotropin (thyroid-stimulating hormone) in older persons without hyperthyroidism. Archives of internal medicine, 1991. 151(1): p. 165-8.

21. Rosario PW. Natural history of subclinical hyperthyroidism in elderly patients with TSH between 0.1 and 0.4 mIU/l: a prospective study. Clinical endocrinology, 2010. 72(5): p. 685-8.

22. Biondi B, Kahaly GJ. Cardiovascular involvement in patients with different causes of hyperthyroidism. Nature reviews. Endocrinology, 2010. 6(8): p. 431-43.

23. Turner MR, et al. Levothyroxine dose and risk of fractures in older adults: nested case--control study. BMJ, 2011. 342: p. d2238.

24. Surks MI, et al. Subclinical thyroid disease: scientific review and guidelines for diag-nosis and management. JAMA the journal of the American Medical Association, 2004. 291(2): p. 228-38.

25. Allahabadia A, et al. Age and gender predict the outcome of treatment for Graves' hyperthyroidism. The Journal of clinical endocrinology and metabolism, 2000. 85(3): p. 1038-42.

26. Vitti P, et al. Clinical features of patients with Graves' disease undergoing remission after antithyroid drug treatment. Thyroid: official journal of the American Thyroid Associa-tion, 1997. 7(3): p. 369-75.

27. Woeber KA. Observations concerning the natural history of subclinical hyperthyroi- dism. Thyroid: official journal of the American Thyroid Association, 2005. 15(7): p. 687-91.

capítulo 21

Osteoporose

Juliana Marília Berretta

Introdução

A osteoporose é uma das principais doenças não transmissíveis e a doença óssea mais frequente, afetando uma em cada três mulheres e um em cada cinco homens com mais de 50 anos em todo o mundo.[1,2] A perda progressiva da massa e qualidade óssea leva às chamadas fraturas por fragilidade, resultantes de um trauma de baixa energia, acometendo ossos vertebrais, da bacia, úmero proximal, radio distal.

As fraturas de quadril são as mais dramáticas do ponto de vista de morbidade, mortalidade e impacto funcional. Cerca de 60% dos indivíduos vão necessitar de auxílio para pelo menos uma atividade básica de vida diária (ABVD) um ano após a fratura.[3] A maioria das mortes ocorre durante os primeiros 3 a 6 meses após o evento, dos quais 20 a 30% estão relacionadas à própria fratura.[4]

Estima-se que até 2050, a incidência mundial de fratura de quadril em homens aumentará em 310% e 240% em mulheres.[5] Logo, por ser uma condição muito prevalente com o envelhecimento, é fundamental que todo profissional de saúde aborde o diagnóstico e tratamento no cenário ambulatorial e hospitalar, na vigência das fraturas por fragilidade.

Osteoporose e suas causas

A osteoporose pode ser classificada em dois grupos. O tipo I, é causado principalmente pela redução hormonal de estrogênio na pós-menopausa, afetando principalmente o osso trabecular. O Tipo II, envolve causas secundárias de perda da massa óssea, podendo afetar tanto osso trabecular como o cortical. Existem fa-

176 Livro de Bolso de Geriatria

tores de risco (Tabela 21.1) que contribuem para a diminuição da massa óssea e são de extrema importância na abordagem inicial para o rastreio etiológico.[6] Muitas são as doenças e condições que podem levar à osteoporose tipo II.

Tabela 21.1. Fatores de risco para osteoporose

Idade
Sexo feminino
Baixo índice de massa corpórea
História familiar de fratura de quadril
Tratamento com glicocorticoides ($\geq$ 5 mg de prednisona por dia ou equivalente por três meses ou mais)
Diabetes
Tabagismo
Ingesta de três ou mais doses de álcool por dia
Menopausa precoce
Deficiência de vitamina D
Ingesta insuficiente de cálcio
Medicamentos (corticoesteroides, fenobarbital)
Doenças que alteram a qualidade óssea
Transplante de órgãos

Fonte: Adaptada de Orthogeriatrics: The management of older patients with fragility fractures.

Tem-se assim (Tabela 21.2), algumas orientações para a abordagem inicial de um paciente com osteoporose, tanto no diagnóstico ambulatorial como no manejo pós fratura por fragilidade.[7]

Osteoporose 177

Tabela 21.2. Abordagem inicial do paciente com Osteoporose

Rotina	Outras investigações, se indicado
História clinica detalhada	Eletroforese de proteínas
Exame físico incluindo altura e avaliação da cifose torácica	Paratormonio (PTH)[b]
Hemograma completo	Testosterona sérica, globulina ligadora de hormônios sexuais, hormônio folículo-estimulante, hormônio luteinizante, prolactina
Cálcio sérico, albumina, creatinina, fósforo[a], fosfatase alcalina e transaminases hepáticas	Cortisol basal ou teste de supressão
25 OH vitamina D	Cálcio urinário
TSH, T4 livre	Rastreio doença celíaca (Antiendomísio, antitransglutaminase)
	Marcadores de *turnover* ósseo (CTX, P1NP)[c]

[a] Fósforo baixo persistente ou fosfatase alcalina não deve ser negligenciada, pois isso pode indicar doença óssea metabólica subjacente. [b] Se houver suspeita de hiperparatireoidismo primário. [c] Medido principalmente para monitorar a renovação óssea em resposta ao tratamento antirreabsortivo o CTX reflete a reabsorção óssea, a formação óssea P1NP. Adaptado da literatura consultada.

Rastreio e diagnóstico

O rastreio de osteoporose e o início do tratamento é capaz de diminuir a incidência de fraturas por fragilidade e, consequentemente, morbidade, dor crônica, comprometimento funcional e mortalidade na população idosa. Assim, além de exames de imagem como a densitometria óssea, alguns recursos baseados em critérios clínicos podem predizer o risco de fratura por fragilidade e, deste modo, direcionar a abordagem terapêutica.

O *Fracture Risk Assesment Tool* (FRAX), tornou-se ferramenta eficaz na prática clínica, sendo baseada em análise individual de cada paciente, correlacionando os fatores de risco com a densidade mineral óssea do fêmur medida pela densitometria óssea, quando disponível. O algoritmo calcula a probabilidade de fraturas ósseas a partir de fatores clínicos facilmente obtidos e o resultado é a probabilidade de fratura de fêmur e de outros ossos, nos próximos 10 anos. A probabilidade é calculada a partir de dados como idade, sexo, índice de massa corporal (IMC), e fatores de risco como história de fraturas por fragilidade óssea, história familiar de fratura de fêmur, fumo, uso prolongado de corticoides, artrite reumatoide, outras causas de osteoporose secundária e alto consumo de álcool.[8] Já temos essa ferramenta validada para a população brasileira acessível em http://www.shef.ac.uk/FRAX.9

Um estudo realizado em mulheres de 70 a 85 anos da comunidade no Reino Unido, identificou uma redução de 28% de fraturas de fêmur proximal utilizando o FRAX como ferramenta, quando comparado à abordagem usual por profissionais da atenção primária. Uma das qualidades do FRAX é a possibilidade de estimar o risco de fratura mesmo quando a densitometria óssea não está disponível. Assim, torna-se uma vantagem em um cenário com dificuldade de acesso ao exame.[10]

O diagnóstico da osteoporose pode ser clínico, nos casos de indivíduos com fatores de risco que apresentam fratura por fragilidade óssea. As fraturas por fragilidade óssea são aquelas consideradas de baixa energia (queda da própria altura, por exemplo) em topografias como fêmur proximal, coluna vertebral, úmero proximal, radio distal, tornozelo, anel pélvico e outros ossos.[11]

No Brasil, o Ministério da Saúde indica a densitometria óssea nas seguintes situações:[12]

- Mulheres com idade igual ou superior a 65 anos e homens com idade igual ou superior a 70 anos, independentemente da presença de fatores de risco.
- Mulheres na pós-menopausa e homens com idade entre 50 e 69 anos com fatores de risco para fratura.
- Mulheres na perimenopausa, se houver fatores de risco específicos associados a um risco aumentado de fratura, tais como baixo peso corporal, fratura prévia por pequeno trauma ou uso de medicamento(s) de risco bem definido.
- Adultos que sofrerem fratura após os 50 anos.
- Indivíduos com anormalidades vertebrais radiológicas.

- Adultos com condições associadas a baixa massa óssea ou perda óssea, como artrite reumatoide ou uso de glicocorticoides na dose de 5 mg de prednisona/dia ou equivalente por período igual ou superior a 3 meses.

A medida de baixa densidade mineral óssea ocorre por meio do exame complementar Densitometria Mineral Óssea (DMO). A DMO é expressa em termos de grama de mineral por centímetro quadrado analisado (g/cm^2). Quando a DMO do indivíduo é comparada à de adultos jovens normais do mesmo sexo, obtém-se o escore T (Tabela 21.3); quando comparada com a esperada para pessoas normais da mesma idade e sexo, obtém-se o escore Z. A diferença entre a DMO do indivíduo e o padrão normal é expressa por desvios padrão (DP) acima ou abaixo do valor comparado. Geralmente um desvio padrão equivale a 10%-15% do valor da DMO em g/cm^2.[12]

Tabela 21.3. Interpretação da Densidade Mineral Óssea (DMO).

Categoria	T Score
Normal	Até -1,0 DP
Osteopenia	Entre -1,0 e -2,5 DP
Osteoporose	Igual ou inferior -2,5 DP
Osteoporose estabelecida	Igual ou inferior a -2,5 DP associada a fratura por fragilidade óssea

* Critérios estabelecidos para coluna lombar, colo do fêmur ou terço médio do rádio. DP = Desvio padrão Fonte: Protocolo clínico e medidas terapêuticas de osteoporose in Ministério da Saúde, Secretaria de atenção à saúde in http://conitec.gov.br/images/Protocolos/Osteoporose.pdf

Tratamento

Tratamento não farmacológico

Mulheres na pós menopausa e homens com mais de 50 anos, com osteoporose ou fatores de risco para fraturas por fragilidade devem seguir as seguintes recomendações.

Dieta

Uma dieta balanceada e com elementos saudáveis contribuí para melhora na qualidade óssea e muscular. Com relação ao cálcio, para indivíduos acima de 50 anos, a recomendação de ingesta é no mínimo 1000 mg por dia, priorizando fonte alimentar ao suplemento.[6]

O aporte proteico adequado também é de grande valia, uma vez que a sarcopenia acompanha frequentemente os idosos com osteoporose. Assim, sugere-se que haja no mínimo ingesta de 1,0 a 1,2 mg/kg de peso/dia de proteína.[6]

Com relação à vitamina D, sabe-se que além de uma redução na capacidade de síntese com o envelhecimento, a fonte alimentar nem sempre é suficiente. Logo, recomenda-se suplementação diária de 800 UI como manutenção e tratamento direcionado na deficiência.[7]

Exercício físico

Programas de exercícios combinados, que incluem uso de peso para aumento de massa muscular e exercícios de resistência, são eficazes na redução da perda óssea no colo do fêmur e na coluna lombar em mulheres na pós-menopausa.[13] Alguns estudos, realizados com homens, também demostraram benefício do exercício físico de maneira moderada na melhora da massa óssea.[14]

Prevenção de queda

Etapa fundamental no plano terapêutico na prevenção de fraturas, será abordado em capítulo específico.

Tratamento farmacológico

Os medicamentos usados no tratamento da osteoporose podem ser considerados em duas grandes categorias com base em seu modo de ação primário. Os fármacos antirreabsortivos inibem principalmente a reabsorção óssea osteoclástica com efeitos secundários posteriores na formação óssea. Drogas anabólicas estimulam principalmente a formação óssea osteoblástica com efeitos variáveis na reabsorção óssea. A seguir (Tabela 21.4), um resumo das principais medicações.[7] Não será abordado neste capítulo terapia de reposição hormonal.

Tabela 21.4. Principais fármacos para o tratamento da osteoporose

	Categoria	Particularidades	Dosagem	Efeitos adversos e contraindicações
Alendronato	Antirreabsortivo	Mulheres com osteoporose pós-menopausa (PMO), homens com osteoporose; osteoporose induzida por glicocorticoides (GIO)	70 mg via oral (VO) 1 × semana, com água, em jejum, não deitar por no mínimo 30 minutos	Gastrointestinais Osteonecrose de mandíbula Fraturas atípicas Contraindicações: hipocalcemia, gestação e lactação, doenças esofágicas, taxa de filtração glomerular (TFG) < 35 mL/min
Risendronato	Antirreabsortivo	PMO, homens com osteoporose; GIO	35 mg VO 1 × semana, com água, em jejum, não deitar por no mínimo 30 minutos	Gastrointestinais Osteonecrose de mandíbula Fraturas atípicas Contraindicações: hipocalcemia, gestação e lactação, TFG < 30 mL/min
Ibandronato	Antirreabsortivo	PMO Sem dados em redução de fratura de fêmur	150 mg 1 × mês com água em jejum 1 h antes alimentação, não deitar por 1 h 3 mg trimestral endovenoso (EV)	Gastrointestinais e *influenza like* (EV) Osteonecrose de mandíbula Fraturas atípicas Contraindicações: hipocalcemia, gestação e lactação, TFG < 30 mL/min
Ácido Zolendrônico	Antirreabsortivo	PMO, homens com osteoporose; GIO	5 mg EV 1 × ao ano Sugere-se garantir alvo de vitamina D, investigar e tratar possíveis causas de hipocalcemia antes da administração	Hipocalcemia, *influenza like*, lesão renal, fibrilação atrial, osteonecrose de mandíbula Fraturas atípicas Contraindicações: hipocalcemia, gestação e lactação, TFG < 35 mL/min

	Categoria	Particularidades	Dosagem	Efeitos adversos e contraindicações
Calcitriol	Antirreabsortivo	PMO Sem dados em redução fratura não vertebral e fêmur	0,25 μg VO 2 × dia	Pode causar hipercalcemia e/ou hipercalciúria, os níveis séricos de cálcio e creatinina devem ser monitorados em 1, 3 e 6 meses após o início do tratamento e em intervalos de 6 meses a partir de então
Raloxifeno	Antirreabsortivo Modulador seletivo do receptor de estrogênio	PMO	60 mg VO 1 × dia	Tromboembolismo venoso Contraindicações: mulheres com potencial para engravidar, sangramento uterino inexplicável, insuficiência hepática ou renal grave e histórico de tromboembolismo venoso
Denosumabe	Antirreabsortivo Anticorpo monoclonal contra RANKL, regulador do desenvolvimento e atividade dos osteoclastos.	PMO, homens com risco aumentado de fratura, tratamento da perda óssea associada à ablação hormonal, câncer de próstata com risco aumentado de fratura e para o tratamento da perda óssea associada à terapia sistêmica de glicocorticoide de longo prazo em adultos com risco de fratura por fragilidade	60 mg subcutâneo (SC) a cada 6 meses Ao cessar o uso, há um aumento do *turn over* ósseo, com maior chance de fratura. Assim, deve-se continuar o tratamento com outra classe de fármaco. Sugere-se garantir alvo de vitamina D, investigar e tratar possíveis causas de hipocalcemia antes da administração	Hipocalcemia, efeitos no sítio de aplicação Contraindicações: hipocalcemia, gestação

Continua

Tabela 21.4. Principais fármacos para o tratamento da osteoporose (continuação)

	Categoria	Particularidades	Dosagem	Efeitos adversos e contraindicações
Teliparatide	Anabólico Hormônio da paratireoide recombinate	PMO, homens com risco fratura; GIO	20 μg/dia subcutâneo Tempo máximo de tratamento 24 meses Os níveis de PTH precisam estar normais para iniciar a teriparatida	Dor de cabeça, náusea, tontura, hipotensão postural e dor nas pernas. Contraindicações: hipercalcemia, doenças ósseas metabólicas que não osteoporose e osteogênese imperfeita, insuficiência renal grave, doença maligna que afeta o esqueleto, radiação prévia ao esqueleto e em mulheres grávidas ou lactantes
Romosozumab	Anabólico Anticorpo monoclonal que se liga e inibe a esclerostina. Possui dupla ação, estimulando a formação óssea e inibindo a reabsorção óssea	PMO grave com alto risco de fratura	210 mg SC 1 $\times$ mês Tempo máximo de tratamento 12 meses Sugere-se garantir alvo de vitamina D, investigar e tratar possíveis causas de hipocalcemia antes da administração	Contraindicações: hipocalcemia, história de infarto do miocárdio ou acidente vascular cerebral

Fonte: UK clinical guideline for the prevention and treatment of osteoporosis Arch Osteoporos. 2022; 17(1): 58.

Conclusão

A osteoporose, doença comum no processo de envelhecimento, se tornará uma epidemia nos próximos anos, com impacto na qualidade de vida de idosos e seus familiares, na gestão de recursos na saúde pública e nas operadoras de saúde. Todo profissional de saúde que cuida em algum momento da trajetória de um idoso com risco ou com osteoporose estabelecida, deve ser um agente modificador da história natural da doença e contribuir para melhores desfechos na população idosa.

Referências bibliográficas

1. Melton LJ 3rd, et al. Bone density and fracture risk in men. J Bone Miner Res, 1998. 13(12): p. 1915-23.
2. Melton LJ 3rd, et al. Perspective. How many women have osteoporosis? J Bone Miner Res, 1992. 7(9): p. 1005-10.
3. Fragility Fracture Network website in https://fragilityfracturenetwork.org/.
4. Rockwood K, Andrew M, Mitnitski A. (2007) A comparison of two approaches to measuring frailty in elderly people. J Gerontol A Biol Sci Med Sci 62(7):738-43.
5. Gullberg B, Johnell O, Kanis JÁ. World-wide projections for hip fracture. Osteoporos Int, 1997. 7(5): p. 407-13.
6. Osteoporosis and Fragility in Elderly Patients in Orthogeriatrics: The management older patients with fragility fractures, Cap 3 40-41. Disponível em: https://doi.org/10.1007/978-3-030-48126-1.
7. UK clinical guideline for the prevention and treatment of osteoporosis Arch Osteoporos. 2022; 17(1): 58.
8. Sousa CJ, de Oliveira MLC. Ferramenta FRAX no Brasil: revisão integrativa da literatura após sua validação in Rev. Bras. Geriatr. Gerontol., Rio de Janeiro, 2018; 21(1): 111-8.
9. Kanis JA. Who Scientific Group on the Assessment of Osteoporosis at Primary Health Care Level. World Health Organization Scientific Group. WHO Collaborating Center for Metabolic Bone Diseases. University of Sheffield, 2008; available from: http://who.int/chp/topics/Osteoporosis.pdf.
10. Shepstone L, et al. Screening in the community to reduce fractures in older women (SCOOP): a randomised controlled trial in Lancet 2018; 391: 741-7.
11. Osteoporosis: assessing the risk of fragility fracture in National Institute for Health and Care Excellence www.nice.org.uk/guidance/cg146.
12. Ministério da Saúde – Secretaria de Atenção à Saúde. Protocolo Clínico e Medidas Terapêuticas de Osteoporose. Disponível em: http://conitec.gov.br/images/Protocolos/Osteoporose.pdf.
13. Howe TE, Shea B, Dawson LJ, Downie F, Murray A, Ross C, et al. (2011) Exercise for preventing and treating osteoporosis in postmenopausal women. Cochrane Database Syst Rev.
14. Kelley GA, Kelley KS, Kohrt WM. Exercise and bone mineral density in men: a meta-analysis of randomized controlled trials. Bone. 2013;53:103-11.

capítulo 22

Osteoartrite

Fabiana Pompêo de Pina

A osteoartrite (OA) é a enfermidade reumática mais prevalente na população acima de 65 anos e a mais frequente nas articulações. Representa pesado encargo financeiro para a assistência social, sendo uma das principais causas de absenteísmo e de incapacitação para o trabalho. Além de gerar grande impacto humano e familiar. Com o envelhecimento da população, a OA representa uma preocupação no Brasil. Atualmente, a população idosa brasileira corresponde a 14,3% do total de brasileiros. Até 2025 será o sexto país do mundo com o maior número de pessoas idosas. Apesar de estar relacionada temporalmente ao envelhecimento, a OA não é mais aceita como uma decorrência natural deste.[1,2]

Epidemiologia

A incidência da OA começa a aumentar a partir dos 40 anos, com pico aos 50 anos. Geralmente, se distribui homogeneamente entre homens e mulheres em todas as faixas etárias sendo, no entanto, mais frequente e mais agressiva em mulheres após os 55 anos. Quanto ao grupo étnico, em especial a OA de joelhos, costuma ser mais frequente em afrodescendentes do que em caucasianas. Fatores culturais e ocupacionais parecem interferir na prevalência entre as diversas etnias.[1,2]

Etiologia

A osteoartrite tem etiologia multifatorial e pode ser considerada o produto da interrelação entre fatores locais e sistêmicos, conforme demonstrado na Figura 22.1.[3,4]

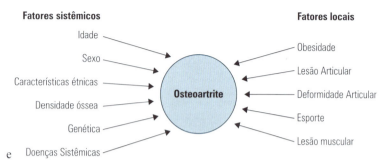

Figura 22.1. Fatores locais e sistêmicos envolvidos na etiologia da OA.

Fisiopatogenia

O conceito pregresso de "doença degenerativa da cartilagem" da osteoartrite é atualizado para uma doença que afeta um grupo de estruturas que compõem a articulação, como ligamentos, capsula articular, musculatura periarticular e osso subcondral e sinóvia.

A cartilagem articular é um tecido aneural e avascular, que tem a função de absorver o impacto sobre a articulação. Apresenta elasticidade e reversibilidade às deformidades, características essas conferidas pela sua composição: fluido intersticial, elementos celulares, sendo os condrócitos os principais elementos celulares; e moléculas da matriz extracelular (água, colágeno predominantemente do tipo 2, elastina, fibronectina e polissacarídeos como os proteoglicanos, especialmente o agrecano). Ao colágeno e ao agrecano da matriz, ligam-se moléculas de ácido hialurônico e glicosaminoglicanos. Essa estrutura é essencial para a qualidade funcional da cartilagem articular.

A patogenia da OA envolve o processo de remodelação de cartilagem, havendo um predomínio da destruição das moléculas da matriz extracelular por enzimas autolíticas, metaloproteinases (agrecanase, colagenase), em detrimento de sua formação. Esse processo de destruição, provavelmente iniciado por citocinas pró-inflamatórias (IL-1β e TNF-α) e fatores mecânicos, é significativamente mais rápido na cartilagem osteoartrítica do que na cartilagem normal, levando a uma perda da força de tensão. Há, claramente, desequilíbrio entre o processo de degradação e reparação. Essa deterioração da qualidade mecânica da cartilagem acarreta sobrecarga maior aos condrócitos, que liberam mais enzimas autolíticas e ao osso subcondral, que desenvolve microfraturas; perpetuando assim o processo de destruição. Mais recentemente, o óxido nítrico e seus efeitos catabólicos vem adquirindo papel de destaque na patogenia da OA, bem como a apoptose que, em última instância, possui correlação com a gravidade da destruição da cartilagem.[1,2,6]

Assim, pode-se avaliar que na osteoartrite ocorre aumento significativo do metabolismo celular com lesões decorrentes de fenômenos inflamatórios, mecânicos e, em algumas circunstâncias, genéticos, que afeta a articulação como um todo.

Quadro clínico

A osteoartrite é uma doença sem repercussão sistêmica ou inflamatória em outros órgãos. A dor, seu principal sintoma clínico. Por ser a cartilagem uma estrutura aneural, a dor na OA, não provém dela. Nociceptores de enteses, osso subcondral e ligamentos podem ser estimulados tanto por mediadores algogênicos, pela prostaglandina E2, quanto por tração mecânica. O sistema nervoso central também atuaria na dor da OA, por ativação de vias aferentes nociceptivas medulares.

A osteoartrite apresenta um início lento e progressivo, principalmente após a sexta década de vida. Ocorre envolvimento usualmente assimétrico das articulações, acometendo principalmente as articulações das mãos, joelhos, quadris, e, também, coluna vertebral, nos segmentos cervical e lombar e pés. O acometimento de ombros, cotovelos, tornozelos e punhos é menos frequente, sendo mais observado em situações secundárias, como histórico de trauma prévio, por exemplo.[6]

A dor articular referida por pacientes com OA é do tipo artralgia mecânica, que piora quando se movimenta a articulação acometida e melhora com o repouso. Com a evolução da doença, a dor pode ocorrer também ao repouso. Sinais inflamatórios como eritema, edema ou aumento da temperatura articular não são comuns na OA, mas há a possibilidade de episódios no decorrer da doença. Rigidez matinal fugaz, em torno de 30 minutos, pode estar presente.

Ao exame físico, o paciente usualmente refere dor à palpação da articulação acometida. A crepitação articular apresenta-se com frequência, resultante da irregularidade das cartilagens oponentes.

Nas mãos, a OA predomina no sexo feminino, com fator hereditário importante. Os nódulos de Heberden nas interfalangianas distais e os nódulos

188 Livro de Bolso de Geriatria

de Bouchard nas proximais são característicos. Uma forma erosiva e infla-matória da doença (doença de Crain) pode se apresentar em alguns pacientes com deformidades importantes e início agudo e simétrico.[7] A rizoartrose (na primeira articulação carpometacarpiana) está frequentemente associada a atividades que demandam trabalhos manuais. A OA de joelhos (gonartrose), também de predomínio no sexo feminino, tem forte relação com obesidade. Cursa, comumente, com distúrbios biomecânicos, principalmente o varis-mo de joelhos virados para fora. Ao exame físico pode-se ainda observar aumento do volume articular, limitação à extensão e crepitação palpável à flexo-extensão. A OA de coxofemoral (quadril) é uma das formas mais inca-pacitantes e, até os 50 anos, é mais frequente em homens. O impacto femu-roacetabular, decorrente de pinçamento ou de Came, pode ser a causa da OA de quadril. Ao exame físico nota-se, principalmente, dor à rotação interna do quadril. O paciente, evolutivamente, apresenta dificuldade da marcha. Já a osteoartrite de coluna vertebral envolve articulações interapofisárias e pode estar associada ao envolvimento secundário de raízes nervosas, com sintomas variando de acordo com o nível das lesões. Diagnóstico diferencial importante ocorre com a hiperostose senil anquilosante (DISH).

Diagnóstico

A radiografia, apesar de ser de importância tanto no diagnóstico quanto na avaliação do grau de comprometimento articular, muitas vezes apresenta dissociação da clínica; especialmente na OA de coluna. Assim, ao se fazer o diagnóstico da OA deve-se levar em consideração, principalmente, o quadro clínico do paciente.

Quando a osteoartrite acomete joelhos e mãos, e tem apresentação clássica, o diagnóstico pode ser feito através de boa anamnese e exame físico, não sen-do necessário a realização de radiografia.

Os achados na radiografia simples mais encontrados na OA são a redução do espaço articular de maneira assimétrica, esclerose do osso subcondral, oste-ófitos e cistos subcondrais.[8] A Ressonância Nuclear Magnética e o Ultrassom são utilizados na tentativa de se observar alterações precoces ou no diagnós-tico diferencial. No entanto, não há recomendação para realização na prática clínica diária.

Exames laboratoriais apresentam pouca valia no diagnóstico da osteoartri-te, mas são importantes na avaliação global do paciente. Hemograma, testes bioquímicos e provas de atividade inflamatória não apresentam alterações nesta doença e devem ser solicitados caso haja necessidade de se realizar diagnóstico diferencial ou de avaliação para a prescrição da terapia farmacológica.[9]

Critérios de classificação do Colégio Americano de Reumatologia (ACR) para OA de mãos, joelhos e coxofemorais foram definidos, sendo a dor um sintoma mandatório. Somente alterações radiográficas não podem ser utilizadas para se estabelecer a doença.[10]

Diagnóstico diferencial

De fato, dependendo do sítio de acometimento, a osteoartrite eventualmente simula outras doenças, como as microcristalinas e até artrites infecciosas, nos joelhos. Nas mãos, ocasionalmente mimetiza artrite psoriásica e, mais raramente, artrite reumatoide. Daí a importância de uma boa anamnese, da análise da faixa etária do paciente, da ausência de sinais sistêmicos, e a característica da dor.

Tratamento

O tratamento da osteoartrite tem como objetivo o alívio da dor, reduzir a progressão da doença, manter a mobilidade e restringir, o máximo possível, a incapacidade funcional. Assim, deve ter uma abordagem multifatorial, pois a prescrição medicamentosa isolada não é suficiente para o controle ideal da doença.

Tratamento não farmacológico

As medidas não farmacológicas são fundamentais para o tratamento do paciente com OA e incluem a educação e motivação do mesmo e de seus cuidadores. Exercícios físicos regulares e individualizados que não sobrecarreguem a articulação, fortalecimento muscular e redução de peso têm grande valia, respectivamente, na OA de joelhos e quadril e coluna. Quando necessário, podem ser prescritas órteses e equipamentos de auxílio à marcha e equilíbrio, especialmente as bengalas; além de calçados ortopédicos. Agentes físicos como a termoterapia ajudam a minimizar a dor.[10-13]

Tratamento farmacológico

O uso de analgésicos, como o paracetamol (1,5-3,0 g/dia), está indicado como tratamento, embora pouco efetivo no manejo da dor. Seu uso é contraindicado em pacientes com hepatopatia. Anti-inflamatórios não esteroidais (AINEs) tópicos podem aliviar os sintomas, com pequeno risco de efeitos adversos, especialmente na OA de mãos e joelhos. Nos casos que não apresentam resposta aos analgésicos ou AINEs tópicos, ou na vigência clínica de sintomas inflamatórios, o uso de anti-inflamatórios não esteroidais (AINEs), seletivos de COX-2 ou não seletivos, está indicado. Esses últimos devem ser sempre acompanhados de proteção gástrica, preferencialmente um inibidor da bomba de prótons. Aqueles pacientes que apresentam contraindicação ao uso de AINEs ou não responsivos, podem se beneficiar do uso de opioides fracos. A infiltração com corticoesteroide, preferencialmente a triancinolona hexacetonida, pode ser indicada nos quadros de persistência de sinais inflamatórios importantes, porém, com ressalvas. O ácido hialurônico intra-articular (viscossuplementação), especialmente utilizados em OA de joelhos e quadril, pode reduzir a dor e melhorar a mobilidade por até, cerca de 1 ano.[11-13]

Alguns fármacos têm sido propostos com o objetivo de modificar a evolução da osteoartrite, no entanto as evidências baseadas em estudos controlados ainda não são suficientes. Assim, são consumidos também como sintomáticos de ação duradoura. Estão disponíveis em nosso mercado os extratos insaponificáveis de soja e abacate, a diacereína e o sulfato de glucosamina (1.500 mg/dia em dose única) e a condroitina. No Brasil, a cloroquina esta sendo utilizada com bons resultados, em especial na OA erosiva de mãos. Bifosfonatos tem sido estudados no tratamento da osteoartrite, assim como o transplante autólogo de condrócitos.[10-13]

Nos casos de falha do tratamento conservador, naqueles pacientes com perda progressiva da funcionalidade, a avaliação de indicação cirúrgica no tempo certo (artroplastia, artrodese, osteotomia ou desbridamento artroscópico) é de suma importância.[10]

A maioria dos pacientes com osteoartrite são idosos, não raro, com comorbidades. O conhecimento e escolha da melhor terapêutica (farmacológica e não farmacológica) voltada para esse perfil de paciente é primordial para sua segurança e melhora da qualidade de vida.

Referências bibliográficas

1. Coimbra IB. Osteoartrite (Artrose). In: Lopes AC, Ward LS, Guariento ME. Medicina Ambulatorial, primeira edição. São Paulo: Atheneu;2006. 693-9.
2. Giorgi RDN. A osteoartrose na prática clínica. Temas de Reumatologia Clínica. 2005; 6(1):17-30.

Osteoartrite 191

3. Zhang Y, Jordan JM. Epidemiology of Osteoarthritis. Clin Geriatr Med. 2010 August; 26(3): 355-69.

4. Felson DT, Lawrence RC, Dieppe PA, et al. Osteoarthritis: new insights. Part 1: the disease and its risk factors. Ann Intern Med. 2000; 133(8):635-46.

5. Neogi T, Zhang Y. Update on Osteoarthritis prevention. Curr Opin Rheumatol.2011; 23:185-91.

6. Bland JH, Cooper SM. Osteoarthritis: a review of the cell biology involved and evidence for reversibility. Management rationally related to known genesis and pathophysiology. Semin Arthritis Rheum.1984; 14(2):106-33.

7. Crain DC. Interphalangeal osteoarthritis. JAMA.1961; 175:1049-53.

8. Hannan MT, Felson DT, Pincus T. Analysis of the discordance between radiographic changes and knee pain in osteoarthritis of the knee. J Rheumatol. 2000; 27(6):1513–7.

9. Dieppe PA, Lim R. Clinical features and diagnostic problems. In: Klippel JH, Dieppe PA. Rheumatology, vol 2, second edition. London: Mosby int;1998. 8-3. 1-8-3. 16.

10. Coimbra IB, Pastor EH, Greve JMD, Puccinelli MLC, Fuller R, Cavalcanti FS et al. Consenso Brasileiro para o tratamento da osteoartrite (artrose). Rev Bras Reumatol. 2002; 42:371-4.

11. Bannuru RR, Osani MC, Vaysbrot EE, Arden NK, Bennell K, Bierma-Zeinstra SMA, et al. OARSI guidelines for the non-surgical management of knee, hip, and polyarticular osteoarthritis. Osteoarthritis and Cartilage 27 (2019) 1578-89.

12. Hochberg MC, Altman RD, April KT, Benkhalti M, Guvatt G, McGowan J, et al. American College ofRheumatology 2012 recommendations for the use of nonpharmacologic and pharmacologic therapies in osteoarthritis of the hand, hip and knee. Arthritis Care Res (Hoboken). 2012:64(4):455-74.

13. Kolasinski SL, Neogi T, Hochberg MC, Oatis C, Guyatt G, Block J, et al. 2019 American College of Rheumatology/Arthriti Foundation Guideline for the Management of Osteoarthritis of the Hand, Hip, and Knee. Arthritis Care & ResearchVol. 72, No. 2, February 2020,149-62.

capítulo 23

Infecção Urinária em Idosos

Lílian de Fátima Costa Faria

Introdução

O aumento da população idosa é uma realidade e um desafio para as políticas de saúde pública. A velocidade com que ocorre o processo de envelhecimento, a transição demográfica e todas as consequências dessas mudanças são motivo de preocupação e um estímulo para a sociedade científica, pois essa precisará se antecipar as necessidades que surgem desse aumento da longevidade.

No Brasil, considera-se idoso o indivíduo com 60 anos ou mais e, segundo o Instituto Brasileiro de Geografia e Estatística (IBGE), em 2021 já eram mais de 28 milhões, com uma expectativa de vida de 76,6 anos em 2018.[1]

Se comparados à população geral, os idosos apresentam maior quantidade de eventos que contribuem para aumentar a morbidade. Os fatores mais relevantes são a associação de doenças crônicas, maior susceptibilidade a procedimentos, internações, complicações, infecções e as limitações da capacidade funcional.[2]

Infecções são consideradas intercorrências clínicas graves em idosos. Provocam uma em cinco mortes e uma em 10 hospitalizações em pessoas com mais de 65 anos.[3] A imunossenescência, alterações anatomofuncionais, doenças crônicas associadas, procedimentos diagnósticos e terapêuticos invasivos, o fato de viverem mais isolados e a perda de capacidade funcional são fatores que aumentam a suscetibilidade dos idosos às infecções.[4-6]

A infecção urinária é uma das infecções mais prevalentes em idosos e apresenta características peculiares nessa população. Causa frequente de infecção hospitalar e importante fator desencadeante de septicemia entre idosos hospitalizados.[4,7,8] Define-se infecção urinária como a invasão das vias urinárias por microrganismos, podendo colonizar a urina ou invadir os tecidos do trato urinário, provocando infecção.[9]

193

Epidemiologia

A Infecção urinária ocorre em qualquer faixa etária, mas, existe evidência de maior frequência em mulheres com duas vezes mais chances de desenvolver infecção urinária que os homens.[10]

Com o envelhecimento observa-se aumento da prevalência de infecção urinária em ambos os sexos devido a mudanças estruturais, alteração dos mecanismos de defesa, senescência do sistema imunológico, perda da capacidade funcional, doenças crônicas, nefrolitíase, neoplasias, situações de imobilidade, doenças neurodegenerativas que alteram a cognição e prejudicam a higiene pessoal, uso de cateter vesical por longos períodos, consumo frequente de antibióticos, desidratação, *diabetes mellitus*, hipertensão arterial sistêmica, cardiopatias, emprego de diuréticos, incontinência urinária e fecal.[10-13]

Considera-se infecção urinária como a infecção mais prevalente na população geriátrica, sendo causa importante de septicemia.[4,7] O Uso de antibióticos para o tratamento e controle da infecção é muito frequente e promove alterações na flora bacteriana com a seleção de cepas com alto grau de resistência antimicrobiana.[9] A Infecção urinária torna-se responsável por 15,5% das hospitalizações e 6,2% dos óbitos nos indivíduos com mais de 65 anos.[10]

Observa-se sua presença em aproximadamente 10% dos homens e 20% das mulheres com mais de 60 anos. Em comunidades fechadas a prevalência de bacteriúria assintomática é ainda maior, variando de 15 a 40% nos homens e de 25 a 50% nas mulheres. Estima-se que 20% dos casos decorram de infecções urinárias recorrentes em mulheres acima de 60 anos.[3,14]

Classificação

Classifica-se a infecção do trato urinário de diversas formas:

Localização

Trato urinário alto ou baixo: refere-se ao acometimento de cavidades pielocaliciais ou somente uma infecção limitada a bexiga.[9]

Frequência

Esporádica ou recorrente: relaciona-se a frequência com que ocorre a infecção, sendo esporádica quando se limita a até dois episódios em um ano e recorrente o quando ocorrem três ou mais episódios no período de um ano, podendo ainda ser recidivante (mesmo patógeno) ou reinfecção (patógenos diferentes).[15]

Gravidade

Complicada e não complicada: vincula-se a alterações estruturais do trato urinário e a extensão do acometimento.[9]

Sintomatologia

Assintomática ou sintomática: associa-se aos sintomas apresentados. Considerar uma avaliação detalhada nos idosos uma vez que esse pode apresentar sintomatologia atípica.[12]

Essa classificação é importante para definir a abordagem e a conduta terapêutica frente ao quadro clínico apresentado pelo paciente. Considerar a necessidade de propedêutica armada, escolha do antibiótico e a duração do tratamento.[9]

A bacteriúria assintomática (BA) é a presença de mais de 10^5 ufc/mL (unidades formadoras de colônia por mililitros) em urina de jato médio, porém sem sinais ou sintomas de infecção.[16] Mais de 30% dos pacientes não cateterizados e praticamente todos os cateterizados crônicos apresentam bacteriúria assintomática.[8,16] Observa- se prevalência de 20 a 35% entre homens e 20 a 50% entre mulheres e aumento da prevalência acima de 80 anos de idade. A literatura consultada sugere que a maioria das BA em idosos não requerem tratamento, contudo, atenção permanente às mínimas alterações clínicas torna-se importante, visto que é a causa mais comum de bacteremia com alto potencial para complicações tais como sepse e insuficiência renal.[3,16]

Diagnóstico

Quadro clínico

Sintomas clássicos como disúria, polaciúria, dor supra púbica, febre e bacteremia, alteração na coloração e odor da urina podem estar presentes, contudo, nos idosos, o quadro clínico se apresenta de maneira atípica retardando o diagnóstico. Prostração, confusão mental, desorientação, perda da capacidade funcional, urgência miccional, incontinência urinária, anorexia, adinamia, alterações discretas de temperatura, náuseas e vômitos e nos casos mais graves, manifestações sistêmicas como desidratação, hipotermia e sepse são frequentes.[10,12]

Urina tipo I

Análise dos aspectos físico, bioquímico e sedimento urinário. A presença de nitrito quando bactérias *Gram* negativas estão presentes e a estearase leucocitária quando há presença de leucócitos na urina podem sugerir infecção do trato urinário. No sedimento urinário atribui-se maior valor à piuria.[9,15]

Bacterioscopia de urina

Exame microscópico direto, em amostra de urina de jato médio centrifugada, após a coloração de Gram. A coloração de *Gram* é importante exame complementar em situações que não permitem a realização da urocultura. A presença de um microrganismo por campo microscópico de grande aumento corresponde a 95% de sensibilidade para bacteriúria significativa.[9,15]

Urocultura

Padrão ouro para o diagnóstico. A cultura qualitativa e quantitativa da urina tem objetivo de identificar e quantificar o possível agente etiológico da Infecção Urinária. Permite também testes de susceptibilidade necessários pelas crescentes falhas terapêuticas decorrentes de tratamentos empíricos, indicação antibiótica inadequada e formação de cepas multirresistentes. Bacteriúria significativa é confirmada na presença de urocultura com identificação e quantificação do número de colônias de um agente etiológico (Tabela 23.1).[9,15]

Tabela 23.1. Interpretação da urocultura segundo método de coleta da urina

Método de coleta de urina	Contagem de colônias
Urina de jato médio	100.000 ufc/mL
Idoso, ITU crônicas, ATB	10.000 ufc/mL
Cateterismo vesical	100 ufc/mL
Punção suprapúbica	Qualquer número

Fonte: Recomendações da Sociedade Brasileira de Patologia Clínica/Medicina Laboratorial (SBPC/ML): Boas Práticas em Microbiologia Clínica. Barueri, SP: Manole: Minha Editora, 2015.
ITU: infecção do trato urinário; ATB: antibiótico; ufc/mL: unidades formadoras de colônia dor mililitros.

As amostras submetidas a urocultura devem ser originadas de pacientes com sintomas de Infecção do trato urinário ou de assintomáticos com alto risco de infecção. Normalmente a urina é um fluido estéril, porém, pode tornar-se contaminada com a flora do períneo, próstata, uretra ou vagina. Cabe ao microbiologista assegurar métodos e procedimentos para que a amostra seja representativa e com o menor índice de flora normal possível. Deve garantir que os microrganismos estejam viáveis para o cultivo, que a amostra esteja protegida do meio ambiente e a semeadura realizada em meio de cultura que propicie o crescimento bacteriano e a contagem de UFC/mL (unidades formadoras de colônias por mililitros) do microrganismo que pode estar causando a Infecção Urinária.[9]

Existe uma prevalência de crescimento de microrganismos *Gram* negativos em uroculturas de pacientes com idade acima de 60 anos com predomínio de *E. coli* seguido por *P. Mirabilis e K. Pneumoniae* com diferentes prevalências a depender da população estudada e variações devido idade, sexo e condições de susceptibilidade do hospedeiro.[9,11,12,17] São encontradas taxas expressivas de microrganismos produtores de Beta lactamase de espectro estendido (ESBL).[17] A *Candida spp* também é patógeno frequentemente encontrado em urina de idosos tanto da comunidade como hospitalizados. Antibioticoterapia prévia, *diabetes*, cateterização crônica, imunodeprimidos e nas mulheres a colonização vaginal são fatores predisponentes para a colonização e infecção por *Candida spp*.[18]

Tratamento

As infecções constituem a maior causa de morte e ocorre crescente resistência bacteriana devido ao uso frequente e indiscriminado de antibióticos.

É consenso que todas as formas sintomáticas de Infecção urinária devem ser tratadas e o principal objetivo do tratamento é o desaparecimento dos sintomas.[12,15] A escolha do antimicrobiano, assim como tempo de uso irão depender dos fatores que determinaram a instalação da infecção urinária assim como a idade, a gravidade do quadro clínico e a identificação do agente etiológico, logo, sempre que possível o tratamento deve ser baseado em urocultura com antibiograma.[12,17]

Em uroculturas analisadas de origem da comunidade em populações idosas a literatura consultada aponta a *E. coli* como a principal agente responsável por Infecções do trato urinário com um perfil de susceptibilidade antibiótica bastante variável sendo a menor susceptibilidade encontrada em idosos do sexo masculino.[9,17] Outros agentes com significativa prevalência são *K. Pneumoniae, P mirabillis* e *E. Faecalis.*[11,13,17]

Bacteriúria assintomática

A literatura consultada não recomenda instituir antibioticoterapia para os quadros de bacteriúria assintomática. A indução de resistência bacteriana com repetidos ciclos de antibióticos e os efeitos adversos dessas drogas são um potencial risco se comparados aos benefícios de se tentar esterilizar a urina. Apenas algumas situações especiais devem ser consideradas para tratamento: pré-operatórios, antes de exames invasivos do trato genitourinário e nos diabéticos descompensados.[12,15]

De maneira geral não há antibiótico ideal para o tratamento das Infecções urinárias. Alguns fatores devem ser observados para a escolha da antibioticoterapia tais como o estado clínico do paciente e comorbidades que possam interferir na concentração, vida média e distribuição do antibiótico no organismo, alterando os resultados esperados do tratamento. Definir se a infecção é recorrente também é fator importante para a condução adequada do tratamento. Observar o perfil de sensibilidade do patógeno e os efeitos adversos da droga escolhida são outros fatores decisivos para a condução adequada do tratamento.[12,15]

ITU não complicada

Pacientes estáveis, ambulatoriais opta-se por antibióticos de espectro limitado: sulfametoxazol/trimetroprim, nitrofurantoínas, fluoroquinolonas. Não há necessidade de cultura para casos esporádicos e pode-se optar por dose única ou até três dias de tratamento.[12,15]

ITU complicada

Pacientes com quadro clínico exuberante e instável e quadros recorrentes é imperativo colher urocultura para investigação do agente e susceptibilidade aos antibióticos. O antibiótico de escolha para início de tratamento deve ser uma cefalosporina de terceira geração até a reavaliação com o resultado de urocultura. Recomenda-se tempo de 7 a 14 dias para tratamento conforme evolução clínica. Importante identificar os fatores de risco e corrigir as situações desencadeantes da infecção urinária recorrente. Uma investigação diagnóstica mais detalhada com avaliação bioquímica, propedêutica de imagem e reavaliação do esquema terapêutico apoia uma condução assertiva para esses casos.[12,15]

ITU em pacientes cateterizados

A troca do cateter e a coleta de urocultura é necessária antes de iniciar tratamento com antibioticoterapia empírica. O tempo de uso de cateter urinário é fator principal para o aparecimento de infecção urinária. Em pacientes com cateterização crônica ocorre a formação de biofilme composto por microrganismos e produtos celulares que induzem a resistência bacteriana e colonização por flora polimicrobiana. O microrganismo mais frequente é a *E. Coli*,[11,15] mas o *Proteus mirabilis* também é bastante encontrado nessas situacões.[15] A *Klebsiella pneumoniae, enterococcus* spp, *Staphylococcus* coagulase negative e *Candida albicans* também são microrganismos isolados em uroculturas de pacientes cateterizados.[11,13,15]

Coadjuvantes

Manter boa hidratação estimular deambulação, retirada da fralda e medidas de higiene apontam com fatores positivos para a prevenção e controle de infecção urinária.[10] Parcimônia na indicação de passagem de cateter vesical, neutralização do pH urinário e uso de estrogênio tópico em mulheres na pós menopausa são indicados como medidas para diminuir o aparecimento de infecção urinária em idosos.[12] Incentivar o controle das doenças crônicas, principalmente o *diabetes mellitus* e a doença renal crônica também são medidas para prevenir as infecções do trato urinário.[10,11]

Referências bibliográficas

1. Instituto Brasileiro de Geografia e statistica IBGE – Projeções Populacionais [Internet].2022[cited 2022 jul 11]. Available from: https://www.ibge.gov.br/estatísticas--novoportal/sociais/população.
2. Veras R. Envelhecimento populacional contemporâneo: demandas, desafios e inovações. Revista de saúde Pública, 2009; 43(3): 548-54.
3. Moran D. Infections in the elderly. Top Emerg Med 2003 May; 25(2): 174-81.
4. Villas Bôas PJF, Ruiz T. Ocorrência de infecção hospitalar em idosos internados em hospital universitário. Rev Saúde Pública 2004; 38(3): 372-8.
5. Molinari KM. Avaliação da prevalência, fatores de risco e agente etiológico da infecção do trato urinário em idosos institucionalizados. Um protocolo de atendimento. Tese (Mestrado) Escola Paulista de Medicina, São Paulo, 2004.
6. Starling CEF. Infecções hospitalares no idoso. In: Rocha MOC, Pedroso ERP, Santos AGR. Infectologia geriatric. São Paulo: Fundo Editorial BIK; 1997. p362-89.
7. Faria LFC, Silvestre FI, Seman AP, Pires SL, Gorzoni ML. Perfil de infecção Hospitalar em Instituição de Longa Permanência. Gerontologia. 2004; 12:64
8. Lucchetti G, Silva AJ, Ueda SMY, Perez MCD, Mimica LMJ. Infecções do trato urinário: análise da frequência e do perfil de sensibilidade dos agentes causadores de infecções do trato urinário em pacientes com cateterização vesical crônica. J Bras Patol Med Lab 2005 Dec; 41(6): 383-9. Disponível em: http://www.scielo.br/scielo.php?script=sci_arttext&pid=S1676-24442005000600003&lng=en&nrm=iso.
9. Faria LFC. Perfil microbiano de urocultura de pacientes institucionalizados. Dissertação Mestrado. São Paulo: Faculdade de Ciências Médicas da Santa Casa de São Paulo, 2010.

10. Silva JLA, Fonseca CD, Stumm EMF, Rocha RM, Silva MR, Barbosa DA. Fatores associados à infecção de trato urinário em instituição de Longa Permanência para idosos. REV Bras Enferm. 2021;74(suppl 2): 1-7. Disponível em: https://doi.org/101590/0034-7167-2020-0813 (11 jul. 2022).
11. Altunal N, Willke A, Hamzaoglu O. Ureteral stent infections: a prospective study. Braz J Infect Dis. 2017;21(3): 361-4. Disponível na Internet: http://creativecommons.org/licenses/by-nc-nd/4.0/e http://dx.doi.org/10.1016/j.bjid.2016.12.004 (11 jul. 2022).
12. Silva LRS, Domingos PB, Nascimento TC, Macedo LF, Silva RT. Infecção do Trato Urinário em pacientes idosos em atendimento domiciliar: Prevalência, manifestações clínicas e tratamento. Eletronic Journal Scientific Collection,2020; vol.10: p1-9. Disponível na internet: https://doi.org/10.25248/reac.e3288.2020. (11 jul. 2022).
13. Bizo M, Ribeiro RC, Ruiz PB, Albertini SM, Poletti NA, Werneck AL. et al. Recorrência da internação por infecção do trato urinário em idosos. Enferm Foco, 2021; 12(4):7 67-72. Disponível na internet: https://doi.org/10.21675/2357-707X2021v12.n4 4562 (11 jul. 2022).
14. Nicolle LE. Resistant pathogens in urinary tract infections. Jam Geriatr Soc 2002 Jul; 50: n7 S230-5.
15. Fabbri RMA, Pires SL. Infecção do trato urinário. In: Freitas EV, Py L. Tratado de geriatria e gerontologia. 3a ed. Rio de Janeiro: Guanabara Koogan; 2011. P.744-51.
16. Nicolle LE, Bentley D, Garibaldi R, Neuhaus E, Smith P. Antimicrobial use in Long – Term-Care Facilities- SHEA Position Paper. Infect Control Hosp Epidemiol 1996 Febr; 17(2): 119- 28.
17. Venturieri VR, Masukawa II, Neves FS. Suscetibilidade a antimicrobianos de bactérias isoladas de culturas de urina provenientes do Hospital Universitário da Universidade Federal de Santa Catarina Arq. Catarin. Med. 2019 jan-mar; 48 (1): 155-72.
18. Duque CM, Sanchez DM, Gaviria A, Acosta AV, Gómez B, Gómez OM et al. Caracterización de Candida spp. Aisladas a partir de urocultivos en la ciudad de Medellín. Infectio 2020; 24(4): 217-23.

Leitura recomendada

Brasil. Agência Nacional de Vigilância Sanitária – Medidas de prevenção de infecção Relacionadas à Assistência à Saúde. Brasília: Anvisa, 2017.

Recomendações da Sociedade Brasileira de Patologia Clínica/Medicina Laboratorial (SBPC/ML): Boas Práticas em Microbiologia Clínica. Barueri, SP: Manole: Minha Editora, 2015.

capítulo 24

Cuidados com a Próstata no Idoso

Celso de Oliveira

Hipertrofia benigna da próstata

Introdução

A hipertrofia benigna da próstata (HBP) é uma alteração histopatológica que afeta os homens com idade avançada, sendo o envelhecimento o principal fator de risco para o seu aparecimento.

O aumento do volume da próstata pode provocar o aparecimento de sintomas no trato urinário inferior (LUTS sigla em inglês) que geram impacto nas atividades diárias e na qualidade de vida (QdV) do paciente.

A prevalência da HBP definida clinicamente é de 10% nos homens com 50 anos, aumentando para cerca de 40% aos 70 anos de vida. Quando avaliada em análises de autopsias essa prevalência aumenta para 25% e 80%, respectivamente.[1]

Fisiopatogenia

A HBP determina alteração da micção devido a três fatores: um de ordem estática, caracterizado pelo crescimento da próstata que comprime a uretra dificultando o fluxo urinário por obstrução mecânica, um segundo fator, conhecido como alteração dinâmica, é condicionado pela contração da musculatura lisa da próstata e do colo vesical, aumentando a resistência ao fluxo urinário, e mediado pelo sistema nervoso autônomo simpático, pela estimulação dos receptores alfa-1 adrenérgicos; e um terceiro fator, vesical, decorrente de alteração na musculatura detrusora, secundária ao quadro obstrutivo, podendo causar hipertrofia do detrusor, trabeculações e divertículos na bexiga.

Geralmente, esses fatores atuam simultaneamente, às vezes com predomínio de um ou outro fator, resultando nos sintomas da LUTS[2].

Sintomatologia

O crescimento da próstata pode afetar o armazenamento urinário, dando sintomas denominados irritativos:
- Aumento da frequência urinária (polaciúria/noctúria/urgência miccional).
- Dor à micção (disúria).

E/ou alterar o esvaziamento vesical, levando aos sintomas chamados obstrutivos:
- Diminuição do fluxo urinário.
- Micção com esforço.
- Esvaziamento vesical incompleto.
- Hesitação para iniciar a micção.
- Intermitência/gotejamento de urina ao final da micção.
- Retenção urinária aguda.
- Incontinência por transbordamento ou paradoxal (grande volume residual). Existem pacientes com HBP sem sintomas urinários e não há correlação entre o volume da próstata e os sintomas apresentados.[2]

Noctúria

Definida como duas ou mais micções durante a noite, a noctúria é um sintoma bastante frequente em pacientes com HBP. A sua incidência e prevalência aumenta com a idade, sendo encontrada em 35% dos casos em homens acima de 50 anos. É importante lembrar que, além da HBP, várias outras alterações clinicas podem causar noctúria.

Diagnóstico

O diagnóstico de HBP é baseado na história e quadro clínico referido pelo paciente. Para melhorar a quantificação e análise do impacto dos sintomas na qualidade de vida, foi desenvolvido o escore internacional de sintomas prostáticos (IPSS – sigla em inglês), que abrange diversas questões relacionadas com os hábitos urinários e uma relacionada à qualidade de vida. Por meio do IPSS os sintomas são quantificados em leves (0-7 pontos), moderados (8-19 pontos) e graves (20-35 pontos). Esses dados servem para orientar a definição do tipo de tratamento, pois pacientes com sintomas leves e moderados tendem a se beneficiarem mais com o tratamento clínico, enquanto os que têm sintomas graves obtêm melhores resultados com a cirurgia.[2]

Os exames complementares, como urina tipo I, urocultura, PSA, exame digital da próstata e ultrassonografia são importantes na confirmação do diagnóstico de HBP, bem como no diagnóstico diferencial com outras enfermidades do trato urinário.

A fluxometria urinária e avaliação ultrassonográfica do resíduo pós-miccional são exames que devem ser realizados, pois são não invasivos e de fácil execução.

No paciente idoso, é comum o resíduo pós-miccional e, quando ele se torna muito elevado, pode causar a perda urinária por transbordamento ou incontinência paradoxal. Nesses casos o paciente refere micção espontânea, porém não consegue esvaziamento vesical satisfatório. Em alguns casos, pode até levar à insuficiência renal, pós-renal, devido ao aumento da pressão intravesical.

O tratamento tem como objetivo eliminar e/ou diminuir os sintomas, melhorar a qualidade de vida e prevenir possíveis complicação da obstrução infravesical (OIV) a médio e longo prazo.

O caráter crônico e progressivo da HBP sinaliza para a importância do início do tratamento clinico na época adequada, preferencialmente antes que ocorra alterações deletérias no trato urinário.

A avaliação urodinâmica é o único método capaz de confirmar a presença de OIV. Está indicada em pacientes com LUTS quando houver morbidades associadas (demência/AVC/*diabetes*/quadro neurológico), pós-retenção urinária aguda, pacientes jovens com sintomas miccionais, persistência dos sintomas após tratamento cirúrgico.

É importante no seguimento de tratamento clínico, pois fornece dados objetivos sobre melhora do fluxo urinário e da pressão vesical durante o esvaziamento da bexiga.

Tratamento

As opções terapêuticas consistem em:
- Observação e acompanhamento clínico, sem medicação.
- Terapia medicamentosa (alfa-bloqueador, inibidor da 5-alfa-redutase, fitoterápicos, terapia combinada).
- Terapia minimamente invasiva (termoterapia/ablação com agulha, ultrassom de alta intensidade, endoprótese).

- Cirurgia (ressecção endoscópica, laser, adenomectomia).

Cerca de 30% dos pacientes com HBP apresentam sintomas, principalmente de polaciúria e noctúria, causando impacto importante na qualidade de vida (QdV), tanto na atividade diária, quanto no padrão de sono sendo, portanto, candidatos a algum tipo de tratamento.[3]

Dos 70% assintomáticos, muitos apresentam alteração miccional, com diminuição da fluxometria, resíduo pós-miccional elevado e espessamento da musculatura da bexiga, o que os tornam também candidatos a algum modo de tratamento, mesmo sem terem queixa clínica significativa. É comum ouvir-se de pacientes a frase: "Eu já me acostumei com essa maneira de urinar", para justificar alterações miccionais devido ao crescimento da próstata.[4]

No paciente geriátrico, muitas vezes o tratamento cirúrgico está contraindicado devido às condições clínicas do mesmo. Nesses casos, se faz necessário a tomada de medidas paliativas, como cateterismo vesical intermitente, ou até mesmo o uso de sonda vesical de demora e se essa for definitiva deve-se optar pela realização de cistostomia suprapúbica, que é mais confortável para o paciente e com menor chance de causar infecção urinária ou do trato genital.

Complicações da HBP

Quando não tratada adequadamente, a HBP pode apresentar complicações no trato urinário, como: retenção urinária aguda (2%-10%); litíase vesical; infecção urinária (5%-8%); insuficiência renal (2%-3%); hematúria; deterioração da musculatura detrusora devido à sua hipertrofia e deposição de colágeno entre as fibras musculares.[1]

Adenocarcinoma da próstata

Introdução

É o tumor maligno mais frequente no homem idoso, excluindo-se o câncer de pele.

Tem crescimento lento e indolente e muitos pacientes morrerão de outras doenças, mesmo sendo portadores de câncer de próstata.

Está relacionado a fatores predisponentes, como:

- Hereditariedade: é 2,5 vezes mais frequente quando o paciente tem pai ou irmão com câncer de próstata.
- Idade: cresce exponencialmente com a idade, mais frequente a partir da 5ª década, a ponto de 8 em cada 10 homens com 80 anos de vida desenvolverem um tumor da próstata.
- Dieta: alimentos gordurosos podem aumentar a biodisponibilidade de testosterona e desse modo facilitar o desenvolvimento de tumor, enquanto dieta rica em verdura, frutas, legumes e grãos não apresentam o mesmo perfil.

A existência de fatores protetores é muito discutida e ainda não está totalmente comprovada, embora existam trabalhos mostrando que substâncias como:
- Betacaroteno: licopeno; selênio; soja e vitamina E possam exercer um papel de proteção contra o câncer da próstata.[5]

Sintomatologia e diagnóstico

O câncer de próstata cresce lentamente e quase sempre não dá sintomas, a não ser em sua fase avançada, muitas vezes com metástases.

Por isso que o toque retal para a avaliação da textura prostática e detecção de eventual nódulo, associado à dosagem do antígeno prostático específico (PSA) sanguíneo são exames importantes na detecção precoce desse tipo de tumor e devem ser realizados em todo homem após 45 anos de idade.

Caso o PSA encontre-se elevado e/ou exista algum nódulo prostático está indicada a realização de biopsia transretal da próstata, guiada por ultrassom e com sedação anestésica.

Antes do advento do PSA, na década de 80, 80% dos tumores de próstata eram diagnosticados em estádio avançado, já com metástases. Atualmente, com a realização rotineira da dosagem do antígeno prostático, 76% dos tumores são diagnosticados em sua fase inicial, restritos à glândula prostática e passíveis de tratamento com cura.

A ressonância magnética tem valor importante na indicação de biópsia em casos suspeitos, pois além de poder detectar áreas com características tumorais, pode classificá-las por meio da escala de *Prostate Imaging Reporting and Data System* (PIRADS).

A cintilografia óssea de todo o esqueleto é exame importante quando existe a suspeita de metástases à distância, pois essas ocorreram preferencialmente nos ossos.

Tratamento

Uma vez confirmado o diagnóstico, se o tumor estiver restrito à glândula, o tratamento pode ser cirúrgico, com a realização de prostatectomia radical ou radioterapia.

A escolha vai depender a experiência do médico do paciente, após exposição detalhada das vantagens e desvantagens de cada método. Os estudos mostram que em longo prazo existe uma equivalência nos resultados.[6]

Nos casos em que o tumor já ultrapassou os limites da próstata, localmente ou à distância, o tratamento deve ser com bloqueio hormonal (periférico ou central), pois o câncer de próstata é hormônio dependente, e a privação hormonal causa degeneração celular.

A hormonioterapia também pode ser realizada em pacientes que apresente alguma contraindicação à cirurgia ou por qualquer razão não queira realizá-la.

A observação clínica, apenas, sem instituir qualquer tipo de terapia, está indicada em pacientes com tumores de baixo grau e/ou com idade mais avançada (acima de 80 anos), pois sendo o câncer de próstata de evolução lenta, normalmente não leva o paciente à morte.

Referências bibliográficas

1. Gravas S, Cornu JN, Drake MJ, Gacci M, Gratzke C, Herrman TRW, et al. EAU GUIDELINES OFFICE. ISBN/EAN:978-94-92671-02-0. European Association Urology 2018.
2. Kirby R, Lepor H. Evaluation and nonsurgical management of benign prostatic hyperplasia. In Campbell-Wash Urology, ed 9a. Philadelphia: Saunders-Elsevier 2007:2773-5.
3. Lepor H, Williford WO, Barry MJ, Haakenson C, Jones K. The impact of medical therapy on bother due to symptoms quality of life and global outcome and factors predicting response. Veterans Affairs Cooperative Studies Benign Prostatic Hyperplasia Study Group. J Urol. 1998; 160; 1358-67.
4. Narayan P, Evans CP, Moon T. Long-term safety and efficacy of tamsulosin for the treatment of lower urinary tract symptons associated with bening prostatic hyperplasia. J Urol. 2003; 170:498-502.
5. Leite KR, Lopes LH. Câncer de Próstata Epidemiologia, Patologia e Estadiamento. Em: Maluf F, Buzaid AC, Arap S. Câncer Genitourinário – tratamento multidisciplinar. São Paulo: Dendrix Ed e Design, 2007. 4-15.
6. Arap S, Arap M, Pontes JE. Tratamento Cirúrgico do Câncer de Próstata. Em: Maluf F, Buzaid AC, Arap S. Câncer Genitourinário – tratamento multidisciplinar. São Paulo: Dendrix Ed e Design, 2007. 42-52.

capítulo 25

Anemia no Idoso

Rodolfo Delfini Cançado

Introdução e contextualização

O envelhecimento populacional, que ocorre de maneira vertiginosa desde o início do século XX nos países desenvolvidos, trouxe para o Brasil, a partir dos anos 1960, um dos maiores desafios para a saúde pública contemporânea.[1-3] Segundo a Organização Mundial da Saúde (OMS), estima-se que o número de pessoas com mais de 60 anos (somando-se todas as regiões do planeta) passará de 900 milhões (12% da população) em 2015 para 2 bilhões (22% da população) em 2050.

Dois fenômenos epidemiológicos foram determinantes para essa transição demográfica: a redução da mortalidade e, principalmente, o declínio progressivo da fecundidade na segunda metade do século passado. Esse rápido e progressivo aumento do contingente de adultos e idosos foi o responsável pela mudança no perfil de doenças no mundo, ou transição epidemiológica, predominando as condições crônicas de acometimento da saúde.[4]

De maneira geral, a presença de pelo menos uma condição crônica ocorre em mais de 80% dos idosos, e pelo menos 40% desses indivíduos apresentam, simultaneamente, múltiplas doenças (multimorbidade). O maior impacto das condições crônicas na saúde do idoso é o prejuízo funcional para a realização de suas atividades básicas de vida. Nesse sentido, a saúde não deve ou não pode mais ser medida pela presença ou não de doenças, mas sim pelo grau de preservação da capacidade funcional, determinando então um envelhecimento bem ou mal sucedido.[1,2]

Anemia: definição

Anemia é a alteração hematológica mais comumente encontrada na prática médica e definida como um sinal ou manifestação de doença subjacente, e não como entidade clínica em si mesma. Isso quer dizer que a anemia não representa um diagnóstico definitivo e, sim, um achado laboratorial que demanda criteriosa investigação diagnóstica detalhada história clínica e exame físico, seguidos da utilização de exames laboratoriais apropriados. Essa prática permite, na maioria dos casos, o diagnóstico correto da causa de anemia, possibilitando, portanto, tratamento adequado.[5,6]

Há mais de duas décadas, vários estudos clínicos vêm chamando a atenção da importância da anemia como fator independente de pior prognóstico com relação ao paciente bem como de pior prognóstico com relação à doença, ou seja, está associada com maiores taxas de morbidade e mortalidade, pior qualidade de vida e maus resultados com relação ao tratamento clínico, cirúrgico, quimioterápico e/ou radioterápico. Portanto, trata-se de uma condição patológica real, muitas vezes passível de tratamento, e não deve ser vista simplesmente como um parâmetro laboratorial anormal.[5-7]

Do ponto de vista fisiopatológico, o estado de anemia é decorrente da redução do número de hemácias ou da concentração da hemoglobina (Hb) circulante que, independentemente da sua causa, provoca diminuição da oxigenação tecidual consequente à menor capacidade de transporte de oxigênio (O_2) aos tecidos. Segundo os critérios propostos pela OMS, anemia é definida laboratorialmente como Hb menor do que 13 g/dL para os homens e de 12 g/dL para as mulheres.[8]

Anemia no idoso (AI): implicações clínicas e principais causas

O declínio dos níveis de Hb foi considerado até pouco tempo como uma consequência quase inevitável do envelhecimento. De acordo com estudos epidemiológicos, a anemia no idoso é em sua maioria leve (Hb entre 10 e 12 g/dL) o que a torna, muitas vezes, não devidamente valorizada ou erroneamente percebida como um problema menor, particularmente nos idosos com multimorbidade. Nesse sentido, a anemia, mesmo que leve, é clinicamente relevante nas pessoas idosas refletindo algum grau de comprometimento ou agravo à saúde e aumento da vulnerabilidade para desfechos adversos importantes, incluindo mortalidade.[1,6,8]

Segundo a OMS, a prevalência de AI é de 23,9% e essa taxa aumenta com a idade (podendo chegar a 60% em pessoas com mais de 80 anos) e com a presença de comorbidades como *diabetes*, insuficiência cardíaca, outras doenças cardiovasculares, processos inflamatórios e neoplásicos. Assim, AI é considerada um problema de saúde pública.[1,6,8]

A presença de anemia é um indicador de pior prognóstico com relação à doença, seja ela qual for, e traz como principais complicações ao paciente:

- Redução da saúde física, mental, emocional e funções cognitivas.
- Menor capacidade da regulação térmica e da função imunológica.
- Maiores percentuais de hospitalização.
- Aumento de mortalidade.

Principais causas da anemia no idoso

A AI geralmente tem múltiplas causas subjacentes e está frequentemente associada a mais de um fator predisponente.[1,8,9] As principais causas de AI estão relacionadas na Tabela 25.1.

Tabela 25.1. Principais causas e prevalência de anemia no idoso

Parâmetro	Prevalência
Anemia da Inflamação	30-60%
Deficiência de Ferro	15-30%
Deficiência de Vitamina B12/Folato	15-20%
Insuficiência Renal	8-12%
Causa desconhecida	20-30%

Anemia da inflamação

Anemia da inflamação (AInfla) é uma síndrome clínica caracterizada pelo desenvolvimento de anemia em pacientes com doença infecciosa, inflamatória ou neoplásica. Essa síndrome tem como aspecto peculiar a presença de anemia associada à diminuição da concentração do ferro sérico e do índice de saturação de transferrina e, paradoxalmente, ferritina sérica e quantidade do ferro medular normal ou aumentada. É a causa mais frequente de anemia em pacientes hospitalizados, particularmente quando se analisa pacientes com idade superior a 65 anos, e a segunda causa geral mais frequente de anemia, após a anemia por deficiência de ferro (ADFe). As principais entidades clínicas associadas à AInfla são: artrite reumatoide, doença de Crohn, doença renal crônica, insuficiência cardíaca, infecção, inflamação, câncer, trauma e cirurgia.[1,6,8-10]

Os três principais mecanismos envolvidos na etiopatogenia da AInfla são:
- Diminuição da sobrevida das hemácias.
- Resposta eritropoética inadequada frente a anemia associada à secreção inapropriadamente baixa de eritropoetina e à menor oferta de ferro à medula óssea resultando na incapacidade da medula óssea em aumentar sua atividade eritropoética suficientemente para compensar a menor sobrevida das hemácias.
- Distúrbio do metabolismo do ferro, que, sem dúvida, é o mecanismo mais importante. O estado pró-inflamatório ou "envelhecimento inflamatório" caracteriza-se pelo aumento da síntese de citocinas pró-inflamatórias (Interleucinas – IL-1, IL-6 e fator de necrose tumoral alfa), aumento da síntese de hepcidina, redução da autofagia secundária ao aumento de NF-κB (Fator Nuclear Kappa B) e aumento das espécies reativas de oxigênio que podem levar ao aumento da resposta do inflamassoma.

Via de regra, a AInfla é de intensidade leve a moderada (Hb entre 9 e 12 g/dL, raramente menor que 8 g/dL), com hemácias normocrômicas e normocíticas, embora em 30% dos casos sejam hipocrômicas e microcíticas. A contagem de reticulócitos é normal ou pouco elevada, ou melhor, inadequadamente aumentada com relação à intensidade da anemia.[5,8,10-12]

A concentração sérica da ferritina encontra-se normal ou aumentada. Entretanto, como a AInfla é considerada um estado inflamatório (agudo ou crônico), a ferritina, como uma proteína de fase aguda, pode apresentar valores normais ou elevados, porém, que não expressam de maneira real a quantidade de ferro do organismo. Portanto, esses pacientes podem apresentar deficiência de ferro com valores normais, e até mesmo elevados, de ferritina.[5,8,10-12]

Importante lembrar que não há nenhuma causa de ferritina baixa (< 30 ng/mL) do que deficiência de ferro, entretanto, o inverso não é verdadeiro.

Valores de ferritina entre 30 e 300 ng/mL devem ser interpretados com cautela na vigência de estado inflamatório, infeccioso ou neoplásico porque podem ocultar a deficiência de ferro associada. Nessas situações clínicas, a história clínica detalhada, exame físico e a dosagem de PCR (Proteína C Reativa) são de grande ajuda.[5,8,10-12]

Os testes laboratoriais bem como seus respectivos resultados para o diagnóstico diferencial entre AInfla, deficiência de ferro (DFe) e ADFe estão apresentados na Tabela 25.2. O conteúdo de hemoglobina reticulocitária (RetHe) é um bom indicador da quantidade de ferro disponível para a incorporação às hemácias jovens na medula óssea em tempo real e tem sido utilizada como importante biomarcador no diagnóstico diferencial entre AInfla e anemia por deficiência de ferro (ADFe).[5,8,10-12]

Tabela 25.2. Diagnóstico diferencial entre anemia da inflamação (AInfla), deficiência de ferro (DFe) e anemia por deficiência de ferro (ADFe)

Parâmetro	DFe	ADFe	AInfla	ADFe + AInfla
Hemoglobina (12-16 g/dL)	Normal	Diminuído	Diminuído	Diminuído
VCM (80-100 fL)	Normal	Diminuído	Diminuído	Diminuído
Índice de Saturação da Transferrina (20-45%)	Normal ou < 20	< 20	< 20	< 20
Ferritina (30-300 ng/mL)	< 30	< 30	< 300	30-300
RetHe (≥ 30 pg)	< 30	< 30	< 30	< 30
Proteína C reativa	Normal	Normal	Aumentado	Aumentado

IST: índice de saturação de transferrina; RetHe: conteúdo de hemoglobina reticulocitária; VCM: volume corpuscular médio. Modificada de Weiss et al.

Anemia por deficiência de ferro (ADFe)

A causa básica da deficiência de ferro é o desequilíbrio entre quantidade absorvida e consumo e/ou perdas, que ocorrem por diversas vias, resultando na redução do ferro corpóreo total, com exaustão dos estoques e algum grau de deficiência tissular. A deficiência de ferro, geralmente, resulta da combinação de dois ou mais fatores (Tabela 25.3).[1,8,9]

A deficiência androgênica é um cofator plausível de AI inexplicada especialmente em homens idosos. Recente estudo randomizado e controlado por placebo incluindo homens mais velhos com baixos níveis de testosterona (< 275 ng/dL) e anemia leve (Hb > 10 g/dL) observaram que a administração de gel de testosterona (1%) por 12 meses foi mais eficaz na corrigir a anemia do que placebo (em 58% *versus* 22% dos casos, respectivamente; p = 0,002). Possível explicação do aumento da Hb com o uso de testosterona deve-se ao fato da capacidade da testosterona de suprimir a produção de hepcidina e assim, subsequentemente, aumentar a absorção e mobilização de ferro para a eritropoese.[13,14]

212 Livro de Bolso de Geriatria

Tabela 25.3. Causas de deficiência de ferro

Aumento da necessidade de ferro	Diminuição da oferta ou da absorção de ferro	"Perda" de ferro
Crescimento	Baixa biodisponibilidade de ferro na dieta (prática vegetariana ou vegana)	Sangramento uterino anormal, cirurgia, trauma
Menstruação Gestação Lactação	Doenças inflamatórias intestinais, parasitose	Sangramento do trato gastrointestinal* ou geniturinário Hemólise intravascular (HPN, hemoglobinúria da marcha)
Terapia com eritropoetina	Gastroplastia, gastrectomia, gastrite atrófica, infecção pelo *H. pylori*, uso prolongado de antiácidos, inibidores de bomba de próton	Ácido acetil salicílico, anti-inflamatório não esteroidal, anticoagulante, antiagregante; doação de sangue, hemodiálise

A deficiência de vitamina D, frequentemente observados nos idosos, aumenta o risco de anemia. Possíveis mecanismos propostos para essa associação são: modulação de citocinas pró-inflamatórias, menor resposta da medula óssea à ação da eritropoetina e modulação dos níveis de hepcidina.[13,14]

A DFe em idosos é muitas vezes multifatorial e negligenciada. A ferritina sérica é o marcador mais confiável de DFe. Os níveis de ferritina tendem a aumentar no idoso por causa estado pró-inflamatório associada ao envelhecimento e de comorbidades, sobretudo insuficiência renal e insuficiência cardíaca (Tabela 25.2).[5,8,10-12]

O diagnóstico diferencial mais importante com ADFe é a talassemia beta menor. A Tabela 25.4 relaciona os principais parâmetros que auxiliam o diagnóstico diferencial entre essas duas entidades clínicas.

Tabela 25.4. Principais parâmetros que auxiliam o diagnóstico diferencial entre anemia por deficiência de ferro e beta-talassemia menor

Parâmetro	Anemia por deficiência de ferro	Beta-talassemia menor
N. glóbulos vermelhos	Diminuído	Normal ou aumentado
Hemoglobina	Diminuída	Normal ou diminuída
Volume corpuscular médio (VCM)	Diminuído	Diminuído
Red Cell Distribution Width (RDW)	Diminuído	Normal ou aumentado
Reticulócitos	Normal ou diminuído	Normal ou aumentado
Morfologia	Predomina hipocromia	Predomina microcitose, presença de ponteado basófilo
Índice de saturação da transferrina	Diminuído	Normal ou aumentado
Ferritina	Diminuída	Normal ou aumentada
Eletroforese de hemoglobina	Hb A2 normal ou diminuída	Hb A2 aumentada
Teste terapêutico com ferro	Positivo	Negativo

Quando investigar o trato gastrointestinal como causa de DFe e ADFe?

A avaliação do trato gastrointestinal (TGI) é parte integrante e obrigatória na investigação de qualquer paciente com ADFe, sobretudo de pacientes do sexo masculino e mulheres pós-menopausa. Na prática clínica, história de hematêmese, hematoquezia ou melena torna clara a necessidade de avaliação do TGI. Entretanto, na maioria das vezes, o paciente não percebe qualquer tipo de sangramento GI e a necessidade de investigação do TGI é determinada pela presença de DFe ou AFe e/ou pela observação de sangue oculto nas fezes. A anamnese bem feita procurando sintomas GI, perda de peso não intencional, cirurgia prévia, doença hepática, medicamentos, uso excessivo de bebida alcoólica, história familiar de sangramento auxilia no raciocínio clínico e investigação diagnóstica. É comum a presença de dois ou mais fatores que contribuem para o sangramento GI e aparecimento de DFe como, por exemplo, pessoa com esofagite de refluxo, duodenite em uso prolongado de ácido acetil salicílico; ou paciente com ectasia vascular ou doença diverticular de colón em uso de antiagregante plaquetário.[1,9]

Recomendações atuais quanto ao tratamento com ferro oral

O ferro é um elemento essencial para o bom funcionamento da maioria dos órgãos do organismo humano, desempenhando função central no metabolismo energético celular. Como maneira de proteção contra o excesso de ferro, uma vez que não há mecanismo fisiológico capaz de aumentar a excreção de ferro, a taxa de absorção de ferro é baixa (3% a 30%) por ação da hepcidina nos enterócitos duodenais. Desse modo, grande parte do ferro suplementar ingerido não é absorvido e é o responsável pelas taxas elevadas de eventos adversos (EAs) gastrointestinais (náusea, vomito, diarreia, obstipação, gosto metálico), sobretudo com a utilização dos suplementos com ferro na forma ferrosa.[5,15]

Estima-se que a ingesta de dose única de 100 mg a 200 mg aumenta a hepcidina sérica que persiste aumentada por 24 horas, retornando ao basal em até 48 horas. Quanto maior a dose diária de ferro, maior o aumento do nível sérico de hepcidina e, consequentemente, menor a taxa de absorção no dia seguinte.[9,16]

Na tentativa de vencer a ação inibitória da hepcidina, reduzir EAs e melhorar a tolerância e adesão ao ferro oral, tem-se recomendado:

- Dose única diária de ferro oral é preferível à dose fracionada. Sais ferrosos devem ser administrados pelo menos 30 minutos antes de uma refeição ou entre as refeições. Sais férricos podem ser administrados durante ou após uma refeição.
- É importante que o profissional de saúde tenha ciência da quantidade de ferro elementar presente nos diferentes medicamentos, pois essa varia consideravelmente de acordo com o composto utilizado ou disponível.
- Doses até 100 mg de ferro elementar, prescrever uma vez ao dia, diariamente.
- Doses > 100 mg 200 mg de Fe elementar, regime em dias alternados para maximizar a absorção de ferro, reduzir a taxa de EAs gastrointestinais e melhorar a tolerância ao tratamento. A taxa de absorção de ferro é

40%-50% maior em dias alternados *versus* dias consecutivos para doses entre >100 e 200 mg de ferro elementar.

- A duração do tratamento é de, no mínimo, 90 dias podendo chegar a mais de 6 meses, dependendo da intensidade da deficiência de ferro, da continuidade da perda de sangue, da ocorrência de EAs e, consequentemente, da adesão ao tratamento.
- Os principais critérios de boa resposta ao tratamento são: redução ou desaparecimento de sintomas relacionados à anemia já na 1ª ou 2ª semana de tratamento, e aumento da Hb a partir do 7º dia de tratamento. Espera-se um aumento de, pelo menos, 2 g/dL após 4 semanas de tratamento.
- Após o diagnóstico, recomenda-se solicitar nova dosagem de ferritina somente quando houver a normalização da Hb. A obtenção de valores de ferritina ≥ 30 ng/mL indica reconstituição das reservas normais de ferro e sinaliza a suspensão do tratamento.

Recomendações atuais quanto ao tratamento com ferro endovenoso

A via preferencial para o tratamento da AFe com ferro é a oral em função de sua efetividade e baixo custo. Entretanto, em situações de intolerância ao ferro oral ou falha de resposta (por exemplo, continuidade da perda de sangue, pós-gastroplastia, doença concomitante interferindo na resposta (doença renal crônica, doença inflamatória ou infecciosa associada, doença celíaca, gastrite atrófica autoimune e infecção pelo *Helicobacter pylori*), o tratamento com ferro endovenoso deve ser considerado.[17-21]

O objetivo do tratamento é o de corrigir a anemia e normalizar os estoques de ferro, ou seja, alcançar níveis de ferritina sérica maior que 30 ng/mL. Para isso, recomenda-se que a avaliação da resposta ao tratamento seja feita pelo hemograma, dosagem de ferro sérico, capacidade total de ligação de ferro e ferritina após 6 semanas da administração da dose total de ferro calculada para o paciente. Independentemente do produto utilizado, recomenda-se que a aplicação de ferro endovenoso (EV) seja feita em ambiente hospitalar ou, preferencialmente, em clínicas ou unidades de infusões com experiência na aplicação de medicamentos EV, por profissionais da área de enfermagem e com supervisão médica.[17,18]

Os principais medicamentos com ferro atualmente disponíveis e comercializados no Brasil são: sacarato férrico, carboximaltose férrica e a derisomaltose férrica.

Sacarato férrico

As principais orientações práticas para o uso de sacarato férrico Sacarato Férrico EV são:

- Para o cálculo da dose total em mg de ferro a ser reposta, pode-se utilizar a fórmula de Ganzoni: [Hb (g/dL) desejada Hb (g/dL) encontrada] × peso corporal (kg) × 2,4 + 500.
- Diluir o composto apenas em solução fisiológica (SF) a 0,9% [diluir cada ampola (5 mL, 100 mg) em 100 mL de SF].
- Respeitar o limite da dose máxima por aplicação que é de 200 mg (2 ampolas) e da dose máxima semanal que é de 600 mg.

Carboximaltose férrica e derisomaltose férrica

Ambos são produtos inovadores que combinam as vantagens do ferro dextran (alta estabilidade) com as do sacarato férrico (baixa imunogenicidade). Além da sua eficácia e segurança, outra vantagem importante desses dois produtos é a sua comodidade posológica, ou seja, podem ser administrados em altas doses em apenas uma ou duas infusões.[22,23] As Tabelas 25.5 e 25.6 apresentam o cálculo da dose de carboximaltose férrica e derisomaltose férrica, respectivamente.

Tabela 25.5. Cálculo da dose de carboximaltose férrica

Hemoglobina (g/dL)	Dose total de carboximaltose férrica*	
	Peso corporal > 35 e < 70 kg	Peso corporal ≥ 70 kg
< 10	1.500 mg	2.000 mg
≥ 10	1.000 mg	1.500 mg

*Dose máxima por aplicação por semana de 1.000 mg de ferro (20 mL) EV
*Doses > 15 mg/kg devem ser divididas em 2 infusões com intervalo de 7 dias
*Para dose de 500 mg, diluir em soro fisiológico 100 mL e infundir a solução em, pelo menos, 15 minutos. Para 1000 mg, diluir em soro fisiológico 200 mL e infundir a solução em, pelo menos, 30 minutos.
*Ferinject® solução para infusão de 100 mg/mL (frasco-ampola de 5 mL ou 10 mL)

Tabela 25.6. Cálculo da dose de derisomaltose férrica

Hemoglobina (g/dL)	Dose de derisomaltose férrica*	
	Peso corporal < 70 kg	Peso corporal ≥ 70 kg
≥ 10 e < 12	1.500 mg	2.000 mg
< 10	1.000 mg	1.500 mg

*Sempre que possível administrar a dose total na 1a infusão desde que não exceda a dose máxima permitida (> 20 mg de ferro/kg de peso corporal)
*Se a dose total > 20 mg/kg/peso: 2ª dose após ≥ 7 dias.
*Diluição ≥ 1 mg/ml por motivo de estabilidade. Para dose de 500 mg, diluir em soro fisiológico 100 mL e infundir a solução em, pelo menos, 15 minutos. Para dose ≥1.000 mg, diluir em soro fisiológico 200 mL e infundir a solução em, pelo menos, 30 minutos.
*Monofer® solução para infusão de 100 mg/mL em embalagem contendo 1 frasco-ampola de 5 mL ou 10 mL.

Anemia megaloblástica por deficiência de vitamina B12 (Cobalamina)

Anemia megaloblástica (AM) compreende um grupo de doenças caracterizadas pelo retardo de maturação do núcleo das células hematopoiéticas decorrente da insuficiência da síntese de DNA por bloqueio da conversão de monofosfato de uridina para monofosfato de timidina. AM tem como principal aspecto a eritropoese ineficaz, ou seja, a destruição intramedular de precursores eritropoéticos. O mesmo fenômeno também ocorre nas séries granulocítica e megacariocítica, o que justifica, além de anemia, a presença de leucopenia e plaquetopenia.[24,25]

O protótipo de AM é a anemia perniciosa caracterizada por deficiência de vitamina B12 (cobalamina) decorrente da falta de fator intrínseco, necessário à sua absorção, e comum em pessoas idosas.[24,25]

As principais causas de deficiência de vitamina B12 são:
- Atrofia gástrica.
- Doenças autoimunes (vitiligo, tireoidite de Hashimoto).
- Infecção pelo *H. pylori*.
- Gastroplastia, gastrectomia, ressecção intestinal.

218 Livro de Bolso de Geriatria

- Medicamentos (uso prolongado de antiácidos, inibidores de bomba de próton, biguanidas [metformina]).
- Bebida alcoólica.

AM caracteriza-se por anemia de início insidioso e, quando se intensifica, são habituais sintomas como: fraqueza, palpitação, dispneia e disfunção neurocognitiva. A pele adquire tonalidade amarelo-limão pela palidez associada à icterícia leve. Pode ocorrer atrofia das papilas linguais, com língua lisa e vermelha.[24,25]

A vitamina B12 atua como cofator na síntese de metionina e tetra-hidrofolato. A metionina é metabolizada em 5-adenosilmetionina, substância necessária para a metilação dos fosfolípides da bainha de mielina. As principais manifestações neurológicas do paciente com AM são: degeneração combinada subaguda da medula, polineuropatia periférica, neuropatia óptica e alterações neuropsiquiátricas.[24,25]

A deficiência de cobalamina pode ocasionar sonolência, perversão do paladar e do olfato, piora da acuidade visual; perda da memória, confusão, mudança de personalidade, parestesia, ataxia, demência ou psicose, impotência, incontinência urinária e fecal, convulsões, movimentos coreiformes e atetoides. Ao exame físico, é comum a constatação de alterações neurológicas como: sinal de Romberg, marcha atáxica, abolição da sensibilidade cinético--postural, abolição da sensibilidade vibratória, sensação parestésica nas mãos e atrofia do nervo óptico.[24-26]

Na maioria dos casos, a primeira suspeita do diagnóstico de AM costuma ser o achado do Valor Corpuscular Médico (VCM) aumentado (> 100 fL,), independentemente da presença ou ausência de anemia. Há outras condições que causam macrocitose além da AM, incluindo síndrome mielodisplásica, mieloma múltiplo, anemia aplástica, gravidez, uso excessivo de bebidas alcoólicas, doença hepática, hipotireoidismo e reticulocitose secundária à hemólise ou hemorragia.[27,28]

As alterações do sangue periférico e da medula óssea decorrentes da falta de ácido fólico e de vitamina B12 são indistinguíveis (megaloblastose), mas só a deficiência de vitamina B12 pode causar alterações neurológicas graves, às vezes irreversíveis, mesmo antes do aparecimento de anemia.

AM caracteriza-se pela hiperplasia eritroide com a presença de megaloblastos e metamielócitos gigantes (Tempka-Braun) à aspiração da medula óssea; são células grandes com núcleo imaturo e citoplasma já em hemoglobinização, isto é, com assincronia núcleo-citoplasmática. Os eritrócitos mostram anisopoiquilocitose acentuada, com macro-ovalocitose e, em casos graves, pontilhado basófilo, corpos de Howell-Jolly e anéis de Cabot; eritroblastos com núcleo megaloblástico podem ser vistos no sangue periférico. A contagem absoluta de reticulócitos é normalmente baixa frente ao grau de anemia. O sinal mais precoce de megaloblastose é o aparecimento no sangue periférico de neutrófilos hipersegmentados definidos quando o núcleo de mais de 5% dos neutrófilos tem mais de cinco lóbulos. Mesmo que haja a coexistência de deficiência de ferro, os neutrófilos hipersegmentados persistem no sangue periférico e os metamielócitos e bastonetes gigantes, na medula óssea.[25,27,28]

Observa-se aumento da bilirrubina indireta, do ferro sérico e da ferritina. A desidrogenase láctica (DHL) encontra-se marcadamente elevada, normalmente entre 1.000 e 5.000 U/L, podendo chegar a 10.000 U/l. A avaliação do trato gastrointestinal alto detecta a presença de gastrite atrófica e acloridria na maioria dos pacientes.

A presença de pancitopenia com reticulocitopenia, comum na AM grave, exige o diagnóstico diferencial com anemia aplástica, síndrome mielodisplásica e leucemia mielóide aguda. Algumas drogas antineoplásicas, particularmente antagonistas dos folatos e hidroxiuréia, podem induzir alterações megaloblásticas.[25,27,28]

Os achados laboratoriais diagnósticos incluem: evidência de deficiência sérica e tecidual de cobalamina; presença de anticorpos séricos dirigidos às células parietais, em 90% dos casos; anticorpos séricos dirigidos ao fator intrínseco, específicos para anemia perniciosa, em 60% dos casos; gastrina sérica elevada.[25,27,28]

A dosagem de vitamina B12 sérica é especialmente importante no diagnóstico da neuropatia secundária à deficiência dessa vitamina, que pode ocorrer mesmo na falta de alterações hematológicas evidentes. Tanto o ácido metilmalônico como a homocisteína sérica estão aumentados na deficiência de cobalamina e auxiliam na confirmação diagnóstica. A homocisteína também aumenta na deficiência de folato.[25,27,28]

Em resumo, anemia macrocítica associada a citopenia ou pancitopenia, contagem e reticulócitos diminuída, presença de neutrófilos hipersegmentados à citomorfologia periférica, DHL elevada e aumento das bilirrubinas sugerem fortemente o diagnóstico de AM. A dosagem de vitamina B12 e folato deve ser considerada assim como a investigação da(s) causa(s).

O tratamento consiste na administração intramuscular de cianocobalamina ou hidroxicobalamina em doses suficientes para a repleção dos estoques e suprir as necessidades diárias. Recomenda-se o uso de 1.000 µg diários por 7 a 10 dias, depois semanalmente até a normalização da hemoglobina e mensal ou bimensal até a correção da(s) causa(s) que determinaram a doença ou por toda a vida.[25,27,28]

As alterações megaloblásticas da medula óssea desaparecem após 12 horas do início do tratamento. A melhora dos sintomas já se inicia após a primeira dose de cobalamina, com notável sensação de bem estar; a reticulocitose é máxima entre 7 e 10 dias e a Hb normaliza-se em um a dois meses. As contagens de leucócitos e plaquetas normalizam-se em poucos dias, mas os neutrófilos segmentados persistem por 10 a 14 dias. A bilirrubina, o ferro sérico, e a DHL caem rapidamente. O tratamento pode desencadear hipopotassemia grave e, portanto, o potássio deve ser monitorizado e a reposição instituída, se necessária. A falta de uma resposta clínica e hematológica óbvia exige imediata reavaliação dos dados e a reconsideração do diagnóstico.

A neuropatia associada à deficiência de vitamina B12 pode ser desencadeada ou agravada quando se faz a reposição de folato de modo equivocado. Desse modo, a deficiência de cobalamina deve ser sempre excluída antes de se pensar na administração isolada de ácido fólico.[25,27,28]

Se houver forte suspeita clínica de AM por deficiência de vitamina B12, o tratamento deve ser instituído, independentemente da confirmação pelos testes laboratoriais específicos, sobretudo se houver manifestações neurológicas.[25,27,28]

Transfusão de hemácias pode ser necessária se o quadro clínico exigir imediata melhora da anemia, sobretudo quando a Hb estiver abaixo de 7 g/dL ou em idosos com Hb < 9 g/dL e disfunção cardíaca, pulmonar, insuficiência coronariana e/ou instabilidade hemodinâmica.[25,27,28]

Anemia de causa desconhecida

As principais situações de anemia de causa desconhecida ou não devidamente estudada são:

- Anemia inexplicada.
- Síndrome Mielodisplásica.
- Citopenia idiopática/clonal de significado indeterminado.
- Hematopoese clonal de potencial indeterminado (*CHIP*).

Síndrome mielodisplásica (SMD) caracteriza-se por um grupo de desordens hematopoiéticas clonais que ocorrem mais comumente em idosos, com idade mediana diagnóstico na maioria das séries de ≥ 65 anos. De fato, anemia isolada é frequentemente a primeira manifestação clínica da SMD de baixo risco, mas muitos casos suspeitos não são devidamente estudados com testes como: avaliação da medula óssea com biopsia, imunoistoquímica, mielograma, imunofenotipagem, cariótipo, citometria de fluxo e, se necessário, estudos moleculares relacionados.[29]

Estima-se que até 30% das anemias de causa desconhecida estejam relacionadas à SMD de baixo risco. Lembrando que, nesses casos, a anemia pode ser corrigida com o tratamento com eritropoietina ou com novos agentes inibidores da superfamília beta do fator de crescimento transformador de eritropoese (luspatercept).[29-31]

Evidências emergentes indicam que as alterações no sistema hematopoiético com o envelhecimento (declínio da produção de células sanguíneas, alterações da produção de quimiocinas/citocinas e no microambiente da medula óssea) são, em grande parte, devido à seleção de clones mutantes de tronco hematopoiético. A hematopoese clonal relacionada à idade pode ser detectada por estudos com testes específicos de leucócitos periféricos (*Next Generation Sequence*), mostrando a presença de mutações somáticas em certos genes-chave, tais como: DNMT3A, TET2, ASXL1, e outros também envolvidos em malignidades hematológicas. Tais mutações estão presentes em quase 10% de outras indivíduos saudáveis com 70 anos de idade (uma condição denominada "hematopoese clonal de potencial indeterminado [*CHIP*])", e sua prevalência tende a aumentar com o envelhecimento. Estudos moleculares em idosos com citopenias inexplicáveis suportam a hipótese de clonal hematopoese como o fenômeno subjacente em uma dos idosos com anemia e uma única mutação clonal (citopenia idiopática/clonal de significado indeterminado) que não preenchem todos os critérios diagnósticos de SMD.[32-35]

Considerações finais

- Anemia no idoso é frequente, requer atenção redobrada e não deve ser considerada normal para a idade, ou seja, consequência "fisiológica" do envelhecimento.
- Anemia, mesmo que leve, é clinicamente relevante nas pessoas idosas refletindo algum grau de comprometimento ou agravo à saúde e aumento da vulnerabilidade para desfechos adversos importantes, incluindo mortalidade.
- A deficiência de ferro é a causa mais comum de anemia no idoso e sua investigação clínica e laboratorial e, quando necessário e possível, endoscópica são de grande valia.
- O tratamento adequado da anemia no idoso melhora a qualidade de vida e é capaz de reduzir morbidade e mortalidade.

Referências bibliográficas

1. Girelli D, Marchi G, Camaschella C. Anemia in the Elderly. HemaSphere, 2018;2:1-10.
2. Christensen K, Doblhammer G, Rau R, et al. Ageing populations: the challenges ahead. Lancet 2009; 374:1196-208.
3. Carvalho JAM, Garcia RA. O envelhecimento da população brasileira: um enfoque demográfico. Cad Saúde Pública 2003; 19:725-33.
4. Shramm JMA, Oliveira AF, Leite IC, Valente JG, Gadelha AMJ, Portela MC et al. Transição epidemiológica e o estudo de carga de doença no Brasil. Cienc Saúde Coletiva 2004; 9:897:908.
5. Cançado RD, Chiattone CS. Anemia ferropênica no adulto: causas, diagnóstico e tratamento. Rev Bras Hematol Hemoter, 2010; 32:240-46.
6. Stauder R, Valent P, Theur I. Anemia at older age: etiologies, clinical implications, and management. Blood. 2018;131(5):505-14.
7. Merchant AA, Roy CN. Not so benign haematology: anaemia of the elderly. Br J Haematol. 2012;156(2):173-85.
8. Goodnough LT, Schrier SL. Evaluation and management of anemia in the elderly. Am J Hematol. 2014;89(1):88-96.
9. Camaschella C. Iron-deficiency anemia. N Engl J Med 2015; 372:1832-43.
10. Weiss G, Ganz T, Goodnough LT. Anemia of inflammation. Blood. 2019;133(1):40-50.
11. Cook JD. Diagnosis and management of iron-deficiency anaemia. Best Pract Res Clin Haematol 2005; 2:319-32.
12. Grotto ZWH. Diagnóstico laboratorial da deficiência de ferro. Rev Bras Hematol Hemoter, 2010; 32:22-8.
13. Ferrucci L, Maggio M, Bandinelli S, et al. Low testosterone levels and the risk of anemia in older men and women. Arch Intern Med 2006; 166:1380-8.
14. Alvarez-Payares J C, Rivera-Arismendy S, Ruiz-Bravo P, et al. Unexplained Anemia in the Elderly. Cureus 2021; 13(11): e19971.
15. Cançado RD, Lobo C, Friedrich JR. Tratamento da anemia ferropriva com ferro via oral. Rev Bras Hematol Hemoter. 2010;32(supl.2):114-20.
16. Moretti D, Goede JS, Zeder C, et al. Oral iron supplements increase hepcidin and decrease iron absorption from daily or twice daily doses in iron-depleted young women. Blood. 2015;126(17):1981-9.
17. Girelli D, Ugolini S, Busti F, et al. Modern iron replacement therapy: clinical and pathophysiological insights. Int J Hematol 2018; 107:16-30.
18. Cançado RD, Muñoz M. Intravenous iron therapy: how far have we come? Rev Bras Hematol Hemoter, 2011;33(6):461-9.
19. Auerbach M, Ballard H. Clinical use of intravenous iron: administration, efficacy and safety. Hematology American Society Hematology Education Program. 2010. p. 338-47.
20. Cançado RD, Muñoz M. Intravenous iron therapy: how far have we come? Rev Bras Hematol Hemoter, 2011;33(6):461-9.
21. Lyseng-Williamson KA, Keating G. Ferric carboxymaltose. A review of its use in iron-deficiency anaemia. Drugs, 2009; 69:739-56.

22. Ferinject® [Bula]. São Paulo: Takeda Pharma. Avaliable from: https://www.takeda. com/48f4cd/siteassets/pt-br/home/what-we-do/produtos/ferinject_bula_vps.pdf.
23. Monofer® [Bula]. Avaliable from: https://consultas.anvisa.gov.br/#/ bulario/ q/?nomeProduto=monofer.
24. Andrès E, Loukili N, Noel E, Kaltenbach G, Abdelgheni MB, Perrin AE et al. Vitamin B12 (cobalamin) deficiency in elderly patients. CMAJ 2004; 171:251-9.
25. Carmel R. How I treat cobalamin (vitamin B12) deficiency. Blood. 2008 Sep 15;112(6):2214-21.
26. Allen LH. How common is vitamin B-12 deficiency? Am J Clin Nutr. 2009 Feb;89(2):693S-6S.
27. Antony AC. Hoffman R, Benz EJ, Shattil SJ, et al. Megaloblastic anemias. Hematology: Basic Principles and Practice 4th ed. New York, NY: Churchill Livingstone; 2005; 519.
28. Stabler SP. Clinical practice. Vitamin B12 deficiency. N Engl J Med 2013; 368:149-60.
29. Chung SS, Park CY. Aging, hematopoiesis, and the myelodysplastic syndromes. Blood Adv 2017; 1:2572-8.
30. Jan M, Ebert BL, Jaiswal S. Clonal hematopoiesis. Semin Hematol 2017; 54:43-50.
31. Mies A, Platzbecker U. Increasing the effectiveness of hematopoiesis in myelodysplastic syndromes: erythropoiesis-stimulating agents and transforming growth factor-beta superfamily inhibitors. Semin Hematol 2017; 54:141-6.
32. Steensma DP, Bejar R, Jaiswal S, et al. Clonal hematopoiesis of indeterminate potential andits distinction from myelodysplastic syndromes. Blood. 2015;126(1):9-16.
33. Goodnough LT, Schrier SL. Evaluation and management of anemia in the elderly. Am J Hematol. 2014;89(1):88-96.
34. Hershko C, Camaschella C. How I treat unexplained refractory iron deficiency anemia. Blood 2014;123(3):326-33.
35. Osman AEWG. When are idiopathic and clonal cytopenias of unknown significance (ICUS or CCUS)? Hematology Am Soc Hematol Educ Program. 2021 Dec 10;2021(1):399-404.

capítulo 26

Prurido no Paciente Idoso

Rosana Lazzarini ○ Mariana de Figueiredo Silva Hafner

Introdução

O prurido é definido como sensação desagradável que leva ao desejo de coçar, e pode estar associado ou não a lesões de pele. Representa a queixa dermatológica mais comum entre os idosos, com prevalências variando entre 11,5% e 41,0% na literatura.

O processo de envelhecimento do organismo leva a alterações patológicas que predispõem à ocorrência de prurido, tais como: prejuízo na barreira cutânea (por redução dos lípides da superfície, aumento da perda transepidérmica de água e redução na hidratação do estrato córneo, levando à xerose cutânea); alterações no sistema imune (por redução das respostas celular e humoral); e no sistema nervoso (por diminuição do limiar de prurido aos estímulos).

Tal sintoma é considerado crônico quando presente por mais de seis semanas. Pode refletir em prejuízo na qualidade de vida e saúde mental dos pacientes, além de causar impacto econômico.

Classificação

Para facilitar a investigação e o tratamento do prurido, o Fórum Internacional de Estudos do Prurido (IFSI) propôs classificação baseada em sinais clínicos, dividindo o prurido em três principais grupos: prurido associado a doença dermatológica (grupo I), prurido sem lesões cutâneas (grupo II) e prurido associado a lesões cutâneas secundárias ao ato de coçar (grupo III). A classificação do IFSI categoriza as doenças que cursam com prurido em seis subgrupos: doenças dermatológicas, doenças sistêmicas (incluindo o prurido induzido por drogas), doenças neurológicas, doenças psicogênicas, "misto" (com mais de uma categoria) e origem indeterminada (quando não se identifica a causa).

O Quadro 26.1 mostra as principais doenças dermatológicas que cursam com prurido. Cuidado deve ser tomado com as lesões cutâneas secundárias ao ato de coçar, geralmente manifestadas como escoriações, que podem ser confundidas com lesões dermatológicas primárias, principalmente quando o prurido é intenso e duradouro.

Os pacientes dos grupos II e III devem ser investigados para possíveis doenças sistêmicas, neurológicas ou psicogênicas, como as listadas na Tabela 26.1.

Quadro 26.1. Principais doenças dermatológicas que cursam com prurido

Xerose cutânea
Dermatite atópica
Dermatite de contato
Eczema numular
Líquen simples crônico
Eczema de estase
Dermatite seborreica
Psoríase
Parapsoríase
Linfoma cutâneo
Farmacodermias
Urticária
Líquen plano
Prurigo nodular
Dermatoses bolhosas (ex: penfigoide bolhoso)
Micoses superficiais
Escabiose
Pediculose
Foliculite
Doença de Grover
Líquen escleroso-atrófico

Tabela 26.1. Principais doenças sistêmicas, neurológicas e psicogênicas que cursam com prurido

Doenças hepáticas
Cirrose biliar primária Colangite esclerosante primária Colestase extra-hepática Hepatites B e C
Doenças renais
Insuficiência renal crônica
Doenças hematológicas
Policitemia vera Linfomas Hodgkin e não Hodgkin Leucemias Mieloma múltiplo Deficiência de ferro Mastocitose sistêmica Síndromes mielodisplásicas
Doenças endocrinológicas
Hiper e hipotireoidismo Hiperparatireoidismo *Diabetes*
Lesão/tumor cerebral (frequentemente prurido unilateral)
Esclerose múltipla
Tumores sólidos (paraneoplasias)
Síndrome carcinoide
Doenças infecciosas
HIV/SIDA Infestações
Doenças psicogênicas
Ansiedade Depressão Distúrbios somatoformes, transtornos dissociativos, esquizofrenia Alucinações e delírio de parasitose Transtorno de ajustamento

O prurido induzido por drogas pode ser localizado ou generalizado, e iniciar-se após a primeira dose ou demorar semanas e até meses para surgir. Geralmente há melhora rápida do quadro após a retirada do agente causador, mas pelo menos seis semanas são necessárias para provar a relação causa-efeito. No Quadro 26.2 estão listadas as principais drogas indutoras de prurido.

Quadro 26.2. Principais grupos de drogas indutoras de prurido

Anti-hipertensivos (IECA, β-bloqueadores)
Antiarrítmicos (amiodarona)
Anticoagulantes (ticlopidina, heparina fracionada)
Hipoglicemiantes orais (biguanidas, sulfunilureia)
Hipolipêmicos (estatinas)
Psicotrópicos (antidepressivos tricíclicos, neurolépticos)
Antiepiléticos (carbamazepina, fenitoína, topiramato)
Citostáticos (clorambucil, tamoxifeno, paclitaxel)
Anti-inflamatórios não hormonais
Opioides
Antimaláricos

Investigação

Todo paciente portador de prurido crônico deve ser submetido à anamnese minuciosa, buscando detalhes sobre início do quadro, localização, frequência e periodicidade, fatores de melhora e piora. Deve-se avaliar todas as medicações utilizadas e vias de aplicação, inclusive as de uso eventual. Uma revisão completa dos sistemas deve ser realizada para buscar sintomas constitucionais que possam indicar alguma condição sistêmica. Hábitos como uso de álcool e drogas ilícitas também devem ser questionados. Além disso, o questionamento sobre a presença do sintoma em familiares e outras pessoas próximas se faz necessário.

O exame físico e dermatológico completo deve incluir a palpação dos linfonodos, tireoide e abdome, além da avaliação dos cabelos, unhas e mucosas.

Caso não seja evidenciado nenhum sinal clínico, a avaliação laboratorial será necessária e os exames básicos são sugeridos no Quadro 26.3.

Quadro 26.3. Avaliação laboratorial dos pacientes com prurido crônico

Hemograma completo
Ferro sérico e ferritina
Glicemia de jejum
Função renal (ureia, creatinina)
Função hepática (transaminases, fosfatase alcalina, bilirrubina total e frações)
Proteína C reativa e VHS
Função tireoidiana (TSH, T4 livre) Imunoeletroforese de proteínas Sorologia para HIV Sorologia para hepatites Raio-X de tórax
Exame protoparasitológico de fezes
Urina tipo 1

Tratamento

Quando a origem do prurido é conhecida, o tratamento é direcionado para a doença em questão. No entanto, a abordagem em casos de prurido crônico de origem desconhecida é particularmente difícil.

Orientações gerais

Independente da origem, o prurido pode ser piorado na presença de xerose cutânea, comum entre os idosos. Assim, orientações sobre condições adequadas de banho devem ser explicadas, evitando água excessivamente quente, uso de buchas e duração prolongada. Deve-se também evitar uso de sabonetes em excesso.

Os emolientes são fundamentais para a reparação da barreira cutânea, impedindo a perda de água e melhorando, assim, a hidratação. O seu uso deve ser recomendado após o banho e, quando possível, repetido em outro momento do dia. Geralmente possuem na composição loções ou cremes contendo lipídeos, ácido lático, ureia em concentrações de 5 a 10% ou lactato de amônio a 12%.

Nos pacientes com prurido intenso, as unhas devem permanecer curtas para evitar escoriações e futuras complicações, como as infecções secundárias na pele.

Nos casos em que existe a suspeita de prurido associado ao uso de medicações sistêmicas, essas devem ser substituídas, quando possível, por drogas de categorias diferentes.

Tratamento tópico

As terapias tópicas são opções para alguns quadros específicos. Com relação aos corticoides tópicos, podem ser utilizados em algumas doenças dermatológicas inflamatórias se o comprometimento for localizado (ex.: eczemas por dermatite atópica, de contato ou numular). No entanto, deve-se ter cautela com o uso crônico pelos possíveis efeitos colaterais. Outra opção são os inibidores da calcitonina (pimecrolimus e tacrolimus).

A capsaicina pode ter usada em casos de prurido localizado de causa neuropática (ex: notalgia parestésica e neuralgia pós herpética).

Drogas como anestésicos e anti-inflamatórios devem ter seu uso limitado pelos possíveis efeitos colaterais, pois são causas comuns de dermatite de contato.

O mentol causa sensação de frescor, mas essa ação é limitada a 30 minutos.

Tratamento sistêmico

Os anti-histamínicos são as drogas de escolha para o tratamento dos pruridos decorrentes da liberação de histamina pelos mastócitos, como urticária e mastocitose. Nos pruridos de outras etiologias o efeito é apenas sintomático.

Os anti-histamínicos de segunda geração são os preferíveis na população geriátrica, por serem drogas com baixa lipofilidade e pouca penetração no sistema nervoso central, causando menos efeitos colaterais como sedação. Entre elas, a fexofenadina (120 ou 180 mg/dia), a loratadina (10 mg/dia) e a desloratadina (5 mg/dia) são opções terapêuticas.

Caso o prurido não seja bem controlado com a dosagem recomendada em bula, a dose de anti-histamínico pode ser aumentada em até quatro vezes a dose recomendada em pacientes idosos com função hepática e renal normal.

Deve-se considerar as comorbidades do paciente ao escolher o anti-histamínico a ser usado e a dosagem. Pacientes com doença renal crônica, por exemplo, devem ter as doses ajustadas se a medicação for de excreção renal (ex.: cetirizina). A levocetirizina, por sua vez, é contraindicada para os pacientes em hemodiálise.

Gabapentina e pregabalina são eficazes no prurido neuropático e no associado à doença renal crônica e hepática. Doses baixas, em geral, são eficazes, sendo aconselhável titular lentamente a dosagem pelos possíveis efeitos colaterais.

Dentre os antidepressivos, os inibidores seletivos da recaptação da serotonina possuem eficácia no prurido. No entanto, fluoxetina não é recomendada para idosos por ter meia-vida longa e efeitos colaterais indesejados. Escitalopram, citalopram e sertralina são os com melhor perfil de segurança.

Outros como mirtazapina (15 a 30 mg/dia durante pelo menos quatro a seis semanas) e doxepina, demonstraram ser efetivos em algumas doenças inflamatórias da pele e no prurido noturno.

Antidepressivos tricíclicos, como amitriptilina, também são ocasionalmente usados em doses baixas para prurido crônico (neuropático ou psicogênico).

A fototerapia é uma opção conhecidamente eficaz no manejo do prurido. Nestes casos, a UVB *narrow band* é preferível e a dosagem dependem do fototipo e das comorbidades existentes.

Outras terapêuticas podem ainda ser indicadas, mas seu uso baseia-se na etiologia do prurido e estão listadas na Tabela 26.2.

Tabela 26.2. Opções terapêuticas para algumas causas de prurido

	Colestásico	Urêmico	Paraneoplásico	Policitemia vera	Associado ao HIV	Psicogênico
Antagonistas dos receptores dos opioides	X	X				
Gabapentina	X	X				
Pregabalina	X	X				
Colestiramina	X					
Antidepressivos	X		X	X		
Fototerapia	X	X		X	X	
Psicoterapia						X
Acupuntura		X				

Bibliografia recomendada

Andrade A, Kuah CY, Martin-Lopez JE, Chua S, Shpadaruk V, Sanclemente G, et al. Interventions for chronic pruritus of unknown origin. Cochrane Database of Systematic Reviews 2020, Issue 1. Art. No.: CD013128. doi: 10.1002/14651858.CD013128.pub2.

Cao T, Tey HL, Yosipovitch G. Chronic Pruritus in the Geriatric Population. Dermatol Clin. 2018 Jul;36(3):199-211. doi: 10.1016/j.det.2018.02.004.

Chung BY, Um JY, Kim JC, Kang SY, Park CW, Kim HO. Pathophysiology and Treatment of Pruritus in Elderly. Int J Mol Sci. 2020 Dec 26;22(1):174. doi: 10.3390/ijms22010174. PMID: 33375325; PMCID: PMC7795219.

Clerc CJ, Misery L. A Literature Review of Senile Pruritus: From Diagnosis to Treatment. Acta Derm Venereol. 2017 Apr 6;97(4):433-440. doi: 10.2340/00015555-2574. PMID: 27840888.

Valdes-Rodriguez R, Stull C, Yosipovitch G. Chronic pruritus in the elderly: pathophysiology, diagnosis and management. Drugs Aging. 2015 Mar;32(3):201-15. doi: 10.1007/s40266-015-0246-0. PMID: 25693757.

capítulo 27

Púrpura Senil

John Verrinder Veasey ○ Thaís Helena Proença de Freitas

Sinonímia
- Púrpura de Bateman
- Púrpura actínica
- Dermatoporose

Introdução
O envelhecimento da pele não é considerado somente um problema estético, mas também funcional, uma vez que resulta na perda de sua capacidade de proteção mecânica. Com o passar dos anos, há diminuição acentuada da matriz extracelular na derme, e de seu principal componente, o ácido hialurônico, que juntos formam uma rede viscoelástica na qual as fibras elásticas e o colágeno estão embebidos. Com a diminuição da firmeza da pele, os vasos sanguíneos perdem sua sustentação, tornando-se mais frágeis, e ocasionando sangramentos dérmicos após mínimos traumas.

Definição
A púrpura senil é definida como o extravasamento de hemácias na pele ou nas mucosas, a partir do compartimento intravascular para o extravascular. Sendo assim, a lesão não esmaece à vitropressão, o que a diferencia clinicamente do eritema (vasodilatação cutânea) e do enantema (vasodilatação mucosa).

Etiologia
Decorre da atrofia da epiderme e, principalmente, da diminuição da matriz extracelular da derme, levando à perda de sustentação do tecido perivascular.

234 Livro de Bolso de Geriatria

Assim, quando ocorrem mínimos traumas no local o vaso se rompe e há extravasamento de hemácias para a derme, provocando a púrpura. Não há nenhum distúrbio da coagulação sanguínea.

Epidemiologia

Ocorre mais comumente em indivíduos maiores de 60 anos, estando presente em 10% da população entre 70 e 90 anos de idade, com predominância no sexo feminino. A pele do idoso é mais adelgaçada e flácida do que a pele do indivíduo jovem pois além da diminuição e alteração do colágeno e fibras elásticas da derme há também perda do tecido subcutâneo. Além dos fatores de idade e sexo, pacientes de pele clara e com histórico de exposição solar intensa apresentam maior evolução do adelgaçamento dérmico, apresentando maior risco para o surgimento das lesões purpúricas.

Recentemente, autores sugeriram denominá-la de dermatoporose, termo que representaria uma síndrome crônica de fragilidade cutânea. As manifestações clínicas mais comuns seriam a púrpura senil, as pseudocicatrizes estelares e a atrofia da epiderme, e as menos frequentes, as lacerações aos mínimos traumas, o retardo na cicatrização de feridas, as úlceras atróficas, os sangramentos subcutâneos e a formação de hematomas dissecantes, que podem levar a grandes áreas de necrose. Pode ser comparada a osteoporose, representando a fragilidade óssea e a dermatoporose, a fragilidade da pele e dos vasos nela contidos. Especula-se que alterações no colágeno cutâneo corresponderiam às do colágeno ósseo, e assim poderiam ser preditoras da osteoporose óssea. Essa hipótese é baseada no fato de que, em situações conhecidas em que há aumento dos níveis séricos de cortisol (síndrome de Cushing, iatrogenia), há perda simultânea do colágeno cutâneo e ósseo.

A púrpura senil deve se diferenciada daquela decorrente do uso crônico de corticosteroides sistêmicos que ocorre também em faixas etárias mais jovens, conforme a necessidade do uso do medicamento. Entretanto, são considerados fatores de risco para a doença os pacientes com antecedente de doenças cardíacas, em uso de anticoagulantes orais ou que apresentam outras doenças cutâneas (Figura 27.1).

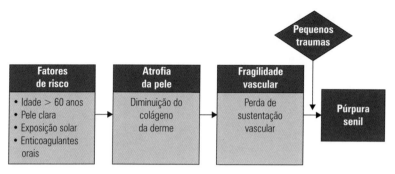

Figura 27.1. Etiopatogenia da púrpura senil.
Fonte: autores do capítulo.

Quadro clínico

A púrpura senil acomete principalmente as extremidades do corpo, onde o fotodano é maior, como o dorso das mãos, face extensora dos antebraços e pernas. Surge após traumas mínimos ou até mesmo aparentemente de maneira espontânea. As lesões são assintomáticas, não palpáveis, apresentam contornos irregulares, tamanho variável, sem reação inflamatória associada, podendo persistir por semanas. Frequentemente tem formato linear ou geométrico. Regridem deixando hipercromia temporária, decorrente do depósito de hemossiderina na derme. Em 90% dos casos há associação com lesões hipocrômicas, lineares ou em formas de estrelas, as quais são chamadas pseudocicatrizes estelares. Pode haver também perda tecidual, resultando em exulcerações ou dilacerações da pele, e até formação de hematomas subcutâneos (Figura 27.2), os quais podem constituir emergência dermatológica.

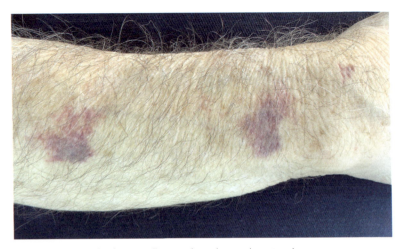

Figura 27.2. Lesões de púrpura senil em antebraço (acervo dos autores).

Tratamento

O tratamento visa melhorar a sustentação do tecido vascular. Antioxidantes, como a vitamina C, têm sido utilizados, porém sem evidências da sua eficácia. Devido aos efeitos danosos da radiação ultra violeta (UV), a qual acelera o processo degenerativo do colágeno, deve-se orientar os pacientes a aderirem medidas de fotoproteção. Hidratantes podem ser empregados visando a restauração da barreira cutânea. Retinoides tópicos têm sido empregados com o intuito de estimular a hiperplasia da epiderme nas áreas fotodanificadas. Nos casos de grandes dilacerações, torna-se necessário suturar a pele ou fazer curativos com antibióticos tópicos, além do seguimento ambulatorial até regressão completa do quadro, o que pode durar semanas.

Além do tratamento medicamentoso, pode-se realizar tratamento com luz intensa pulsada, uma alternativa segura e eficaz na melhora do aspecto clínico da púrpura senil, bem como na prevenção de futuras lesões, melhorando a estrutura da pele, aumentando a espessura da epiderme e melhorando a morfologia do colágeno e das fibras elásticas.

A profilaxia é de suma importância no tratamento. Deve-se orientar os pacientes e familiares para que evitem pequenos traumas diários, como carregar bolsas, apoiar braços nas mesas ou bater as pernas nas cadeiras, camas ou pés de mesas.

Bibliografia recomendada

Berlin JM, Eisenberg DP, Berlin MB, Sarro RA, Leeman DR, Fein H. A randomized, placebo-controlled, double-blind study to evaluate the efficacy of a citrus bioflavanoid blend in the treatment of senile purpura. J Drugs Dermatol. 2011;10(7):718-22.

Cho SI, Kim JW, Yeo G, Choi D, Seo J, Yoon HS, Chung JH. Senile Purpura: Clinical Features and Related Factors. Ann Dermatol. 2019;31(4):472-5.

Dinato SL, Oliva R, Dinato MM, Macedo-Soares A, Bernardo WM. Prevalence of dermatoses in residents of institutions for the elderly. Rev Assoc Med Bras. 2008;54(6):543-7.

Kaya G, Saurat J-H. Dermatoporosis. A Chronic Cutaneous Insufficiency/Fragility Syndrome Clinicopathological Features, Mechanisms, Prevention and Potential Treatments. Dermatology 2007;215:284-94.

Lotti T, Gherseitch I, Panconesi E. The Purpuras. Int J Dermatol 1994;33(1):1-10.

Shuster S. Osteoporosis, a unitary hypothesis of collagen loss in skin and bone. Medical Hypotheses. 2005;65:426-32.

Siperstein R, Wikramanayake TC. Intense Pulsed Light as a Treatment for Senile Purpura: A Pilot Study. Lasers Surg Med. 2021;53(7):926-934.

capítulo 28

Lesões por Pressão

Francisco Souza do Carmo

Importância do tema

A lesão por pressão (LPP) é definida como um dano na pele e/ou tecido subjacente, causado por pressão, cisalhamento ou ambos, podendo apresentar pele íntegra ou ulcerada e dolorosa. As LPPs são frequentes e têm prevalência aumentada em pacientes idosos institucionalizados, hospitalizados, dependentes e debilitados. Ocorrem em qualquer parte do corpo, mas sua prevalência é maior em regiões de proeminências ósseas com uma menor adiposidade subcutânea. Apresentam prevalência média de 11%, mas há relatos de até 70% em idosos em instituições de longa permanência (ILPs). Já nos hospitalizados por doenças agudas, a prevalência média é de 7%, mas pode chegar a 60% em idosos com fratura de fêmur e quadriplégicos em Unidades de Terapia Intensiva (UTI).

A incidência em ILPs chega a 13,2% em um ano e a 21,6% no segundo ano, isto é, aumenta com o tempo de permanência de institucionalização.

Fatores de risco

Dividem-se os fatores de risco em:
*   Extrínsecos: pressão, fricção, cisalhamento e umidade sobre a pele.
*   Intrínsecos: imobilidade, alterações de sensibilidade, incontinência urinaria ou fecal, idade avançada, alteração do nível de consciência, déficits cognitivos, fármacos (analgésicos, anti-hipertensivos, anti-inflamatórios, antibióticos e sedativos) e desnutrição.

Fisiopatologia

A LPP se desenvolve devido à isquemia que ocorre quando a pressão extrínseca sobre a pele excede a pressão média de enchimento capilar, que é de 32 mmHg, causando a redução do fluxo sanguíneo e hipóxia tecidual no local. Diferentes tecidos apresentam resistências diversas à pressão/hipóxia. Por seu alto metabolismo, o tecido muscular suporta 2 horas de anoxia antes de ocorrer morte celular irreversível. A pele suporta períodos de até 12 horas de pressão mantida antes de apresentar necrose. No momento em que uma LPP é visível à nível cutâneo, a lesão nas camadas profundas é consideravelmente maior, sendo graficamente representada por uma imagem de cone invertido, onde o vértice está na superfície da pele e a base nas proximidades ósseas. Portanto, a lesão aparente pode ser muito menor que a lesão em tecidos mais profundos (Figura 28.1).

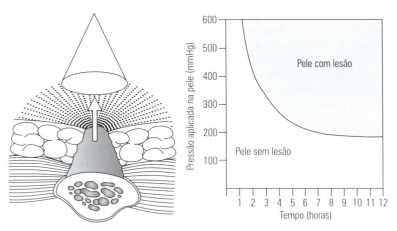

Figura 28.1. Cone de pressão e gráfico de tempo × pressão aplicada na pele.

Fonte: Prevenção e manejo da lesão por pressão. 2020. Disponível em: http://eerp.usp.br/feridascronicas/recurso_educacional_lp_1_4.html (acesso em 12 de dezembro de 2022).

Classificação

Observe a classificação na Tabela 28.1 e na Figura 28.2.

Tabela 28.1. Classificação das lesões por pressão

LPP grau I	Eritema em pele íntegra, persistente mesmo após o alívio da pressão sobre o local, que não embranquece.
LPP grau II	Perda tecidual envolvendo a epiderme; exulceração, de coloração rosa ou vermelha, pode apresentar-se como bolha íntegra ou rompida.
LPP grau III	Comprometimento do tecido subcutâneo podendo chegar até a fáscia muscular, mas não ultrapassa a fáscia. Tem gordura visível, tecido de granulação e epíbole (bordas enroladas).
LPP grau IV	Comprometimento das camadas mais profundas com destruição de músculo, osso e estruturas adjacentes. A lesão atravessa a fáscia muscular. Epíbole, descolamento e túneis ocorrem frequentemente.
LPP não classificável	Lesão com perda de espessura total do tecido, na qual a extensão da lesão não pode ser confirmada porque está encoberta por tecido necrótico (esfacelo) e/ou escara.

Fonte: Haesler E, et al. Prevenção e tratamento de úlceras/lesões por pressão: guia de consulta rápida. 2019.

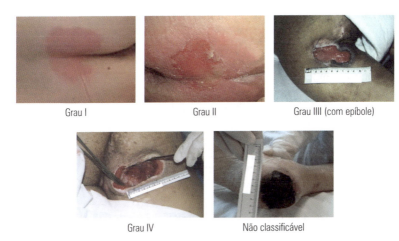

Figura 28.2. Lesões por pressão nos seus diferentes graus.

Fonte: Prevenção e manejo da lesão por pressão. 2020. Disponível em: http://eerp.usp.br/feridascronicas/recurso_educacional_lp_1_4.html (acesso em 12 de dezembro de 2022).

242 Livro de Bolso de Geriatria

As localizações mais comuns são: região sacral, tuberosidades isquiáticas, grande trocânter, calcanhares, maléolos, hálux, joelhos, cotovelos região escapular, região occipital, coluna torácica (processos espinhosos), pavilhão auditivo e base nasal (uso de máscara de ventilação não invasiva).

Complicações

- Locais: Infecção local (abcesso, erisipela e celulite), sangramento, osteomielite, miíase, carcinoma de células escamosas (úlcera de Marjolin) e amiloidose.
- Sistêmicas: Bacteremia, sepse, endocardite, meningite, artrite séptica, pseudoaneurisma e óbito.

Tratamento

O tratamento da LPP segue quatro etapas básicas: desbridamento do tecido necrótico e limpeza da ferida para remoção de fragmentos; manutenção de ambiente úmido para promover a cicatrização da ferida com uso de curativos adequados; proteção da ferida contra lesão adicional e nutrição adequada para uma boa cicatrização. Não se deve esquecer do controle adequado da dor. Nos casos de infecção da LPP, deve-se considerar o uso de antibioticoterapia de amplo espectro, visando cobrir flora polimicrobiana (bactérias *gram* positivas, negativas, anaeróbias e, eventualmente, fungos), principalmente em regiões de contato com fezes e urina.

Idealmente os curativos exercem algumas funções, como:

- Prevenir perda de água e calor das feridas.
- Proteger a ferida de bactérias e corpos estranhos.
- Absorver o exsudato da ferida.
- Comprimir para minimizar o edema e obliterar o espaço morto.
- Não ser aderente para minimizar a lesão.
- Criar um ambiente quente, úmido e ocluído para maximizar o tecido de granulação e minimizar a dor.

A escolha do tipo de curativo deve basear-se conforme o grau da LPP, suas complicações, extensão e quantidade de exsudato. Os principais curativos citados na literatura são: com hidrocoloide, ácidos graxos essenciais, sulfadiazina de prata a 1%, hidrogel, colágeno, alginato de cálcio, carvão ativado com prata, colagenases, papaína (pó, pomada ou gel com concentração de 2 a 10%), sistema VAC (fechamento assistido a pressão negativa) e laser.

Tratamento cirúrgico

Para os casos crônicos, com lesão limpa, pode-se utilizar retalhos e enxertos, para evitar uma temida complicação, que é o surgimento de um carcinoma na LPP.

Terapias coadjuvantes

Há várias terapias consideradas coadjuvantes, entre as quais pode-se citar: eletroterapia, oxigênio hiperbárico, infravermelho, ultravioleta, agentes tópicos (açúcar, vitaminas, hormônios, fator de crescimento, citocinas e equivalentes da pele) e outras drogas sistêmicas, além dos antibióticos, por exemplo, vasodilatadores, inibidores de serotonina e agentes fibrinolíticos.

Prevenção

A identificação de indivíduos que correm o risco de apresentarem lesões é importantíssima. A prevenção é a principal medida contra as LPPs. A Escala de Braden (Tabela 28.2) é uma ferramenta de avaliação do risco para o desenvolvimento de LPP. É a única escala de risco validada na língua portuguesa até o momento. É de fácil aplicação na prática clínica por apresentar maior sensibilidade e especificidade que outras escalas. É composta por seis subclasses que avaliam: percepção sensorial, umidade, atividade, mobilidade, nutrição e fricção e deslizamento.

Risco baixo (15 a 18 pontos)

- Elaborar cronograma de mudança de decúbito.
- Realizar a otimização da mobilização.
- Proporcionar proteção do calcanhar.
- Realizar o manejo da umidade, nutrição, fricção e cisalhamento, bem como uso de superfícies de redistribuição de pressão.

Risco moderado (13 a 14 pontos)

- Continuar as intervenções do risco baixo.
- Mudança de decúbito com posicionamento a 30°.

Risco alto (10 a 12 pontos)

- Continuar as intervenções do risco moderado.
- Mudança de decúbito frequente.
- Utilização de coxins de espuma para facilitar a lateralização a 30°.

Risco muito alto (≤ 9 pontos)

- Continuar as intervenções do risco alto.
- Utilizar superfícies de apoio dinâmico com pequena perda de ar, se possível.

Tabela 28.2. Escala de Braden

Fatores de risco	Pontuação			
	1	2	3	4
Percepção sensorial	Totalmente limitado	Muito limitado	Levemente limitado	Nenhuma limitação
Umidade	Completamente molhado	Muito molhado	Ocasionalmente molhado	Raramente molhado
Atividade	Acamado	Confinado à cadeira	Anda ocasionalmente	Anda frequentemente
Mobilidade	Totalmente limitado	Bastante limitado	Levemente limitado	Não apresenta limitações
Nutrição	Muito pobre	Provavelmente inadequada	Adequada	Excelente
Ficção e cisalhamento	Problema	Problema potencial	Nenhum problema	–

Fonte: Costa IG, Caliri MHL. Validade preditiva da escala de Braden para pacientes de terapia intensiva. Acta Paul Enferm 2011;24(6) 772-7.

Considerações finais

A Implantação de programas de prevenção e tratamento adequado deve ser parte da rotina dos serviços hospitalares e das instituições de longa permanência. Deve ter uma abordagem multiprofissional e a prevenção é a principal medida contra as LPPs.

Bibliografia recomendada

Cavalcante MLSN, et al. Indicadores de saúde e a segurança do idoso institucionalizado. Rev Esc Enferm USP 2016; 50(4):602-9.

Costa IG, Caliri MHL. Validade preditiva da escala de Braden para pacientes de terapia intensiva. Acta Paul Enferm 2011;24(6) 772-7.

Gorzoni ML, Lucchetti G, Lucchetti ALM. Farmacologia, terapêutica, polifarmácia e adequação do uso de medicamentos. In: Freitas,EV; Py,L. Tratado de Geriatria e Gerontologia.5ªed. Rio de Janeiro: Guanabara Koogan;2022.

Haesler E, et al. Prevenção e tratamento de úlceras/lesões por pressão: guia de consulta rápida. 2019.

Kottner J, et al. Prevention and treatment of pressure ulcers/injuries: The protocol for the second update of the international Clinical Practice Guideline 2019. J Tissue Viability. 2019;28(2):51-8.

Kwon R, Janis JE. Pressure sores. 2016. Disponível em: https://plasticsurgerykey.com/pressure-sores [acesso em 29 de junho de 2022].

Lima BB, Santana DRS, Alves RA. Lesão por pressão. In: Freitas,EV; Py,L. Tratado de Geriatria e Gerontologia.5ªed. Rio de Janeiro: Guanabara Koogan; 2022.

Lima BB, Santos JL. Úlcera por pressão. In: Freitas,EV; Py,L. Tratado de Geriatria e Gerontologia. 4ªed. Rio de Janeiro: Guanabara Koogan; 2017.

Marini MF. Úlceras de pressão. In: Freitas EV, Py L, Nery AL, Cançado FAX, Gorzoni ML, Rocha SM. Tratado de Geriatria e Gerontologia. 1ª ed. Rio de Janeiro: Guanabara Koogan; 2002.

Matozinhos FP, et al. Fatores associados à incidência de úlcera por pressão durante a internação hospitalar. Rev Esc Enferm USP 2017;51:1-7.

McNichol L, et al. Medical adhesives and patient safety: state of the science: consensus statements for the assessment, prevention, and treatment of adhesive-related skin injuries. Orthop Nurs. 2013 Sep-Oct;32(5):267-81.

Ministério da Saúde/Anvisa/Fiocruz. 2013. Protocolo para prevenção de úlcera por pressão.

National pressure Ulcer Advisory Panel (NPUAP). Best practices for prevention of medical devise-related pressure injuries, Washington, DC, 2017.

National Pressure Ulcer Advisory Panel, European Pressure Ulcer Advisory Panel and Pan Pacific Pressure Injury Alliance. Prevention and Treatment of Pressure Ulcers: Quick Reference Guide. Emily Haesler (Ed.). Cambridge Media: Osborne Park, Western Australia; 2014.

Poulia KA, et al. Evaluation of the efficacy of six nutritional screening tools to predict malnutrition in the elderly. Clin Nutr. 2012 Jun;31(3):378-85.

Prevenção e manejo da lesão por pressão. 2020. Disponível em: http://eerp.usp.br/feridascronicas/recurso_educacional_lp_4_2.html [acesso em 29 de junho de 2022].

capítulo 29

Obstipação Intestinal

Andrea Vieira

Introdução

A obstipação é uma desordem funcional muito comum. A incidência da constipação aumenta com a idade avançada, particularmente acima dos 65 anos. Estudos mostram que a prevalência de obstipação na população jovem é ao redor de 2%, enquanto em idosos varia de 24 a 30%, dependendo da definição usada e da população estudada. A obstipação mais grave é 2 a 3 vezes mais frequente em mulheres do que homens. O uso de laxantes é habitual na população idosa, sendo ao redor de 10% nessa população geral e 50% naqueles pacientes que vivem em clínicas de repouso. Há mais de 2.500 anos, Hippocrates já havia feito o seguinte comentário: "os intestinos tendem a se tornar lentos com a idade".

Constipação em idosos é uma causa de piora da qualidade de vida e tem um impacto negativo na saúde mental.

Estudos que aplicaram questionário de qualidade de vida SF-26 mostraram valores piores nos idosos constipados quando comparados aos idosos que apresentam hábito intestinal normal. Assim reconhecer, prevenir e tratar a obstipação é fundamental, inclusive para evitar complicações como impactação fecal, incontinência, dilatação colônica e até mesmo perfuração intestinal. Além disso, a obstipação pode ser um sinal de gravidade como quando causada por lesão tumoral ou dismotilidade colônica.

Conceito e patogênese

Pacientes e médicos frequentemente descrevem obstipação de maneiras diferentes. Para os pacientes, geralmente, define-se essa condição mais baseado no grau de esforço evacuatório ou na consistência das fezes, do que na frequência

247

248 Livro de Bolso de Geriatria

evacuatória. Frequência evacuatória de três vezes ao dia a três vezes na semana pode ser considerada normal se o paciente não teve mudança no seu hábito intestinal padrão e a defecação não é associada ao esforço. Habitualmente, define-se a obstipação funcional como um transtorno caracterizado por uma dificuldade persistente para evacuar ou uma sensação de evacuação incompleta e/ou movimentos intestinais infrequentes (a cada 3-4 dias ou com menor frequência), na ausência de sintomas de alarme ou causas secundárias. Considera-se obstipação crônica quando o paciente é sintomático por pelo menos seis meses.

A obstipação pode ter diferentes causas, que vão desde mudanças na dieta, atividade física ou estilo de vida, até disfunções motoras primárias produzidas por miopatia ou neuropatia colônica. O trânsito intestinal lento é a mais frequente causa não-obstrutiva de obstipação. Em modelos animais, o trânsito intestinal se torna mais lento com a idade. Embora alguns estudos em humanos tenham notado achados similares, outros investigadores não encontraram diferença no tempo do trânsito colônico em pacientes jovens e idosos. A motilidade colônica pode ser alterada por vários fatores como anormalidades endocrinológicas, causas neurogênicas e terapia medicamentosa. Geralmente no idoso a causa da obstipação é multifatorial como por exemplo comorbidades, efeitos colaterais de medicações, redução da atividade física, baixa ingesta de água e de alimentos, muitas vezes associadas a depressão, tristeza, solidão. As principais causas de obstipação em idosos estão listadas na Tabela 29.1.

Tabela 29.1. Causas de obstipação em idosos (autoria própria)

Medicamentos		Causas endócrinas e metabólicas	Desordens neurológicas	Desordens miopáticas e outras
Analgéicos (opioides, tramadol, anti-inflamatórios não hormonais)	Resinas de ácidos biliares	*Diabetes mellitus*	Doença cerebrovascular e AVC	Amiloidose
Antidepressivos tricíclicos	Suplementos de ferro	Hipotireoidismo	Doença de Parkinson	Esclerodermia
Agentes anticolinérgicos	Anti-histamínicos	Hiperparatireoidismo	Esclerose múltipla	Pobre mobilidade
Bloqueadores dos canais de cálcio	Diuréticos	Insuficiência renal crônica	Neuropatia autonômica	Deficiência em geral

(continua)

Obstipação Intestinal 249

Tabela 29.1. Causas de obstipação em idosos (autoria própria) (continuação)

Medicamentos		Causas endócrinas e metabólicas	Desordens neurológicas	Desordens miopáticas e outras
Drogas antiparkinsonianas	anticonvulsivantes		Lesões da coluna espinhal	
Antipsicóticos	Suplementos de cálcio		Demência	

Diagnóstico

A história e o exame físico nos pacientes com obstipação devem focar--se na identificação das possíveis causas e sinais de alarme. Devemos buscar informações sobre a consistência das fezes, considerado melhor indicador do tempo de trânsito colônico que a frequência das fezes, sintomas de constipação (distensão abdominal, dor, desconforto, movimentos intestinais, esforço defecatório prolongado, defecação insatisfatória), uso de medicações, cirurgia recente, estilo de vida, hábito alimentar, antecedentes patológicos.

É fundamental avaliar a presença dos sintomas de alarme como alteração no calibre das fezes, fezes com sangue, anemia ferropriva, obstipação de recente instalação, emagrecimento. Vale ressaltar que pacientes idosos que nunca foram submetidos a triagem prévia para câncer de cólon devem ser avaliados com muita atenção.

No exame físico o médico precisa avaliar possíveis sinais de doença sistêmica e a presença de massa abdominal. A inspeção anorretal é mandatória para analisar eventual massa, mamilos hemorroidários, estigma de sangramento recente, fissura. O toque retal deve ser feito sempre com o objetivo de avaliar a presença de trombose hemorroidária, impactação fecal, estenose, prolapso retal, retocele, tônus esfincteriano, bem como eventual lesão tumoral.

Nos exames complementares está indicado a realização de estudo laboratorial com hemograma, bioquímica incluindo avaliação dos níveis de cálcio, glicemia, função tireoidiana. A retossigmoidoscopia deve ser realizada naqueles pacientes que se tornaram obstipados recentemente, sem causa aparente; nesse caso, se o resultado do exame for normal ou apresentar algum achado benigno, deve-se fazer a colonoscopia para descartar neoplasia.

Os exames contrastados como enema baritado podem oferecer informações como a extensão da retenção fecal, obstrução, megacólon, volvo, doença diverticular do cólon. A defecografia observa alterações como retocele, deangulação da musculatura retal durante a evacuação ou contração paradoxal do esfíncter anal externo.

Há ainda os testes fisiológicos para avaliar a obstipação como o estudo do tempo do trânsito colônico com marcadores radiopacos (avalia a presença de trânsito lento), manometria anorretal (identifica transtornos da evacuação, hipo ou hipersensibilidade retal, alterações de complacência) e teste de expulsão do balão (avaliação da capacidade do paciente de expulsar fezes, identifica transtornos da evacuação). A Figura 29.1 exibe um algoritmo para avaliar a constipação em idosos.

Tratamento

Inicialmente, deve-se avaliar a ingesta hídrica e calórica desses pacientes, o que pode contribuir para melhor formação do bolo fecal. Vale a pena orientar o paciente ir ao *toilet* duas vezes por dia, trinta minutos após se alimentar, mesmo que não sinta vontade de evacuar. Pacientes sem nenhuma causa motora que justifique a obstipação podem se beneficiar com aumento da ingesta de fibra.

O uso dos laxantes deve ser individualizado com especial atenção em pacientes com comorbidades (doença cardíaca ou renal), as interações medicamentosas, custos e efeitos colaterais. Os laxantes mais comumente usados na prática clínica incluem leite de Magnésia, lactulose, *senne*, bisacodil e polietilenoglicol. Os principais efeitos colaterais desses medicamentos são desconforto abdominal, desequilíbrio hidroeletrolítico, reações alérgicas e hepatotoxicidade.

Os enemas e supositórios podem ser usados na suspeita de obstrução fecal, mas principalmente os enemas, apresentam risco de gerar lesões na mucosa retal e também produzirem distúrbios hidroeletrolíticos.

Outras medicações vêm sendo descritas nos últimos anos, inclusive algumas já sendo utilizadas em alguns países, como lubiprostone (ativador dos canais de cloro presente nas células epiteliais do intestino), prucaloprida (agonista dos receptores 5HT4 da serotonina) e linaclotide (agonista dos receptores guanilato ciclase C), com resultados significativos e menos efeitos colaterais, porém faltam estudos do uso dessas medicações na população idosa.

Em uma grande pesquisa feita a não satisfação dos idosos com o tratamento foi ao redor de 47% em especial por conta da eficácia dos medicamentos (82%) e segurança (16%).

Recentemente, publicou-se uma revisão sistemática usando PubMed, EMBASE e Cochrane. Vinte e três ensaios clínicos randomizados foram incluídos nessa revisão. Entre os estudos selecionados, 9 estudos compararam laxante com placebo e 5 estudos compararam laxantes entre si. Quatro estudos compararam diferentes tipos de laxantes com agentes combinados. Cinco estudos compararam novos medicamentos como prucaloprida, lubiprostone e elobixibate com placebo. *Psyllium*, policarbofila cálcica, xarope de lactulose, lactitol, polietilenoglicol, hidróxido de magnésio, laxante estimulante com ou sem fibra foram mais eficazes que placebo em pacientes idosos com constipação em curto prazo. A frequência e gravidade dos efeitos adversos do laxante foram semelhantes entre os braços dos estudos.

Laxantes formadores de bolo fecal, osmótico, estimulante com ou sem fibra, e outros medicamentos podem ser usados em pacientes idosos em curto prazo dentro de 3 meses com razoável segurança. No entanto, a qualidade dos estudos incluídos não foi alta e a maioria dos estudos realizada com pequeno número de pacientes. Dentre esses laxantes, o polietilenoglicol parece ser seguro e eficaz em pacientes idosos em uso prolongado, ao redor de 6 meses.

Os transtornos de evacuação respondem mal aos programas de laxantes orais padrão. Nesses casos, deve-se considerar *biofeedback* e treinamento da musculatura pélvica. Entre os fatores críticos para o sucesso, encontram-se o nível de motivação do paciente, a frequência do programa de treinamento, a participação de um psicólogo e nutricionista.

Se o tratamento falhar uma e outra vez na constipação por trânsito lento, um grupo selecionado de pacientes bem avaliados e informados pode se beneficiar do tratamento cirúrgico (colectomia total com anatomose iliorretal). A indicação excepcional dessa cirurgia deve ser estabelecida em um centro terciário especializado, pois pode haver resultados decepcionantes, nos quais o paciente corre o risco de ficar com incontinência fecal e obstipação recorrente após a cirurgia. Nas Figuras 29.1 e 29.2 seguem algoritmos para auxiliar no manejo dos pacientes com obstipação proposto por *Emmanuel A* e colaboradores no consenso publicado em 2017.

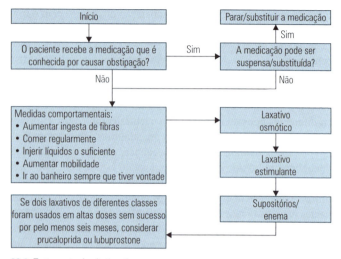

Figura 29.1. Tratamento da obstipação.

Fonte: Emmanuel A, Mattace-Raso F, Neri MC, Peterson KU, Rey E, Rogers J. Constipation in older people: a consensus statement. Int J Clin Pract, 2017;71: e12920.

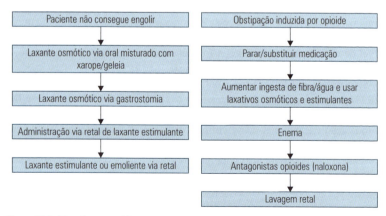

Figura 29.2. Situações especiais.

Fonte: Emmanuel A, Mattace-Raso F, Neri MC, Peterson KU, Rey E, Rogers J. Constipation in older people: a consensus statement. Int J Clin Pract, 2017;71: e12920.

Obstipação Intestinal 253

Bibliografia recomendada

Bernard CE, Gibbons SJ, Gomez-Pinilla PJ, et al. Effect of age on the enteric nervous system of the human colon. Neurogastroenterol Motil, 2009 21(7): 746-E46.

Bouras EP, Tanagalos EG. Chronic constipation in the eldery. Gastroenterol Clin North AM, 2009; 38(3):463-80.

Camilleri M, Kerstens R, Rykx A, et al. A placebo-controlled Trial of prucalopride for severe chronic constipation. N Engl J Med, 2008; 358(22):2344-54.

Cumpston M, Li T, Page MJ, et al. Updated guidance for trusted sys- tematic reviews: a new edition of the cochrane handbook for systematic re- views of interventions. Cochrane Database Syst Rev 2019;10:ED000142.

Emmanuel A, Mattace-Raso F, Neri MC, Peterson KU, Rey E, Rogers J. Constipation in older people: a consensus statement. Int J Clin Pract, 2017;71: e12920.

Gallagher P, O'Mahony D. Constipation in old age. Best Pract Res Clin Gastroenterol, 2009; 23(6):875-87.

Hosia-Randell H, Suominen M, Muurinen S, Pitkala KH. Use of laxatives among older nursing home residents in Helsinki, Finland. Drugs Aging, 2007; 24:147-54.

Kang SJ, Cho YS, Lee TH, Kim SE, et al. Medical managemente of constipation in elderly patients: systematic review. J Neurogastroenterol Motil 2021, 27(4):495-512.

Kepenekci I, Keskinkilic B, Akinsu F, et al. Prevalence of pelvic floor disorders in the female population and the impact of age, mode of delivery, and parity. Dis Colon Rectum, 2011; 54:85-94.

Leung L, Riutta T, Kotecha J, Rosser W. Chronic Constipation. An evidence-based review. J AM Board Fam Med, 2011; 24(4):436-51.

McCrea GL, Misskowski C, Stotts NA, et al. Pathophysiology of constipation in the older adult. World J Gastroenterol 2008;14(17):2631-26.

Rao SS, GO JT.Uptade on the management of constipation in the eldery: new treatment options. Clin Interv Aging,2010; 9(5):163-71.

Serra J, Pohl D, Azpiroz F, et al. European society of neurogastroenterology and motility guidelines on functional constipation in adults. Neuro- gastroenterol Motil 2020;32: e13762.

Singh G, Lingala V, Wang H et al. Use of health care resources and cost of care for adults with constipation. Clin Gastroenterol Hepatol, 2007; 5(9):1053-8.

Tamura A, Tomita T, Oshima T, et al. Prevalence and self-recognition of chronic constipation: results of an internet survey. J Neurogastroenterol Motil 2016; 22:677-85.

Vazquez Roque M, Bouras EP. Epidemiology and management of chronic constipation in elderly patients. Clin Interv Aging 2015;10:919-30.

capítulo 30

Doença do Refluxo Gastroesofágico no Idoso

Paulo Eugênio de Araujo Caldeira Brant

Conceito

A doença do refluxo gastroesofágico (DRGE) consiste em distúrbio gastro-enterológico que mais acomete a população, sendo a doença mais prevalente do tubo digestivo. Afeta cerca de 20% da população norte americana e de 6 a 17% da população idosa. Em nosso país estima-se que 12 a 20% sofram da DRGE.

O I Consenso Brasileiro sobre a DRGE definiu a DRGE como: "Afecção crônica decorrente do fluxo retrógrado de parte do conteúdo gastroduodenal para o esôfago e/ou órgãos adjacentes a ele, acarretando um espectro variável de sintomas e/ou sinais esofagianos e/ou extraesofagianos, associados ou não a lesões teciduais".

A DRGE apresenta-se nos pacientes idosos, em comparação com pacientes mais jovens, com padrões mais intensos de tempo de exposição anormal de refluxo ácido e doença erosiva em estágios mais avançados.

A população mundial de idosos vem aumentando consistentemente. Os Estados Unidos da América (EUA), em 1900, apresentavam 5 milhões de americanos ≥ 65 anos, em 2000 apresentava 35 milhões ≥ 65 anos. No Brasil, segundo IBGE, em 2019 o havia 34 milhões > 60 anos, 16,2 % de 210,1 milhões de brasileiros.

Etiologia/patogenia

A simples presença do refluxo não caracteriza a existência da doença, sabe-se que episódios de curta duração ocorrem em pessoas sadias denominado refluxo fisiológico. Este deve ser diferenciado do refluxo patológico que ocorre com maior frequência e com tempo mais longo de duração, podendo ocasionar sintomas e aparecimento da esofagite.

A DRGE constitui doença acidopéptica resultante de distúrbio motor do esôfago, observa-se ineficiência da barreira antirrefluxo ao nível da junção esofagogástrica. A barreira é constituída por elementos anatômicos e fisiológicos que agem sinergicamente para evitar que o conteúdo gástrico reflua para o esôfago.

Componentes anatômicos são constituídos pela entrada obliqua do esôfago no estomago, elementos de fixação do estomago, artéria gástrica esquerda e ligamento freno esofágico, pilar direito diafragmático ao nível do hiato.

Elementos fisiológicos resultam de vários fatores: pressão do esfíncter inferior do esôfago (EIE), eficiência do mecanismo de clareamento esofágico, resistência da mucosa esofágica a agressão e volume e tempo de esvaziamento do conteúdo gástrico.

O EIE, o elemento mais importante do mecanismo antirrefluxo, trata-se de musculatura lisa especial, capaz de manter uma pressão mais elevada do que a intragastrica, relaxando quando a deglutição origina uma onda peristáltica e contraindo após sua passagem.

Fisiologia esofágica e envelhecimento

O envelhecimento esofágico associa-se a importantes alterações na fisiologia esofágica que predispõe tanto a prevalência quanto a gravidade da DRGE como mostram os Quadros 30.1 e 30.2.

Quadro 30.1. Fatores que potencialmente podem predispor Doença do Refluxo Gastroesofágico (DRGE) no idoso.

Diminuição do fluxo salivar e da secreção de bicarbonato
Enfraquecimento e/ou alteração de motilidade esofágica
Enfraquecimento da pressão do esfíncter inferior esofágico (EIE)
Hérnia hiatal
Aumento nas taxas de pacientes obesos

Fonte: Adaptado de Achem SR, DeVault KR. Gastroesophageal Reflux Disease and the Elderly. Gastroenterology Clinics of North America, 2014; 43(1), 147-60.

Quadro 30.2. Fatores que potencialmente aumentam a gravidade da DRGE nos idosos

| Pressão do esfíncter superior esofágico (ESE) diminuída |
| Diminuição Sensorial |
| Baixa peristalse primaria e secundaria |
| Comorbidades como *diabetes*, medicamentos (anti-inflamatórios não hormonais, corticoesteróides) |

Fonte: Adaptado de Achem SR, DeVault KR. Gastroesophageal Reflux Disease and the Elderly. Gastroenterology Clinics of North America, 2014; 43(1), 147-60.

Alterações estruturais nos idosos

Esfíncter inferior esofágico

Trabalhos que avaliaram a histologia do plexo de Auerbach e musculatura lisa esofágica de material de autopsias, identificaram decréscimo significativo nas células ganglionares por centímetro quadrado e maior infiltração linfocítica em comparação com pacientes mais jovens, podendo reproduzir distúrbios similares acalasia idiopática e espasmo difuso.

Hérnias hiatais ≥ 3 cm predispõe a menores pressões no EIE, maior exposição acida e maior frequência de esofagite erosiva. Hérnias são mais prevalentes com aumento da idade e presente em 60% dos pacientes > 60 anos.

Não há relação clara entre a pressão basal do EIE e o envelhecimento.

Corpo esofágico

Vários estudos manométricos em pacientes idosos indicaram nessa população:
- Decréscimo nas pressões basais esofágicas e resposta colinérgica reduzida.
- O envelhecimento associa-se motilidade esofágica deteriorada.
- Pressão do EIE e ESE e amplitude e velocidade das ondas peristálticas diminuem com o envelhecimento.

Esfíncter superior esofágico

Apesar de não estar diretamente relacionado com patofisiologia da DRGE, a broncoaspiração relacionada a DRGE constitui potencial causa de morbimortalidade em pacientes idosos.

Alterações sensoriais

Essas alterações explicam o conceito de pacientes idosos que, frequentemente, se apresentam com doença mais avançada porém com sintomas similares ou mais leves que pacientes mais jovens. Paciente ≥ 65 anos apresentaram percepção sensorial reduzida para distensão esofágica.

Outras alterações

- Diminuição do bicarbonato salivar com envelhecimento que constitui importante neutralizador do refluxo ácido.
- *Diabetes*, doença de Parkinson, Alzheimer, esclerose lateral amiotrófica e outras doenças aumentam em prevalência com o envelhecimento e contribuem para DRGE.
- Medicamentos do paciente Idoso como: teofilina, nitratos, antagonistas de cálcio, benzodiazepínicos, anticolinérgicos, antidepressivos, lidocaína e prostaglandinas apresentam risco aumentados para DRGE.

Quadro clínico/diagnóstico

A DRGE apresenta grande variedade de manifestações clinicas, podendo ser divididas em típicas (pirose, regurgitação acida, eructação sialorreia e plenitude pós-prandial) ou atípicas de origem esofágica (disfagia, dor torácica não cardíaca), extraesofágica para órgãos adjacentes (laringite crônica, disfonia, granuloma em pregas vocais), aumento reflexo esôfago-brônquico (asma, bronquiectasias, bronquite, pneumonias de repetição) ou sinais de alarme caracterizados (emagrecimento, disfagia, sangramento).

A gravidade dos sintomas normalmente não se correlaciona com o grau de lesão esofágica e suas complicações ao exame endoscópico.

Pacientes idosos com DRGE apresentam sintomatologia semelhante aos pacientes mais jovens, porém com maiores complicações e doença mais intensa quando comparados com os mais novos.

Disfagia, dor torácica e sangramento gastrointestinal decorrente da DRGE estão associados regularmente a pacientes idosos.

Defeitos ventilatórios restritivos, cicatrizes parenquimatosas pulmonares e espessamento pleural são comuns nos pacientes idosos com exposição acida em pHmetrias de 24 horas.

Pacientes com ≥ 65 anos com esofagite erosiva apresentam menor número de sintomas típicos e mais quadros de anorexia, perda de peso, anemia vômitos e disfagia.

O diagnóstico da DRGE baseia-se principalmente no quadro clínico e utilização de exames subsidiários para confirmação diagnóstica e suas complicações.

O quadro clinico constituído pela associação de sintomas típicos: Pirose e regurgitação ácida, diagnosticam em + 90% dos casos.

Os exames subsidiários para investigação da DRGE são:
- Endoscopia digestiva alta (EDA).
- pHmetria esofágica.
- Impedâncio-pHmetria esofagiana e gástrica.
- Manometria.
- Esofagogastroduodenografia.

Endoscopia digestiva alta (EDA)

Exame mais específico (96%) porem pouco sensível (50 a 62%) para o diagnostico DRGE, metade dos doentes podem ter EDA normal e apresentarem DRGE. A intensidade e a frequência dos sintomas DRGE constituem fracos preditores da presença ou intensidade da esofagite (Tabela 30.1).

A EDA constitui o padrão-ouro para detectar as complicações: Esofagite, estenoses, ulceras e esôfago de Barrett (EB).

Tabela 30.1. Classificação endoscópica de esofagite erosiva

Grau	Classificação de Los Angeles
A	Uma ou mais erosões < que 5 mm
B	Uma ou mais erosões > que 5 mm na maior extensão, mas não continuas entre o ápice de duas pregas esofágicas.
C	Erosões > que 5 mm com continuidade entre o ápice de duas ou mais pregas envolvendo menos que 75% da circunferência
D	Erosões que envolvem pelo menos 75% da circunferência
	Observação: Quando não apresenta erosões, porém há espessamento mucoso e perda da visualização dos vasos submucosos, caracteriza-se como esofagite não erosiva distal.

Fonte: Moraes Filho JPP, Hashimoto CL. (2000) I Consenso Brasileiro da Doença do Refluxo Gastroesofágico. Foz do Iguaçu.

Esôfago de Barrett

Pacientes com DRGE de longa duração necessitam de acompanhamento para investigação de principais complicações que constituem o esôfago de Barrett e o adenocarcinoma esofágico (Incidência maior entre a sexta e sétima década de vida).

O esôfago de Barrett caracteriza-se pela transformação do tecido escamoso do terço distal esofágico em tecido colunar com metaplasia intestinal (células caliciformes) ou gástrica.

Vigilância endoscópica deve ser realizada com intuito de biopsiar áreas de reepitelização colunar maiores que 1 cm para avaliação de displasias.

- Barrett sem displasia: EDA a cada 3 a 5 anos.
- Barrett com displasias de baixo grau: EDA a cada 6 a 12 meses.

Classificação de Praga para esôfago de Barrett

Classificação da extensão do esôfago de Barrett (EB) é feita pelo Sistema de Classificação de Praga. Esse sistema orienta o reconhecimento endoscópico do EB e permite a classificação da sua extensão.

- A letra C equivale à extensão máxima circunferencial do epitélio colunar em centímetros.
- A letra M equivale à extensão máxima do epitélio colunar em forma de linguetas em centímetros.

p. ex.: Esofago de Barrett (Praga C2M3)

Consiste em um método de classificação rápido e fácil; para sua realização, é importante localizar exatamente a transição esofagogástrica.

pHmetria intraluminar esofágica

Método que quantifica o refluxo ácido. Fornece o tempo de exposição ao ácido, a distribuição temporal do refluxo (refluxo patológico em ortostático, supino ou ambos), extensão longitudinal do refluxo, o grau de correlação entre os sintomas e os episódios de refluxo. Parâmetros que integrados são classificados no escore de DeMEESTER. Valor normal até 14,7.

Impedâncio-pHmetria

Método diagnóstico que registra fluxo retrogrado de conteúdo gástrico, independente de seu pH. Quando combinado com pHmetria, permite detectar RGE ácido e não ácido, permite definir o sintoma relacionado com refluxo

Doença do Refluxo Gastroesofágico no Idoso 261

ácido ou não. Favorece caracterizar o RGE quanto composição (liquido, gasoso ou líquido-gasoso).

Manometria

Utilizado para localização dos EIE e ESE e para diagnóstico de distúrbios da motilidade esofagiana. Diagnostica distúrbios de motilidade primários ou secundários (DRGE, esclerodermia ou *diabetes mellitus*)

Complicações

Risco de complicações decorrentes de DRGE apresenta-se pouco mais elevado nos pacientes idosos.

Pacientes idosos apresentam mais erosões, ulcerações e estenoses principalmente no sexo masculino.

Pacientes > 80 anos a esofagite erosiva contribui para maior quantidade de hemorragia digestiva alta (HDA) nessa faixa etária.

Tratamento

O tratamento da DRGE objetiva remissão dos sintomas, cicatrização das lesões, prevenção das recidivas e evitar as complicações.

O tratamento envolve as medidas não farmacológicas e tratamento medicamentoso.

As medidas não farmacológicas buscam a mudança do estilo de vida e reeducação comportamental:

Não deitar nas 2 horas posteriores às refeições, evitar refeições copiosas e líquidos durante as refeições, suspender o tabagismo, diminuir a utilização de alimentos que favoreçam o refluxo, como:

- Alimentos gordurosos: frituras, chocolate, molhos, maionese, azeite, leite integral, abacate, coco e amendoim.
- Cítricos: limão, laranja, maracujá, abacaxi, hortelã e menta.
- Condimentos: Alho, cebola, pimenta.
- Bebidas gaseificadas ou alcoólicas.

Tratamento medicamentoso

As principais medicações são os hipossecretores e os procinéticos.

Hipossecretores encontram-se os bloqueadores dos receptores de histamina tipo 2 (BH2) e os inibidores da bomba de prótons (IBP) e o bloqueador ácido competitivo de potássio (PCAB).

Os **BH2** na DRGE não devem ser indicados como medicamentos de primeira linha por apresentarem eficácia reduzida na cura de lesões e fenômeno de tolerância com gradativa diminuição da produção acida com o uso prolongado.

Exemplos de BH2: cimetidina, ranitidina, famotidina.

Inibidores da bomba de próton (IBP)

Medicações de escolha no tratamento da DRGE, promovem a intensa inibição acida por atuarem na via final da secreção, a bomba de H+k+ ATPase.

Devem ser usados pela manhã, em jejum, ou 2 vezes ao dia, 30 minutos antes do café e 30 minutos antes do jantar:

- Omeprazol 20 mg.
- Lansoprazol 30 mg.
- Pantoprazol 40 mg.
- Rabeprazol 20 mg.
- Esomeprazol 40 mg.
- Dexlansoprazol 60 mg.

Bloqueador ácido competitivo de potássio (PCAB)

Apresentam potente e rápido mecanismo de supressão acida, dose dependente e podem ser administrados independente da alimentação. No tratamento de DRGE, devem ser utilizados por 8 semanas.

- Vonoprazana 20 mg.

Procinéticos

São indicados no tratamento de pacientes que apresentam dismotilidade, gastroparesia ou gastrectomia e devem ser utilizados 30 min antes das refeições associados aos IBP.

- Metoclopramida 10 mg.
- Bromoprida 10 mg.
- Domperidona 10 mg.

IBP × paciente idoso

Quando utilizado IBP alguns detalhes devem ser levados em consideração no paciente idoso.

O *clearence* plasmático de IBP decresce com a idade, porém não necessitando reduzir a dosagem mesmo em paciente com insuficiência renal ou hepática.

Omeprazol e Lansoprazol são metabolizados no citocromo p450 e podem afetar o metabolismo de outros fármacos sendo necessário cuidados com pacientes utilizando: varfarina, fenitoina, diazepam, carbamazepina.

Clopidrogrel é metabolizado na forma ativa no mesmo citocromo p450 dos IBP's, por isso tomar cuidado com sua utilização.

Complicações nutricionais, metabólicas e infecciosas são identificados na população idosa na utilização dos IBP's.

- IBP diminui absorção e os níveis de vitamina B12 levando sua deficiência.
- Má absorção de gordura e carboidratos podem proporcionar crescimento bacteriano.
- IBP provoca a diminuição da absorção de cálcio e consequente redução da densidade óssea e tendo sido relatadas fraturas de quadril em pacientes idosos na utilização crônica de IBP.
- Risco aumentado de pneumonias adquiridas da comunidade e nefrite intersticial nos pacientes idosos.
- Aparecimento de lesões polipoides devido efeito trófico na mucosa da Hipergastrinemia resultante da supressão acida.

Cuidados na utilização dos procinéticos no paciente idoso

- **Metoclopramida:** antagonista dopaminérgico que aumenta EIE e promove esvaziamento gástrico, porem utilização cautelosa no paciente idoso devido efeitos colaterais em 1/3 dos pacientes incluindo: tremores musculares, espasmos, agitação, ansiedade, insônia, tontura confusão e discinesia.
- **Cisaprida:** pode levar a quadros de arritmias cardíacas nos pacientes idosos.
- **Betanecol:** aumenta a pressão do esfíncter inferior esofágico porem com efeitos colaterais na frequência urinaria, dor abdominal e visão embaçada e piora do glaucoma.
- **Domperidona:** procinético com nenhuma ou mínima interação no Sistema nervoso central pois não passa barreira hemato encefálica, sendo escolha no tratamento DRGE no paciente Idoso.

Terapia cirúrgica

A cirurgia pode ser realizada com sucesso em pacientes idosos com condições clínicas.

A terapêutica cirúrgica deve ser reservada para casos selecionados com estudo de motilidade previamente ao ato cirúrgico.

Bibliografia recomendada

Achem SR, DeVault KR. Gastroesophageal Reflux Disease and the Elderly. Gastroenterology Clinics of North America, 2014; 43(1), 147-60.

Ahmed MG, Gillani SW, Haddad I, Ahmad KMK, Abdullahi RM, Bello FD, et al. Pharmacotherapeutic Consideration of Gastro Esophageal Reflux Disease among Geriatric Type 2 Diabetic Patients. Journal of Pharmacy Practice and Community Medicine, 2019;5(4).

Cock C, Omari T. Systematic review of pharyngeal and esophageal manometry in healthy or dysphagic older persons (> 60 years). Geriatrics, 2018; 3(4), 67.

Goldstein FC, Steenland K, Zhao L, Wharton W, Levey AI, Hajjar I. Proton pump inhibitors and risk of mild cognitive impairment and dementia. Journal of the American Geriatrics Society, 2017;65(9), 1969-74.

Gyawali C, Prakash, et al. Modern diagnosis of GERD: the Lyon Consensus. Gut 67.7 2018;1351-62.

Kurin M, Fass R. Management of Gastroesophageal Reflux Disease in the Elderly Patient. Drugs Aging. 2019; Dec;36(12):1073-81.

Mendelsohn AH. The Effects of Reflux on the Elderly. Otolaryngologic Clinics of North America, 2018;51(4), 779-87.

Moraes JPP Filho, Hashimoto CL. (2000) I Consenso Brasileiro da Doença do Refluxo Gastroesofágico. Foz do Iguaçu.

Moraes JPP Filho, Rodriguez TN, Barbuti R, Eisig J, Chinzon D, Bernardo W. (2010). Guidelines for the diagnosis and management of gastroesophageal reflux disease: an evidence-based consensus. Arquivos de gastroenterologia, 47, 99-115.

Otaki F, Iyer PG. Gastroesophageal reflux disease and Barrett esophagus in the elderly. Clinics in Geriatric Medicine, 2021;37(1), 17-29.

Qumseya B, Sultan S, Bain P, Jamil L, Jacobson B, Anandasabapathy S, et al. ASGE guideline on screening and surveillance of Barrett's esophagus. Gastrointestinal Endoscopy, 2019; 90(3), 335-59.e2.

Richter JE, Rubenstein JH.Presentation and epidemiology of gastroesophageal reflux disease. Gastroenterology, 2018;154(2), 267-76.

SEÇÃO III

Conceitos e Situações Especiais

Capítulo 31 Fragilidade 267

Capítulo 32 Sarcopenia 273

Capítulo 33 Tonturas... 283

Capítulo 34 Disfagia 289

Capítulo 35 Câimbras 295

Capítulo 36 Rastreamento de Doenças Neoplásicas.................................. 303

Capítulo 37 Cuidados Paliativos... 313

Capítulo 38 Hipodermóclise 321

Capítulo 39 Vacinação em Idosos... 331

Capítulo 40 O Motorista Idoso 339

Capítulo 41 Abusos e Maus-tratos.. 347

Capítulo 42 Indicações de Internação em UTI 353

Capítulo 43 Atendimento Domiciliário 357

Capítulo 44 Nefropatias Induzidas por Fármacos...................................... 369

capítulo 31

Fragilidade

Daniela Fonseca de Almeida Gomez ◯ Marcelo Valente

Introdução

A fragilidade é uma síndrome comumente presente em pacientes idosos e que tem relação direta com eventos adversos, incluindo quedas, hospitalizações, institucionalização e aumento da mortalidade.

A identificação, avaliação e tratamento do idoso frágil, constitui um dos maiores desafios da medicina geriátrica.

Definição

É definida como uma síndrome clínica caracterizada por diminuição da reserva homeostática do organismo e pela resistência diminuída aos estressores resultando em declínio cumulativo dos sistemas fisiológicos, causando vulnerabilidade e desfechos clínicos adversos.

Os principais sistemas envolvidos são:

- **Neuroendócrino:** diminuição do Hormônio do Crescimento (GH) e dehidroepiandrosterona (DHEA).
- **Imunológico:** aumento das citocinas catabólicas IL1, IL6 e TNF alfa.
- **Musculoesquelético:** declínio da massa muscular (sarcopenia).

A diminuição da capacidade de reserva está intimamente ligada a alterações que ocorrem com o envelhecimento e quando o organismo se depara com eventos estressores, pode não ter reserva suficiente para agir e inicia-se o ciclo da fragilidade.

A Figura 31.1 resume a fisiopatologia da fragilidade.

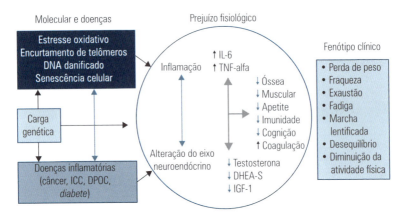

Figura 31.1. Fisiopatologia da fragilidade.

Adaptada de Watsoton J et al. JAGS, 2006.

Prevalência

Cerca de 10% das pessoas com mais de 65 anos e 25% a 50% das pessoas com mais de 85 anos são consideradas frágeis, segundo os critérios estabelecidos por Fried.[1]

Fatores de risco

São considerados fatores de risco para fragilidade: sexo feminino, idade avançada, raça negra, baixo nível educacional e doenças crônicas como Doença Pulmonar Obstrutiva Crônica (DPOC), artrite, doença cardiovascular, *diabetes*, transtorno cognitivo e depressão.[2,3]

Critérios diagnósticos

A Tabela 31.1 mostra os critérios clínicos para definir fragilidade.

Tabela 31.1. Critérios diagnósticos para fragilidade

Parâmetro clínico	Condição
Perda involuntária de peso	≥ 4,5 kg ou ≥ 5% do peso corporal no último ano
Exaustão/fadiga	Relato do paciente avaliado por duas questões da escala CES-D (*Center for Epidemiologycal Studies – Depression*)
Fraqueza	Força de preensão (< 20%) por meio de dinamômetro
Velocidade da marcha	Velocidade caminhada 4,6 m (20% mais lenta)
Baixa atividade física	Kcal/semana (< 20%) avaliado pelo questionário MLTA (*Minnesota Leisure Time Physical Activity*)

Diagnóstico de fragilidade: três ou mais critérios Diagnóstico de pré-fragilidade: um ou dois critérios Adaptado de Fried, LP et al. J Gerontol A Biol Sci, 2001.

Diagnóstico

Todos os idosos acima de 65 anos devem ser submetidos a instrumentos de rastreio de fragilidade.

Como dito anteriormente o diagnóstico da Síndrome se faz pela presença de três dos cinco critérios do Fenótipo de Fragilidade. Porém, corroboram para a identificação dos possíveis idosos frágeis uma série de sinais e sintomas. Dentre eles destacam-se:

Sintomas

- Perda de peso.
- Fraqueza.
- Fadiga.
- Inatividade.
- Baixa ingesta alimentar.

Sinais

- Sarcopenia.
- Alteração de equilíbrio.
- Alteração da marcha.
- Descondicionamento físico.
- Osteopenia.

270 Livro de Bolso de Geriatria

Com relação à solicitação de exames complementares seria prudente considerar-se a realização de hemograma, TSH, função hepática e renal, eletrólitos, dosagem de albumina, urina I, radiografias e Tomografia Computadorizada em casos selecionados.

Tratamento

O tratamento disponível para Fragilidade é limitado. Recomenda-se a elaboração de um planejamento do cuidado, considerando os desejos e preferencias dos idosos, abordando-se o tratamento da sarcopenia, polifarmácia, causas de fadiga (depressão, anemia, hipotensão, hipotireoidismo, e deficiência de vitamina B12) e causas tratáveis de perda de peso.[6]

O objetivo principal é identificar os indivíduos de risco e promover exercícios resistidos, suplementação nutricional, avaliar e tratar as comorbidades e rever as medicações em uso.

Tratamento não farmacológico

Exercícios físicos

Todos os pacientes com Síndrome da Fragilidade devem fazer exercícios físicos, tanto, de modo individual, como atividades em grupo. Vários estudos tem demonstrado o benefício de exercícios resistidos, havendo melhora dos marcadores de fragilidade após sessões de exercícios de 30 a 60 minutos realizadas três vezes por semana por três a seis meses.[5]

Nutrição

Com relação ao suporte nutricional, os estudos demonstram maiores benefícios quando se associa programa nutricional com atividade física.

Oferece-se a suplementação proteico-calórica aos pacientes que possuem desnutrição ou aos que não consomem a quantidade diária de proteínas necessárias.

Tratamento farmacológico

Vitamina D

Alguns estudos observaram benefícios da suplementação de vitamina D na força muscular, no equilíbrio e na função neuromuscular diminuindo, consequentemente, o risco de quedas. Esses benefícios são dose dependentes e vistos com doses acima de 700 U/dia.[7]

Apesar de mais estudos serem necessários, a suplementação de vitamina D deve ser considerada no idoso frágil, já que melhora a força muscular, a massa óssea e tem poucos efeitos colaterais.

Testosterona

Sabidamente, é um anabolizante que aumenta tanto a força quanto a massa muscular em jovens.[8] Por isso, parece lógico seu uso na sarcopenia presente em idosos frágeis. Porém, os estudos que avaliaram a reposição de testosterona demonstraram resultados desapontantes: aumento da massa muscular sem melhora significativa na força muscular. Desse modo, terapia de reposição com testosterona não tem benefício para tratamento do idoso frágil, além de ter vários efeitos adversos.

Dehidroepiandrosterona (DHEA)

Há diminuição de DHEA com o envelhecimento e correlação entre baixos níveis do esteroide e perda de massa e força muscular em homens acima dos 60 anos.[9] Porém, diversos estudos falharam em correlacionar qualquer melhora na força muscular, ou na mortalidade com a reposição do hormônio.

Hormônio do Crescimento (GH)

O uso do GH em idosos está associado a muitos efeitos adversos: hiperglicemia, ginecomastia, retenção hídrica, artralgia e síndrome do túnel do carpo.[10] Não há benefícios na força, na função muscular ou na mortalidade com a reposição. Apesar de estudos terem sido realizados, não se recomenda seu uso em idosos frágeis.

Conclusão

Identificar os indivíduos de risco e promover medidas intervencionistas precoces para evitar que os idosos se tornem frágeis é a abordagem ideal dessa síndrome, que tem fisiopatologia complexa e tratamento farmacológico limitado.

Referências bibliográficas

1. Fried LP, Tangen CM, Walston J, Newman AB, Hirsch C, Gottdiener J, et al. Frailty in older adults: evidence for a phenotype. The Journals of Gerontology Series A: Biological Sciences and Medical Sciences. 2001;56(3):M146–M57.

2. Hirsch C, Anderson ML, Newman A, et al. The association of race with frailty. Ann Epidemiol.2006;16:545-553.
3. Fried LP, Tangen CM, Walston J, et al. Frailty in older adults: evidence for a phenotype.J Gerontol.2001;56A:M146-M156.
4. Fried LP, et al. Frailty. In: Cassel C, Leipzig R, Cohen H, Larson E, Meier D, eds. Geriatric Medicine: An Evidence – Based Approach. 4th edition. New York: Springer--vereag; 2003:1067-74.
5. Ahmed N, Mandel R, Fain MJ. Frailty: an emerging geriatric syndrome. Am J Med(2007)120,748-53.
6. Dent E, Morley JE, Cruz-Jentoft AJ, et al. Physical Frailty:ICFSR International Clinical Practice Guidelines for Identfication and Management. J Nutr Health Aging 23, 771-87 (2019).
7. Larsen ER, Mosekilde L, Foldspang A. Vitamin D and calcium supplementation prevents severe falls in elderly community-dwelling women: a pragmatic population-based 3-year intervention study. Aging Clin Exp Res 2005;17:125-32.
8. Bhasin S, Storer TW, Berman N, Yarasheski KE, Clevenger B, Phillips J, et al. Testosterone replacement increases fat-free mass and muscle size in hypogonadal men. J Clin Endocrinol Metab1997;82:407-13.
9. Valenti G, Denti L, Maggio M, Ceda G, Volpato S, Bandinelli S, et al. Effect of DHEAS on skeletal muscle over the life span:the InCHIANTI Study. J Gerontol A Biol Sci Med Sci2004;59:466-72.
10. Blackman MR, Sorkin JD, Munzer T, Bellantoni MF, Busby-Whitehead J, Stevens TE, et al. Growth hormone and sex steroid administration in healthy aged womenand men: a randomized controlled trial. JAMA 2002;288:2282-92.
11. Sumukadas D, Witham M, Struthers AD, McMurdo ME. Effect of perindopril on physical function in elderly people with functional impairment: a randomized controlled trial. CMAJ 2007;177:867-74.
12. Walston J, Hadley EC, Ferrucci L et al. Research agenda for frailty in older adults: toward a better understanding of physiology and etiology: summary from American Geriatrics Society/National Institute on Aging Research Conference on Frailty in Older Adults. JAGS 2006; 54:991-1001.

capítulo 32

Sarcopenia

Daniela Fonseca de Almeida Gomez O Marcelo Valente

Introdução

O termo sarcopenia foi proposto pela primeira vez em 1989, por Irwin Rosenberg para descrever a perda de massa muscular relacionada ao envelhecimento. A palavra sarcopenia provém do grego *sarx* (carne) + *penia* (perda). A prevalência de sarcopenia apresenta grandes variações percentuais dependendo da faixa etária, do sexo, do cenário clínico e da definição utilizada. A prevalência em indivíduos com idade entre 60 e 70 anos varia de 5% a 13%; enquanto entre os idosos com mais de 80 anos pode oscilar de 11% a 50%.[1] Na comunidade, a prevalência de sarcopenia em homens é de 11% e em mulheres é de 9%.[2] Entre os idosos institucionalizados, a prevalência é de 51% e 31% em homens e mulheres, respectivamente.[2]

Definição

A sarcopenia é uma doença muscular reconhecida com código de diagnóstico no CID-10 (M 62.84) desde 2016 e arraigada em mudanças musculares acumuladas ao longo da vida.[1] Trata-se de uma doença progressiva e generalizada da musculatura esquelética que se associa ao aumento de desfechos negativos em idosos, como declínio funcional, fragilidade, quedas e morte.[3]

Etiopatogenia

Múltiplos fatores de risco e diversos mecanismos contribuem para o desenvolvimento da sarcopenia (Figura 32.1).[4] Entre os principais fatores de risco estão a falta de exercício físico e outros fatores relacionados ao estilo de vida, a baixa ingesta calórica e proteica, assim como modificações hormonais, *inflam-*

maging, disfunção mitocondrial e declínio na função neuromuscular. Fatores genéticos podem ter papel importante na explicação das diferenças entre força e desempenho muscular em diferentes grupos de indivíduos.

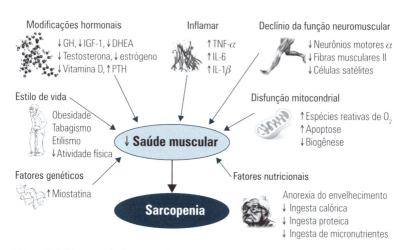

Figura 32.1. Etiopatogenia da sarcopenia.

Diagnóstico

O *European Working Group on Sarcopenia in Older People 2* (EWGSOP2) revisou seu consenso atualizando o algoritmo para o diagnóstico da sarcopenia. A atualização do algoritmo incorporou um raciocínio que visa "encontrar, avaliar, confirmar e estabelecer a gravidade dos casos", com o objetivo de facilitar seu uso em contextos clínicos.[5] A Sociedade Brasileira de Geriatria e Gerontologia (SBGG) elaborou recentemente um guia prático propondo algumas modificações que facilitam a aplicação do algoritmo completo no Brasil, incluindo os locais onde não há disponibilidade de equipamentos para a avaliação da massa muscular (Figura 32.2).[6]

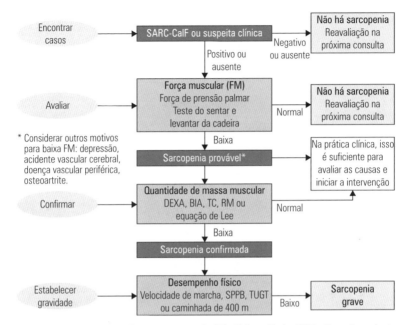

Figura 32.2. Algoritmo diagnóstico da sarcopenia. BIA: Bioimpedância; DEXA: Absorciometria de dupla energia por raios; RM: Ressonância magnética; SPPB: *short physical performance battery*; TC: Tomografia computadorizada; TUGT: *Timed Get Up and Go Test*.

Diagnóstico: 1ª etapa

Para encontrar indivíduos sob risco, o EWGSOP2 recomenda o uso do questionário SARC-F.[5] No Brasil, o instrumento foi validado por Barbosa-Silva et al.[7] em 2016, que combinando a medida da circunferência da panturrilha ao questionário, melhorou a acurácia para o rastreamento da sarcopenia. O SARC-CalF tem uma pontuação que varia de 0 a 20, sendo sugestivo de sarcopenia quando ≥ 11 pontos. Desse modo, recomenda-se para essa primeira etapa a utilização do SARC-CalF ou a presença de sintomas relatados pelo paciente como, perda de peso, sensação de fraqueza, lentificação da marcha, dificuldade para levantar-se de uma cadeira, dificuldade para subir escada ou quedas (Figura 32.3).

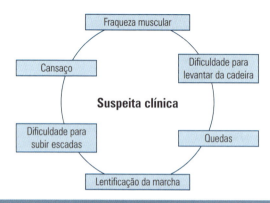

SARC-CalF		
Componentes	Perguntas	Pontuação
Stregth (força)	O quanto de dificuldade você tem para levantar e carregar 5 kg?	Nenhuma = 0 Alguma = 1 Muita ou não consegue = 2
Assistance in walking (ajuda para caminhar)	O quanto de dificuldade você tem para atravessar um cômodo?	Nenhuma = 0 Alguma = 1 Muita, usa apoios ou incapaz = 2
Rise from a chair (levantar da cadeira)	O quanto de dificuldade você tem para subir um lance de escadas de 10 degraus?	Nenhuma = 0 Alguma = 1 Muita ou não consegue = 2
Falls (quedas)	Quantas vezes você caiu no último ano?	Nenhuma = 0 1-3 quedas = 1 4 ou mais quedas = 2
Circunferência da panturrilha (CP)	Medir CP da perna direita com paciente em pé, com os pés afastados 20 cm e com as pernas relaxadas	Mulheres • CP > 33 cm = 0 • CP ≤ 33 = 10 Homens CP > 34 cm = 0 CP ≤ 34 cm = 10
Interpretação SARC-CalF: ≥ 11 pontos sugestivo de sarcopenia		

Figura 32.3. 1ª etapa: SARC-CalF ou suspeita clínica.

Diagnóstico: 2ª etapa

Para avaliar a provável sarcopenia na segunda etapa, o EWGSOP2 recomenda o uso de um dinamômetro para medida da força de preensão palmar (FPP) ou o teste de sentar e levantar da cadeira (TSLC). Considera-se diminuição da força de preensão palmar quando esta for < 27 kg para homens ou < 16 kg para mulheres e prejuízo no teste de sentar e levantar da cadeira quando o desempenho for > 15 segundos para cinco subidas (Figura 32.4).[5]

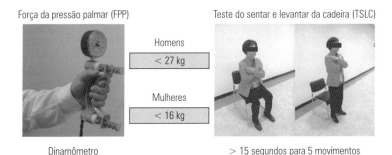

Figura 32.4. 2ª etapa: força de preensão palmar (FPP) ou o teste de sentar e levantar da cadeira (TSLC).

Diagnóstico: 3ª etapa

Na terceira etapa, para confirmar a sarcopenia por detecção de baixa quantidade e qualidade muscular, aconselha-se preferencialmente o uso da absorciometria de dupla energia por raios X (DEXA) ou análise de bioimpedância elétrica (BIA), podendo-se utilizar tomografia computadorizada (TC) ou ressonância magnética (RM). A redução da massa muscular é evidente quando a massa muscular esquelética apendicular (MMEA) for < 20 kg para homens ou < 15 kg para mulheres ou quando o índice de massa muscular esquelética apendicular (IMMEA = MMEA/altura^2) for < 7 kg/m^2 para homens ou < 5.5 kg/m^2 para mulheres (Figura 32.5).[5] Quando nenhum desses métodos for acessível é possível utilizar a equação de Lee para estimar a massa muscular esquelética apendicular e calcular o IMMEA em indivíduos com IMC < 30 kg/m^2.[8]

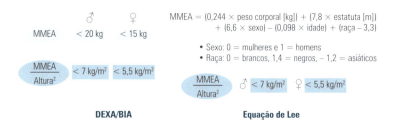

Figura 32.5. 3ª etapa: Dupla energia por raios X (DEXA)/ Bioimpedância elétrica (BIA) ou Equação de Lee. MMEA: Massa muscular esquelética apendicular.

Diagnóstico: 4ª etapa

Para estabelecer a gravidade da sarcopenia na quarta etapa, recomenda-se o uso do teste de velocidade da marcha (Figura 32.6). Entretanto, é possível lançar mão de outros testes, como o *short physical performance battery* (SPPB), o *timed get up and go test* (TUGT) ou o teste de caminhada de 400 metros.[5] A redução da velocidade da marcha é definida quando o desempenho no teste de caminhada for ≤ 0,8 m/s, o baixo desempenho no SPPB quando a pontuação for ≥ 8 pontos, o baixo desempenho no TUGT quando o mesmo for ≥ 20 segundos e a lentidão na caminhada de 400 metros quando o desempenho for maior ou igual a 6 minutos ou não for possível de ser completado.[5]

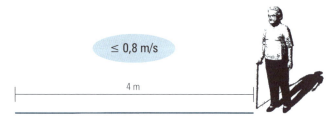

Figura 32.6. 4ª etapa: velocidade da marcha.

Tratamento

Intervenções não farmacológicas

Exercício físico e ingesta nutricional adequada são, atualmente, as intervenções mais efetivas para o tratamento da sarcopenia.

Exercício físico

A realização de um treinamento progressivo de exercícios resistidos é o que temos com maior nível de evidência científica para melhorar a massa, a força muscular e o desempenho físico. Para definir a carga do treinamento, recomenda-se realizar o teste de 1 repetição máxima (1 RM). O teste deve ser executado em cada um dos grupos musculares que serão treinados.[6]

Aconselha-se treinos de alta intensidade (80% de 1 RM), sendo recomendados dois exercícios para cada grande grupo muscular, de três séries cada, com 8 a 10 repetições por série (Tabela 32.1).[6,9] O início do treinamento pode ocorrer com intensidade menor, pois alguns pacientes não toleraram tamanha sobrecarga e há evidências de que, nesses casos, para ganho de força, mas não de massa, treinos com 45% de 1 RM ou mais podem ser compensados com o aumento do número de séries e de repetições. Ao usar essa estratégia, garante-se que, com 45% de 1 RM, seja realizado o mesmo trabalho muscular que com 80% de 1 RM, por exemplo. Isso é possível modulando as variáveis carga, séries e repetições num simples cálculo multiplicativo (carga × séries × repetições). Sugere-se tentar aumentar a carga a cada duas semanas. O treinamento deve ser realizado, no mínimo, de duas a três vezes por semana. Os resultados são melhores com treinos de longa duração.[6,9]

Tabela 32.1. Programa de treinamento resistido progressivo

Variáveis	Orientações
Número de exercícios	2 para cada um dos principais grupos musculares
Repetições	8 a 10 movimentos
Séries	3 séries
Intensidade	Atingir 80% de 1 repetição máxima (1 RM) Pacientes com baixa tolerância podem fazer treino com 45% de 1 RM ajustando séries e repetições
Progressão de carga	A cada 2 semanas
Frequência	Mínimo de 2 a 3 vezes por semana

Nutrição

A recomendação diária de consumo proteico para um idoso saudável no intuito de evitar a sarcopenia varia de 1,0 a 1,2 g/kg/dia.[6,10,11] Para o tratamento da sarcopenia, recomenda-se o consumo de 1,2 a 1,5 g/kg/dia.[6,10,11] Na presença de outras condições clínicas associadas esse valor proteico deve ser ajustado (Figura 32.7). Outro ponto fundamental é a distribuição diária do ingesta proteica. A recomendação é que se alcance 25 a 30 gramas em cada uma das três principais refeições. Para garantir um melhor aproveitamento proteico, bem como o anabolismo muscular, é fundamental um adequado consumo calórico. Idosos com peso adequado devem consumir 30 kcal/kg/dia, enquanto para aqueles com baixo peso, recomenda-se um consumo de 32 a 38 kcal/kg/dia.[6,11] Por outro lado, para idosos com Índice de Massa Corpórea (IMC) acima de 30 kg/m², a orientação é de perda de 0,5 kg por semana com o objetivo de atingir 8 a 10% da perda do peso corporal em 6 meses (Figura 32.7).[6,12]

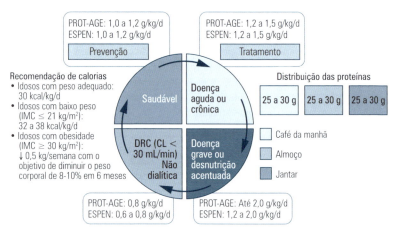

Figura 32.7. Recomendações proteicas e calóricas.

Suplementos

A utilização de suplementos pode potencializar a resposta terapêutica quando associados aos exercícios físicos. Suplementos nutricionais com *blend* de proteínas de absorção e digestão rápida (*whey protein* e proteína soja) e proteínas de absorção e digestão lenta (caseína) ou *whey protein* isolada devem conter 25 g de proteína por dose.[6] A leucina e o HMB (β-hidroxi-β-metilbutirato), quando utilizados, devem conter 3 g por dose.[6] A creatina pode ser utilizada na dose de 20 g por dia (fase de carregamento) e 3 a 5 g por dia (fase de manutenção). A reposição de vitamina D deve ser realizada, principalmente para idosos com níveis de 25 (OH) vitamina D abaixo de 20 ng/mL.[6] Recomenda-se prescrição inicial de 50.000 UI por semana por 6 a 8 semanas e manutenção entre 7.000 e 21.000 UI por semana, com o objetivo de alcançar valores de 25(OH) vitamina D acima de 30 ng/mL.

Intervenções farmacológicas

As evidências científicas atuais são insuficientes para recomendar o uso de medicamentos relacionados ao tratamento de primeira linha da sarcopenia.[6,13] Até o presente momento nenhum medicamento foi aprovado para tratar a sarcopenia. Todavia, alguns medicamentos já existentes e outros em pesquisa apresentam potencial para prevenir e tratar a sarcopenia. Os principais alvos de pesquisa são: o sistema renina-angiotensina (inibidores da ECA, bloqueadores de receptores da AT1 e agonistas de receptores MAS); a miostatina (inibidores da miostatina, bloqueadores de receptor da ativina e derivados da folistatina); os receptores androgênicos (testosterona e moduladores seletivos de receptores androgênicos); além da grelina e seus miméticos.[14]

Considerações finais

A sarcopenia é uma doença muscular multifatorial e o algoritmo sugerido pelo EWGSOP2 tem por objetivo facilitar o diagnóstico e promover tratamento o mais precocemente possível. Exercícios resistidos e adequada ingesta proteico/calórica são, atualmente, os pilares da prevenção e do tratamento da sarcopenia. A utilização dos diferentes suplementos deve ser individualizada. Pesquisas são necessárias para aprovar terapias medicamentosas, em especial para aqueles que não apresentam boa resposta ou têm baixa adesão às intervenções não farmacológicas.

Referências bibliográficas

1. Morley JE, Anker SD, von Haehling S. Prevalence, incidence, and clinical impact of sarcopenia: facts, numbers, and epidemiology-update 2014 [published correction appears in J Cachexia Sarcopenia Muscle. 2015 Jun;6(2):192]. J Cachexia Sarcopenia Muscle. 2014;5(4):253-9.
2. Papadopoulou SK, Tsintavis P, Potsaki P, Papandreou D. Differences in the Prevalence of Sarcopenia in Community-Dwelling, Nursing Home and Hospitalized Individuals. A Systematic Review and Meta-Analysis. J Nutr Health Aging. 2020;24(1):83-90.

3. Cruz-Jentoft AJ, Sayer AA. Sarcopenia. Lancet 2019; Jun 29; 393(10191): 2636-46.
4. Ziaaldini MM, Marzetti E, Picca A, Murlasits Z. Biochemical Pathways of Sarcopenia and Their Modulation by Physical Exercise: A Narrative Review. Front Med (Lausanne). 2017 Oct 4;4:167.
5. Cruz-Jentoft AJ, Bahat G, Bauer J, Boirie Y, Bruyère O, et al. Sarcopenia: revised European consensus on definition and diagnosis. Age Ageing. 2019 Jan 1;48(1):16-31. Erratum in: Age Ageing. 2019 Jul 1;48(4):601.
6. Sociedade Brasileira de Geriatria e Gerontologia. Manual de Recomendações para Diagnóstico e Tratamento da Sarcopenia no Brasil. Disponível em: https://sbgg.org.br/wp-content/uploads/2022/04/1649787227_Manual_de_Recomendaes_para_Diagnstico_e_Tratamento_da_Sarcopenia_no_Brasil-1.pdf. Acesso em 31/07/2022.
7. Barbosa-Silva TG, Menezes AM, Bielemann RM, Malmstrom TK, Gonzalez MC, Grupo de Estudos em Composição Corporal e Nutrição (COCONUT). Enhancing SARC-F: improving sarcopenia screening in the clinical practice. J Am Dir Assoc. 2016;17(12):1136-41.
8. Lee RC, Wang Z, Heo M, Ross R, Janssen I, Heymsfield SB. Total-body skeletal muscle mass: development and cross-validation of anthropometric prediction models. Am J Clin Nutr 2000;72:796-803.
9. Zhang Y, Zou L, Chen ST, Bae JH, Kim DY, et al. Effects and Moderators of Exercise on Sarcopenic Components in Sarcopenic Elderly: A Systematic Review and Meta-Analysis. Front Med (Lausanne). 2021 May 19;8:649748.
10. Bauer J, Biolo G, Cederholm T, Cesari M, Cruz-Jentoft AJ, et al. Evidence-based recommendations for optimal dietary protein intake in older people: A position paper from the PROT-AGE Study Group. J Am Med Dir Assoc 2013;14:542-59.
11. Volkert D, Beck AB, Cederholm T, Cruz-Jentoft A, Goisser S, et al. ESPEN guideline on clinical nutrition and hydration in geriatrics. Clin Nutrition 2019;38(1):10-47.
12. Batsis JA, Villareal DT. Sarcopenic obesity in older adults: aetiology, epidemiology and treatment strategies. Nat Rev Endocrinol. 2018 Sep;14(9):513-37.
13. Dent E, Morley JE, Cruz-Jentoft AJ, Arai H, Kritchevsky SB, et al. International Clinical Practice Guidelines for Sarcopenia (ICFSR): Screening, Diagnosis and Management. J Nutr Health Aging. 2018;22(10):1148-61.
14. Feike Y, Zhijie L, Wei C. Advances in research on pharmacotherapy of sarcopenia. Aging Med (Milton). 2021 Aug 9;4(3):221-33.

capítulo 33

Tonturas

Ambrósio Rodrigues Brandão O Renato Moraes Alves Fabbri

Define-se tontura como sensação de perturbação do equilíbrio corporal, causada por alteração de um ou mais sistemas envolvidos no equilíbrio corporal: vestibular (85% dos casos), visual e proprioceptivo.[1] As tonturas são mais prevalentes a partir da quarta década de vida.[2] Na comunidade, acomete 24% dos idosos, dos quais 74% referem alteração das atividades diárias[3] e consequentes prejuízos físicos, funcionais e emocionais.[4]

Geralmente, as tonturas apresentam-se como uma sensação de desorientação espacial rotatória (vertigem) ou não rotatória (sensação de instabilidade, flutuação, oscilação, afundamento, desequilíbrio ou queda). Além de amamnese e exame físico detalhados, costuma-se classificar as tonturas em quatro categorias de sintomas durante a investigação, apesar de muitas vezes os idosos apresentarem queixas que se enquadrem em mais de uma categoria: vertigem, desequilíbrio, pré-síncope e tonturas inespecíficas.[5]

Vertigem

Vertigem postural paroxística benigna[7]

- **Etiologia:** debris degenerativos do utrículo que flutuam na endolinfa e aderem-se na superfície das cúpulas dos canais semicirculares (geralmente o posterior) acarretando em informação errônea de movimento e consequente vertigem.
- **Sintomas:** vertigem súbita com duração de um minuto em média durante ou logo após movimentos cefálicos (hiperextensão da cabeça ou mudança de decúbito), sem perda de consciência.

- Diagnóstico: presença de nistagmo (com latência de 3-10 segundos, paroxístico e fatigável com a repetição) após manobras de Dix-Hallpike ou Epley (Figura 33.1).
- Tratamento: exercícios vestibulares (manobras de Epley e Dix-Hallpike) com remissão espontânea, porém, com recorrência anual de 25%. Supressores vestibulares e drogas antieméticas, geralmente, são ineficazes.

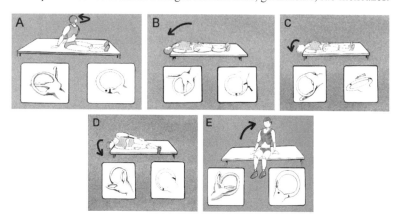

Figura 33.1. Manobra de Epley. A cabeça do paciente é rodada 45° para o lado comprometido (A). Em seguida, o paciente é rapidamente deitado mantendo a posição da cabeça em relação ao tronco (B). A cabeça então é rapidamente rodada em duas etapas de 90° (C,D). O paciente levanta rapidamente (E). Fonte: Pereira CB. Vertigem e Tontura. Disponível na Internet: http://vertigemetontura.com.br/VPPB.

Síndrome de Ménière

- Etiologia: distensão do compartimento endolinfático da orelha interna por menor absorção local da endolinfa (idiopática ou secundária a trauma, sífilis ou hiperinsulinemia).
- Sintomas: vertigem com duração de 30 minutos a 4 - 6 horas, regressão lenta, sensação de plenitude auricular unilateral, zumbido e perda auditiva.
- Diagnóstico: anamnese, perda auditiva neurossensorial unilateral para frequências graves em audiometria, aumento da relação de potencial de somação/ação em eletrococleografia, hiporreflexia vestibular unilateral em provas calóricas.

- Tratamento: redução dietética de sal e cafeína, restrição ao fumo, medicações antiverginosas por semanas ou meses, diuréticos, cirurgias de descompressão endolinfática em casos refratários.

Neurite vestibular (labirintite)

- Etiologia: desconhecida (provavelmente viral).
- Sintomas: vertigem aguda unilateral intensa nos primeiros dias, gradativamente menor em semanas, sem perda auditiva ou sinais neurológicos.
- Diagnóstico: nistagmo espontâneo, teste de Hallpike positivo, instabilidade postural (teste de Romberg positivo). Audiometria normal.
- Tratamento: medicação antivertiginosa e exercícios vestibulares (fixação do olhar em diversas posições enquanto nistagmo, levantar-se e caminhar com auxílio de outra pessoa enquanto crise vertiginosa, andar pé ante pé quando discreta melhora).

Desequilíbrio

- Definição: sensação contínua de enfraquecimento/queda iminente ou instabilidade postural e dificuldade para marcha envolvendo corpo e membros, sem envolver a cabeça. Sem alterações auditivas ou perda de consciência. Nistagmo ausente.
- Etiologias: por perda vestibular (unilateral, como no neuroma acústico ou bilateral, como a provocada por drogas ototóxicas, ambas com piora no escuro), somatossensorial proprioceptiva (pior no escuro, associada a neuropatias periféricas como no diabete melito) ou neurossensorial múltiplo (várias etiologias associadas, como déficits visuais e musculoesqueléticos, descondicionamento físico, neuropatia periférica, medicamentos).

Pré-síncope

- Definição: sensação aguda de perda de consciência, acompanhada de fraqueza, redução da visão, palidez e náuseas.
- Etiologias: causas de hipofluxo cerebral (hipotensões ortostática e pós--prandial, arritmias cardíacas, estenose aórtica, doença coronariana aguda), medicamentos (aminoglicosídeos, anti-helmínticos, betabloqueadores, anticonvulsivantes, anti-inflamatórios não hormonais).

Tonturas inespecíficas

- **Definição**: tontura cujas características não se enquadram em nenhuma das anteriormente descritas, porém de leve intensidade.
- **Etiologias**: distúrbios psicológicos (ansiedade, depressão, síndrome do pânico, síndrome da hiperventilação).

Medicações

A prescrição de medicamentos para tratamento de tontura em idosos deve ser cautelosa, considerando etiologia, medicações em uso (contínuo ou esporádico), exercícios de reabilitação, dieta e estilo de vida.

Para quadros agudos, geralmente são usados antieméticos e supressores vestibulares, porém o uso a longo prazo pode reduzir a compensação vestibular ou levar ao parkinsonismo (ex.: flunarizina, cinarizina). Não havendo melhora do quadro clínico, deve-se continuar investigação etiológica pesquisando-se outras doenças sistêmicas.

O uso de três ou mais medicamentos pode precipitar crises de tontura, geralmente associada ao uso concomitante de antibióticos orais, anti-hipertensivos, antivertiginosos, antagonistas de canais de cálcio, vasodilatadores, hormônios e drogas simpatomiméticas.[8]

Na Tabela 33.1 são citadas as medicações mais comumente utilizadas no tratamento das tonturas em idosos. Havendo relação de tontura com alguma doença sistêmica, esta deve ser compensada concomitantemente.

Tabela 33.1. Nome farmacológico, posologia, nome comercial e apresentação mais utilizada dos principais medicamentos indicados no tratamento das síndromes vestibulares periféricas, de acordo com o efeito medicamentoso desejado.

	Posologia	Apresentação mais utilizada
Supressor vestibular		
Cinarizina	75 mg/dia	25 mg ou 75 mg via oral (VO)
Flunarizina	5-10 mg/dia	10 mg ou 5 mg/mL VO
Diazepam	10 mg	5-10 mg (VO ou IV)
Clonazepam	0,5-1 mg/dia	0,5 mg ou 2 mg VO
Antiemético e/ou efeito supressor vestibular		
Dimenidrinato	50 mg 3 ×/dia	50 mg VO ou 30 mg IV
Prometazina	25-75 mg/dia	25 mg IV
Metoclopramida	10 mg 3 ×/dia	10 mg IV
Ondansetrona	4-8 mg/dia	4-8 mg VO ou 4 mg IV
Meclizina	25 mg 3 ×/dia	25 mg VO
Domperidona	10 mg 3 ×/dia	10 mg VO
Vasoativo e/ou acelerador da compensação vestibular		
Betaistina	48 mg/dia	16 ou 24 mg VO
Extrato EGb 761 de *Ginkgo biloba*	80-120 mg 2 ×/dia	80 ou 120 mg VO
Pentoxifilina	400 mg 2 a 3 ×/dia	400 mg VO
Antidepressivo		
Fluoxetina	20 mg/dia	20 mg VO
Sertralina	50 mg/dia	50 mg VO
Amitriptilina	25 mg até 3 ×/dia	25 mg VO
Fluvoxamina	50 mg até 2 ×/dia	100 mg VO

Fonte: Adaptada de Ganan ça FF, Pires APBA, Adamy CM, Mangabeira G, Duarte JA. Labirintopatias. Rev Bras Med 67:116-122, 2010.

Referências bibliográficas

1. Ganança FF, Pires APBA, Adamy CM, Mangabeira G, Duarte JA. Labirintopatias. Rev Bras Med 67:116-122, 2010.
2. Campos CAH. Principais quadros clínicos no adulto e no idoso. In: Gananᅠça MM, editor. Vertigem tem cura? São Paulo. Lemos, 49-61, 1998.
3. Tinetti ME, Williams CS, Gill TM. Dizziness among older adults: a possible geriatric syndrome. Ann Intern Med 87(3):609-41, 2003.
4. Fukuda F. Distúrbio Vestibular no Idoso. In: Gananᅠça MM. Princípios da Otoneurologia. São Paulo. Atheneu, 1998. 69-73.
5. Lins MCLMCD. Tonturas. In: Freitas EV et al. Tratado de Geriatria e Gerontologia. 4ª. edição. Rio de Janeiro: Guanabara Koogan, 2016. 1044-67.
6. Pereira CB, Scaff M. Vertigem de posicionamento paroxística benigna. Arq Neuropsiquiatr. 59: 466-470, 2001.

capítulo 34

Disfagia

Carolina Baratelli Pinto

Introdução

A deglutição é uma função muito importante para a manutenção de vida e bem estar do indivíduo e qualquer alteração leva a graves problemas de saúde como desnutrição, desidratação e pneumonia.

Os idosos são indivíduos muitas vezes já fragilizados por doenças associadas a idade e que estão relacionadas com alterações de deglutição. É necessário se atentar a essa população, tosse durante as refeições e perda de peso sem causa aparente podem ser sinais de disfagia.

Disfagia

A deglutição é uma série de comportamentos fisiológicos, que resultam no deslocamento de alimento ou líquido da boca para o estômago, de modo seguro e eficiente.[1] É um processo dinâmico que exige a coordenação de aproximadamente 26 pares musculares e 5 nervos cranianos.[2] Pode ser dividida em 4 fases:

- Fase antecipatória: antecede a alimentação, envolvendo informações aferentes (visual, olfato e tato), eferentes (motor) e cognitivas, que favorecem a preparação do organismo para receber o alimento.
- Fase oral: subdividida em fase preparatória oral que consiste na captação do alimento, mastigação com lateralização e organização do bolo, contenção do alimento na cavidade oral e ao final o bolo é posicionado entre a língua e o palato duro e fase oral propriamente dita, quando a língua condiciona o bolo, dando formato e propulsionando-o posteriormente para hipofaringe.

- Fase faríngea: consiste na elevação do palato mole, movimento de ejeção da língua, contração faríngea, fechamento das pregas vocais, aproximação das cartilagens aritenóideas, elevação da laringe, descida da epiglote e abertura da transição faringoesofágica, levando à propulsão do bolo e passagem para esôfago.
- Fase esofágica: o tônus do esfíncter esofágico superior aumenta, o transporte esofágico depende da peristalse, finalizando com o relaxamento do esfíncter esofágico inferior e a passagem do bolo para o estômago.[3-5]

Qualquer alteração em algumas das fases da deglutição, que impede ou dificulta o trajeto do alimento da boca até o estômago é considerado disfagia. Considera-se a disfagia como sintoma de várias doenças, sendo classificada pela sua etiologia.

Disfagia neurogênica, que ocorre por alterações do sistema nervoso central ou periférico, como acidente vascular cerebral (AVC), traumatismo cranioencefálico (TCE), Alzheimer, Parkinson, esclerose lateral amiotrófica (ELA). Disfagia mecânica decorrente do câncer ou de seu tratamento, traumas e infecções de cabeça e pescoço. Disfagia sarcopênica é definida quando causada pela sarcopenia da musculatura de corpo e músculos relacionados à deglutição, além disso, deve ser excluída quando relacionadas com doenças neuromusculares. O envelhecimento e sarcopenia secundária após inatividade, desnutrição e doença (distúrbio debilitante e caquexia) estão incluídos na disfagia sarcopênica.[6,7]

A presbifagia ocorre pelo processo natural do envelhecimento, consequente à redução da reserva funcional dos vários órgãos e sistemas do organismo, com deterioração do sistema sensitivo e função motora.[8] Nesse caso, normalmente o indivíduo mantém a deglutição funcional e sem perceber se adapta com as novas condições.[9]

A disfagia pode ocorrer de modo gradual, como no processo de envelhecimento e nas demências ou abrupto no acidente vascular cerebral. Muitas vezes o próprio individuo não consegue relatar espontaneamente suas dificuldades, mas os familiares e os profissionais de saúde envolvidos devem estar atentos aos sinais, são eles: Dificuldade e impossibilidade em engolir, retenção em orofaringe ou escape extraoral de alimentos ou saliva, regurgitação nasal, sensação de alimento parado, deglutições múltiplas, voz molhada, engasgo, pigarro ou tosse ao alimentar-se ou ingerir líquido, cansaço ou fadiga pós-ingesta, aumento de secreção laringotraqueal, perda de peso e refluxo gastroesofágico.

Nos casos mais graves o paciente pode apresentar desnutrição, desidratação, aspiração que consiste na entrada de alimento, líquido ou saliva para vias aéreas inferiores, pneumonias e levar a morte.[5,10,11]

Os pacientes com disfagia precisam de uma equipe multiprofissional para acompanhá-los e ajudar no processo de reabilitação. O médico para indicar o melhor tratamento, encaminhar e realizar exames e prescrever medicamentos. O nutricionista para melhora do aporte nutricional, para melhora da sarcopenia e adequar consistência junto com a conduta médica e fonoaudiológica. E o fisioterapeuta para manutenção e reabilitação da função pulmonar.

Atuação fonoaudiológica

O fonoaudiólogo é o profissional legalmente habilitado para realizar a avaliação, diagnóstico e tratamento das disfagias orofaríngeas.[12]

A avaliação clínica fonoaudiológica inicia pela anamnese, onde são coletados dados sobre a queixa, aspectos do estado geral e alimentação atual. Avaliação estrutural dos órgãos fonoarticulatórios, tônus, mobilidade e sensibilidade de lábios, língua e bucinadores. Simetria, mobilidade e sustentação de véu palatino. Sensibilidade de orofaringe e elevação laríngea.

Com os dados obtidos na avaliação estrutural é definido se há condições de prosseguir para avaliação funcional da deglutição. Nessa etapa, são ofertadas diversas consistências alimentares como pastosa, líquido, líquido espessado e sólido, em diferentes volumes, e avaliado se há escape, estase em orofaringe e sinais sugestivos de aspiração.[13]

Após a avaliação, é definida a via de alimentação segura, via oral ou via alternativa de alimentação. Via oral com ou sem adaptações e mudanças de consistências alimentares. Via alternativa de alimentação, discutida com equipe médica a mais indicada para aquele paciente, sonda nasoenteral, sonda nasogástrica, sonda orogástrica, gastrostomia e jejunostomia. A partir da avaliação, também é traçado o planejamento terapêutico fonoaudiológico visando manutenção ou melhora da deglutição com aplicações de técnicas específicas com exercícios miofuncionais, terapias complementares, incentivadores respiratórios, laser, eletroestimulação, bandagem elástica e treino de via oral.

Exames complementares

Além da avaliação fonoaudiológica, alguns exames são comumente solicitados por equipe médica para ajudar no diagnóstico das disfagias.

292 Livro de Bolso de Geriatria

- Videoendoscopia da deglutição: realizada pelo otorrinolaringologista juntamente com o fonoaudiólogo em consultório ou a beira-leito. É introduzido um endoscópico flexível pela narina sendo realizada avaliação estrutural e funcional dos órgãos fonoarticulatórios, mobilidade e sensibilidade do véu palatino, faringe e laringe. Ofertam-se alimentos corados de várias consistências e volumes e observado se há estase, penetração e aspiração.[14,13]
- Videodeglutograma: realizada em hospitais ou laboratórios, por um radiologista e um fonoaudiólogo. O exame é visualizado por radiografias em tempo real durante a deglutição. São avaliadas anatomia e fisiologia da deglutição com ofertas de diversas consistências de alimentos e líquido misturado com bário (ou outro material de contraste) para ser observado no raio-X.[15]

Conclusão

A disfagia está presente na vida de muitos idosos, prejudica sua alimentação, sua saúde e seu convívio social. É necessário atenção aos sinais de dificuldade e procurar profissionais qualificados precocemente para diagnóstico e tratamentos.

O fonoaudiólogo é o profissional habilitado para promoção, prevenção e reabilitação da deglutição, visando garantir via oral segura, evitando problemas graves de saúde e consequentemente dando qualidade de vida para o indivíduo.

Referências bibliográficas

1. Logemann JA. Dysphagia evaluation and treatment. Folia Phoniatrica et Logopaedica. 1995, 43(3)140-64.
2. Madureira DL, Silva L. Avaliação clínica das Disfagias em ambiente hospitalar. Em: Lopes O Filho. Novo tratado de Fonoaudiologia. 3 ed. Capítulo 45:587-601. São Paulo: Manole, 2013.
3. Jotz GP, Dornelles S. Fisiologia da Deglutição. Em: Jotz GP, Carrara-de Angelis E, Barros APB. Tratado da Deglutição e Disfagia no Adulto e na Criança. 2:16-19. Rio de Janeiro: Revinter, 2010.
4. Oda AL. Intervenção Fonoaudiológica nas Disfagias Orofaríngeas nas Doenças Neuromusculares. Em: Oliveira ASB, Oda AL. Reabilitação em doenças neuromusculares. São Paulo: Atheneu, 2014. 21:287-98.
5. Logemann JA. Evaluation and treatment of swallowing disorders. 2th ed. Austin, TX: Pro-ed, 1998.

6. Fujishima I, Fujiu-Kurachi M, Arai H, Hyodo M, Kagaya H, Maeda K, et al. Sarcopenia and dysphagia: Position paper by four professional organizations. Geriatr Gerontol Int. 2019 Feb;2019(2):91-7.
7. Wakabayashi H. Presbyphagia and Sarcopenic Dysphagia: Association between Aging, Sarcopenia, and Deglutition Disorders. J Frailty Aging. 2014;3(2):97-103.
8. Furkim AM, Silva RG. Programa de Reabilitação em Disfagia Neurogênica. 53 p. São Paulo: Frontis Editorial, 1999.
9. Estrela F, Motta L, Elias VS. Deglutiçao e Processo de Envelhecimento. Em: Jotz GP, Agelis, EC, Barros APB. Tratado da Deglutiçao e Disfagia: No Adulto e na criança. Cap 5: 54-58. Rio de Janeiro: Revinter, 2010.
10. Macedo ED Filho. Avaliação Endoscópica da Deglutição (VED) na abordagem da disfagia orofaríngea. Em: Jacobi JS, Levi DS, Silva LMC. Disfagia – Avaliação e Tratamento. 1 ed. Rio de Janeiro: Editora Revinter, 2004, p. 332-42.
11. Zaffari RT. Disfagia Orofaríngea Neurogênica – Orientações para Cuidadores e Familiares. Em: Jacobi JS, Levy DS, Silva LMC. Disfagia – Avaliação e Tratamento. Rio de Janeiro: Revinter, 2004, 14:197-208.
12. Conselho Federal de Fonoaudiologia. Resolução CFFa n° 356/2008. Dispõe sobre a competência técnica e legal do fonoaudiólogo para atuar nas disfagias orofaríngeas. 2008.
13. Busch R, Fernandes, N, Zacanti E, Freitas C. Avaliação das Neurogênicas em adultos. Em: Lopes Filho O. Novo tratado de Fonoaudiologia. 3 ed. Capítulo 46:603-615. São Paulo: Manole, 2013.
14. Langmore SE. History of Fiberoptic Endoscopic Evaluation of Swallowing for Evaluation and Management of Pharyngeal Dysphagia:Changes over the Years. Dysphagia. 2017, 32(1)27-38.
15. Martin-Harris B, Logemann JA, McMahon S, Schleicher M, Sandidge J (2000). Clinical Utility of the Modified Barium Swallow. Dysphagia, 15(3), 136-41.

capítulo 35

Câimbras

Milton Luiz Gorzoni

Câimbras

Define-se câimbra como contração súbita, involuntária e dolorosa de um músculo ou parte dele, autoextinguindo-se em segundos a minutos e, frequentemente, acompanhada por um nó palpável na massa muscular relacionada com a dor. Sensação de desconforto ou de leve dor pode permanecer por horas após o episódio. Associam-se as contrações musculares a disparos repetidos de potenciais de ação da unidade motora. Refere-se essa atividade mioelétrica como "descarga de câimbras".

Encontra-se com frequência queixas de câimbras em idosos na prática clínica. Relatam usualmente câimbras recorrentes e incômodas, noturnas e situadas na musculatura da panturrilha ou do pé. Merece menção que número significativo de idosos não verbalizam esse sintoma por considera-lo como "próprio da idade" ou devido ao consumo de medicamentos. Há situações que a queixa se manifesta quando ocorre quadro de insônia recorrente e/ou limitação de atividades motoras.

Sempre que houver possibilidade, deve-se perguntar ao paciente e a seus familiares ou cuidadores sobre câimbras, visto que sua resolução nem sempre é fácil e seu tratamento apresenta certo grau de empirismo ou de eficácia duvidosa.

Fisiopatologia

Estudos experimentais realizados há aproximadamente uma década apontam para a importância de mecanismos espinhais na origem das câimbras musculares. Relevantes para definição de medicamentos mais eficientes e seguros no tratamento das câimbras, essas pesquisas não definiram várias questões sobre a fisiopatologia e a terapêutica como, por exemplo, a variabilidade individual da propensão a câimbras e o processo doloroso durante e após o evento.

Pressupõem-se que a propensão a permanecer em posição sentada por várias horas – fato comum durante a pandemia pelo Covid-19 – gera progressivo encurtamento dos músculos e tendões notadamente nos membros inferiores, reduzindo assim a habilidade de alongamento. Esse padrão de sedentarismo, caracteristicamente urbano e de idosos, colabora para o desenvolvimento de câimbras noturnas, visto que durante o sono existe a tendência a periódicas extensões dos membros inferiores.

Câimbras se originam de estímulos espontâneos de células do corno anterior desencadeadores de contração de diversas unidades motoras em taxas de mais de 300 por segundo. Sua intensidade é maior em contrações musculares voluntárias, circunstância frequente em câimbras desencadeadas por atividade física vigorosa em sedentários.

Embora comum nesses pacientes, a doença vascular periférica não tem bem definido seu papel na fisiopatologia das câimbras.

Etiologia e avaliação clínica

Classifica-se relevante percentual de câimbras, notadamente as de ocorrência noturna, como idiopáticas. Apesar desse fato, deve-se procurar eventuais fatores desencadeantes ou etiológicos, visto que muitos deles podem ser eliminados e/ou tratados.

A primeira e mais simples parte dessa investigação etiológica refere-se aos medicamentos em uso e sua relação temporal com o desencadeamento das câimbras. Cabe sempre a lembrança de que idosos em média consomem regularmente de três a quatro fármacos diariamente, tendo alguns deles potencial desencadeador de câimbras como, por exemplo:

- Diuréticos.
- Estatinas.
- Beta-agonistas.
- Corticosteroides.
- Raloxifeno.
- Donepezila.
- Cimetidina.
- Inibidores da bomba de prótons.

- Opiáceos.
- Nifedipina.
- Terbutalina.
- Lítio.
- Penicilinamina.

O segundo detalhe investigatório relaciona-se ao alto percentual de idosos com várias morbidades simultaneamente. Algumas delas também podem provocar câimbras, sendo genericamente divididas em:

- Distúrbios metabólicos.
  - Insuficiência renal crônica.
  - *Diabetes mellitus.*
  - Tireoideopatias.
- Alterações eletrolíticas.
  - Hipocalemia.
  - Hipomagnesemia.
  - Hipocalcemia.

Quando relatadas pelos idosos, a queixa merece investigação laboratorial por que ela significa normalmente perda de qualidade de vida pela frequência e/ou intensidade das câimbras. Recomenda-se a análise das concentrações séricas de:

- Ureia.
- Creatinina.
- Potássio.
- Magnésio.
- Cálcio.
- Glicose.
- Hormônios tireoidianos.

Diagnóstico diferencial

Câimbras resultantes de neuro ou miopatias habitualmente não se limitam ao período noturno nem se localizam apenas em membros inferiores.

Há também síndromes e doenças que mimetizam câimbras como:

- Distensões ou entorses musculares.
- Distonias secundárias ao uso de fármacos antipsicóticos.
- Varicosidades em membros inferiores.
- Claudicação intermitente por insuficiência arterial periférica.

- Pseudoclaudicação (claudicação neuropática ou claudicação espinal) provocada por estenose do canal lombar.
- Doença ou lesões em raízes nervosas como hérnias de disco, osteoartrite e neuralgia pós herpética.
- Síndrome das pernas irriquietas (SPI).
- Mioclono noturno ou desordem do movimento periódico dos membros que, ao contrário da SPI, ocorre involuntariamente durante o sono e o paciente é totalmente inconsciente desses movimentos.

Tratamento

Deve-se inicialmente explicar detalhadamente ao paciente sobre o que são e o caráter benigno das câimbras. Cabe também esclarecimentos sobre diagnósticos diferenciais e sobre a solicitação de exames complementares. Considerando-se a possibilidade de câimbras secundárias a medicamentos ou a doenças e havendo possibilidade, recomenda-se a substituição dos fármacos e a compensação das enfermidades, seguindo-se observação para a confirmação desses potenciais fatores precipitantes.

Cuidadosa atenção no padrão de retirada ou de troca de fármacos potencialmente desencadeadores de câimbras, visto que alterações abruptas da concentração sérica da substância ativa levam eventualmente a pioras transitórias do quadro clínico.

Medidas fisiológicas

Mudanças comportamentais visando a prevenção ou a redução de câimbras tornam-se prioritárias em idosos. Procedimentos não-farmacológicos notoriamente apresentam maior segurança e praticidade em pacientes dessa faixa de idade, mas como a terapia medicamentosa, derivam de certo grau de empirismo e da ausência de evidências sólidas sobre sua eficiência em geral.

O primeiro procedimento – de uso habitual e popular – para interromper uma crise de câimbras relaciona-se com a contração dos músculos que provoquem o relaxamento da área acometida pelas câimbras. Dorsiflexão do pé com o joelho em extensão para abrandar câimbras na panturrilha tornou-se exemplo clássico desse procedimento. Alongamento passivo ou massagens na região muscular afetada também auxiliam a aliviar o quadro doloroso. Cabe a observação que idosos apresentam habitualmente câimbras noturnas e nem sempre haverá outra pessoa em sua proximidade para auxiliá-lo a aliviar esses episódios de câimbras.

Infere-se que exercícios de alongamento muscular – principalmente ao deitar – colaborem para a prevenção e redução de crises de câimbras noturnas. Vários padrões desses exercícios têm sido propostos, embora sua eficácia quanto a resultados positivos são controversos.

Tratamento medicamentoso

Fármacos são indicados quando há sintomas frequentes e intensos e/ou quando as medidas não farmacológicas se apresentaram ineficazes ou, ainda, não tiveram tempo suficiente para sua ação ideal.

Quinino

Alcaloide originado da casca da árvore *Cinchona calisaya*, age no sistema musculoesquelético reduzindo a excitabilidade das placas neuromusculares da mesma maneira que o curare, aumentando o período refratário de contração dos músculos estriados por ação direta nas suas fibras.

Mesmo sendo tradicionalmente indicado para tratar câimbras, o *Food and Drug Administration* (FDA) norte americano, no entanto, recomenda-o apenas como antimalárico. Fundamenta essa recomendação pela observação de que seus riscos potenciais excedem as evidências de eficácia em câimbras.

A literatura consultada recomenda o tratamento de câimbras noturnas com doses entre 200 e 500 mg divididas entre uma a duas vezes ao dia. Sua apresentação brasileira é de cápsulas de 500 mg, o que pode dificultar o ajuste de dose e/ou a deglutição desse fármaco em idosos. Estima-se que para o quinino apresentar resultados positivos, deva ser consumido entre 4 e 12 semanas, o que reduz a aderência ao tratamento e gera resultados conflitantes em estudos sobre esse medicamento e sua ação em câimbras.

Retornando novamente ao uso simultâneo de vários fármacos por parte de número expressivo de idosos, cabe sempre o alerta ao risco recorrente de interações medicamentosas. O quinino e outros medicamentos interagem pelo complexo enzimático citocromo P450, sendo as principais interações:

- Quinino aumenta as concentrações e/ou os efeitos de substratos como amiodarona, losartana, beta-bloqueadores seletivos, varfarina, digitálicos, hipoglicemiantes orais, fenitoína, fenotiazidas, risperidona, mirtazapina, fluoxetina, paroxetina, antidepressivos tricíclicos e venlafaxina.

300 Livro de Bolso de Geriatria

- Quinino reduz as concentrações e/ou os efeitos de substratos pró-drogas como codeína e tramadol.
- Carbamazepina, fenobarbital e *Hypericum perfuratum* (erva de São João) podem reduzir as concentrações e/ou os efeitos do quinino.
- Hidróxido de alumínio ou de magnésio inibem a absorção de quinino.

Atenção também aos efeitos colaterais graves desencadeados por esse fármaco. Considera-se a reação de hipersensibilidade conhecida como trombocitopenia induzida pelo quinino (TIQ) seu pior evento adverso com potencialidade de provocar o óbito do paciente. Estima o FDA que 1 entre 1.000 a 3.500 pacientes apresentam risco de desenvolver TIQ. Não há fatores predisponentes conhecidos e esse efeito colateral pode acontecer desde a primeira tomada a meses ou anos de consumo do quinino. Pancitopenia, síndrome hemolítica urêmica e hepatite são outros efeitos adversos relatados, como também alterações visuais, auditivas e vestibulares pelo uso regular de 200 a 300 mg de quinino ao dia.

Cabe a lembrança de que altas concentrações séricas de quinino provocam o cinchonismo, clinicamente caracterizado por *tinitus*, distúrbios visuais, tonturas, náuseas, vômitos, dores abdominais e hipoacusia grave.

Oxalato de naftidrofurila

Vasodilatador comercializado no Brasil na forma de cápsulas de 200 mg, não apresenta – na literatura consultada – referências relevantes quanto a sua eficácia no tratamento de câimbras.

Citrato de orfenadrina

Anticolinérgico com ações miorrelaxantes e anti-histamínicas, é vendido no Brasil na dose de 35 mg em associação com dipirona 300 mg e cafeína 50 mg. A pouca literatura sobre sua aplicabilidade no tratamento de câimbras sugere bons resultados na maioria dos pacientes. Recomenda-se seu uso com cautela em idosos, visto ser classificado como medicamento potencialmente inapropriado para essa faixa etária.

Outros fármacos

Estudos com pequenas casuísticas e/ou com metodologias consideradas de baixa evidência científica sugerem a utilização de medicamentos como verapamil 120 mg/noite ou diltiazem 30 mg/noite por oito semanas. Fato curioso é que, embora do mesmo grupo farmacológico, nifedipina provoca câimbras enquanto verapamil e diltiazem reduzem sua frequência e intensidade. Sugere-se que esses dois últimos fármacos bloqueariam a transmissão neuromuscular via inibição da liberação de neurotransmissores, o que não ocorreria com a nifedipina, desencadeadora de estimulação adrenérgica reflexa mais intensa que os outros dois.

Conclusões

Significativo percentual de idosos sofre de câimbras, principalmente noturnas, embora somente as relatem aos profissionais da saúde quando interferem em seu sono ou em atividades cotidianas. A fisiopatologia desse sintoma não está totalmente elucidada, mas número consistente de casos pode ser desencadeado por medicamentos e/ou doenças frequentes nessa faixa etária. Identificar fatores potencialmente tratáveis ou reversíveis é de capital importância nesses pacientes. Há vários diagnósticos diferenciais merecedores de análise conjunta, particularmente doenças vasculares e osteoarticulares e a síndrome das pernas irrequietas. As alternativas terapêuticas baseiam-se mais no empirismo do que em evidências científicas claras, tornando-se evidente a necessidade de estudos mais amplos e de melhor metodologia para definir sua real eficácia e aplicabilidade, principalmente em pacientes idosos.

Bibliografia recomendada

Allen R, Picchietti D, Hening W, Trenkwalder C, Walters A, Montplaisir J. Restless legs syndrome: diagnostic criteria, special considerations, and epidemiology. A report from the restless legs syndrome diagnosis and epidemiology workshop at the National Institutes of Health. Sleep Med. 2003; 4: 101-19.

Birks J, Flicker L. Donepezil for mild cognitive impairment. Cochrane Database of Systematic Reviews 2006, Issue 3. Art. No.: CD006104.

Butler JV, Mulkerrin EC, O'Keeffe ST. Nocturnal leg cramps in older people. Postgrad Med J. 2002; 78 (924): 596-8.

Coppin RJ, Wicke DM, Little PS. Managing nocturnal leg cramps - calf-stretching exercises and cessation of quinine treatment: a factorial randomized controlled trial. Br J Gen Pract. 2005; 55(512): 186-91.

Garrison SR, Korownyk CS, Kolber MR, Allan GM, Musini VM, Sekhon RK, et al. Magnesium for skeletal muscle cramps. Cochrane Database Syst Rev. 2020; 9 (9): CD009402.

Gorzoni ML, Fabbri RMA, Pires SL. Medicamentos em uso à primeira consulta geriátrica. Diagnóstico & Tratamento. 2006; 11(3): 138-42.

Gorzoni ML, Fabbri RMA, Pires SL. Potentially inappropriate medications in elderly. Rev Assoc Med Bras. 2012; 58 (4): 442-6.

Guay DR. Are there alternatives to the use of quinine to treat nocturnal leg cramps? Consult Pharm. 2008; 23(2): 141-56.

Hawke F, Chuter V, Walter KEL, Burns J. Non-drug therapies for lower limb muscle cramps. Cochrane Database of Systematic Reviews 2012, Issue 1. Art. No.: CD008496.

Kanaan N, Sawaya R. Nocturnal leg cramps. Clinically mysterious and painful - but manageable. Geriatrics. 2001; 56(6): 39-42.

Katzberg HD, Khan AH, So YT. Assessment: Symptomatic treatment for muscle cramps (an evidence-based review) Report of the Therapeutics and Technology Assessment Subcommittee of the American Academy of Neurology. Neurology. 2010; 74: 691–696.

Kuipers MT, Thang HD, Arntzenius AB. Hypomagnesaemia due to use of proton pump inhibitors - a review. Neth J Med. 2009; 67(5): 169-172.

Rabbitt L, Mulkerrin EC, O'keeffe ST. A review of nocturnal leg cramps in older people. Age and Ageing 2016; 45: 776-82.

Saguil A, Lauters R. Quinine for Leg Cramps. Am Fam Physician. 2016; 93 (3): 177-8.

US Department of Health and Human Services. Drugs products for the treatment and/or prevention of nocturnal leg cramps for over the counter human use. Federal Registrar. 1994; 59: 43234-52.

Voon WC, Sheu SH. Diltiazem for nocturnal leg cramps. Age Ageing. 2001; 30(1): 91-2.

Young JB, Connolly MJ. Naftidrofuryl treatment for rest cramp. Postgrad Med J. 1993; 69: 624-6.

capítulo 36

Rastreamento de Doenças Neoplásicas

Marcelo Valente

Introdução

Recente estimativa mundial aponta que, em 2018, ocorreram 18 milhões de casos novos de câncer e 9,6 milhões de óbitos. Para o Brasil, a estimativa para cada ano do triênio 2020-2022 aponta que ocorreram 625 mil casos novos de câncer (450 mil, excluindo os casos de câncer de pele não melanoma).[1] A Figura 36.1 mostra os tipos mais incidentes de câncer na população brasileira, à exceção do câncer de pele não melanoma. O grande aumento da incidência de casos de câncer nos países desenvolvidos e seu progressivo aumento naqueles em desenvolvimento deve-se a uma combinação de fatores envolvendo o envelhecimento da população e a crescente prevalência de aspectos comportamentais e ambientais de risco para câncer.

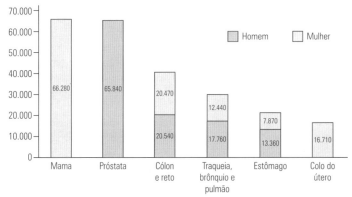

Figura 36.1. Tipos de câncer mais incidentes no Brasil estimados para 2020, exceto pele não melanoma (INCA 2020).

Rastreamento

É a identificação de um fator de risco ou de uma doença em pessoas que não apresentam doenças ou em pessoas que já tenham uma doença, porém são assintomáticas.[2] Portanto, quando se fala sobre rastreamento de doenças neoplásicas, refere-se a uma medida de prevenção secundária (Figura 36.2).

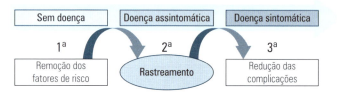

Figura 36.2. Níveis de prevenção. Rastreamento: medida de prevenção secundária.

Decisão de rastreamento

O impacto do rastreamento na mortalidade por câncer em indivíduos com mais de 70 anos é incerto, pois a maioria dos estudos não inclui pacientes idosos em sua análise. Vários aspectos devem ser considerados na decisão de se rastrear uma doença neoplásica na população geriátrica :[3]

- Expectativa de vida: indivíduos com expectativa de vida inferior a dez anos, em geral, não se beneficiam com os rastreamentos. Os idosos com expectativa de vida superior a dez anos têm, na maioria das vezes, benefícios semelhantes às faixas etárias mais jovens.
- Doenças crônicas e impacto na funcionalidade: cerca de 75% dos idosos apresentam pelo menos uma doença crônica que pode ter como consequência diminuição da expectativa de vida e mais anos vividos com incapacidade. Fragilidade e demência, por exemplo, são duas condições que impactam nessa decisão.
- Risco individual de desenvolver determinado câncer: selecionar pessoas com maior risco de evoluir com determinado câncer otimiza os gastos envolvidos e diminui os danos físicos e psicológicos inerentes ao processo.
- Potenciais prejuízos: existe a possibilidade de sobrediagnóstico no rastreamento de alguns tipos de câncer que têm evolução muito lenta, ou seja, apesar de identificado aquele câncer não teria impacto na mortalidade. Complicações relacionadas aos procedimentos diagnósticos e es-

Rastreamento de Doenças Neoplásicas 305

tresse em decorrência de resultados de testes falsos positivos são outros potenciais prejuízos.

- Probabilidade de benefícios: calcular o número necessário para rastrear (número de testes necessários para evitar uma morte por câncer em período de tempo determinado) auxilia na tomada de decisão.
- Valores e preferências: o médico deve fornecer informações sobre testes de rastreio e tratamentos disponíveis para aquele tipo de câncer, para que possa ajudar o indivíduo na sua decisão. É sempre importante respeitar o desejo e valores individuais de cada paciente.

Câncer de mama

O rastreamento com mamografia é recomendado para mulheres com idade entre 40 e 74 anos, com o maior benefício ocorrendo entre 50 e 74 anos (Tabela 36.1).[3] Parece não ocorrer diferenças significativas entre a periodicidade anual ou bienal, apesar da divergência entre diferentes entidades.[3,4] Não há evidências suficientes para recomendar uso de outros métodos, como ultrassonografia, ressonância nuclear magnética ou tomossíntese mamária para rastreamento inicial.[5]

Para mulheres de grupos populacionais considerados de risco elevado para câncer de mama (mutação conhecida dos genes BRCA1 ou BRCA2, história familiar de câncer de mama em parentes de primeiro grau com menos de 50 anos), recomendam-se a mamografia, anualmente, a partir de 30 anos.[4] Para mulheres com idade maior ou igual a 75 anos e expectativa de vida superior a dez anos a decisão de rastrear deve ser individualizada.[3]

Tabela 36.1. Recomendações de rastreamento para cancêr de mama com mamografia

Diretriz	Câncer de mama (Mamografia)
USTSPF	40-49 anos: individualizar rastreamento a cada 2 anos 50-74 anos: rastreamento a cada 2 anos ≥ 75 anos: evidência insuficiente para rastrear
ACS	45-54 anos: rastreamento anual ≥ 55 anos com expectativa de vida > 10 anos: rastreamento a cada 2 anos
Recomendação para a geriatria	≥ 75 anos com expectativa de vida > 10 anos: decisão individualizada, rastreamento pode ser considerado ≥ 75 anos com expectatuva de vida < 10 anos: não rastrear

ACS: *American Cancer Society*; USTSPF: *United States Preventive Services Task Force*.

Câncer de próstata

O rastreamento com antígeno prostático específico (PSA) deve ser individualizado para homens com idade entre 50 e 69 anos, com maior chance de benefício ocorrendo entre 55 e 69 anos (Tabela 36.2).[3,6] Aparentemente há um pequeno benefício na redução de morte por câncer de próstata em alguns homens, ao mesmo tempo em que há grande exposição há potenciais danos, como resultados falso-positivos, que levam a biópsia prostática, sobrediagnóstico e sobretratamento. Não há evidências suficientes para recomendar uso de outros métodos, como o toque retal ou a ultrassonografia transretal para rastreamento inicial. Para homens com idade maior ou igual a 70 anos e expectativa de vida superior a dez anos, em países como o Brasil, o rastreamento pode ser considerado em alguns casos após individualização.[7]

Tabela 36.2. Recomendações de rastreamento para câncer de próstata com Antígeno Prostático Específico (PSA)

Diretriz	Câncer de próstata (PSA)
USTSPF	55-69 anos: individualizar rastreamento a cada 2 anos ≥ 70 anos: rastreamento não é recomendado
ACS	50 anos com expectativa de vida > 10 anos: individualizar rastreamento a cada 2 anos
Recomendação para a geriatria	≥ 70 anos com expectativa de vida > 10 anos: decisão individualizada, rastreamento pode ser considerado em poucos casos ≥ 70 anos com expectativa de vida < 10 anos: não rastrear

ACS: *American Cancer Society*; USTSPF: *United States Preventive Services Task Force*.

Câncer de pulmão

O rastreamento com tomografia computadorizada com baixa dose de radiação anual é recomendado para indivíduos com idade entre 50 e 80 anos, se tabagismo de pelo menos 20 maços-ano, atual ou que tenham cessado há menos de 15 anos (Tabela 36.3).[3,8] Estudos utilizando radiografia de tórax e citologia do escarro para rastrear câncer de pulmão não evidenciaram impacto na redução da mortalidade. Para indivíduos com idade maior ou igual a 80 anos e expectativa de vida superior a dez anos, o rastreamento pode ser considerado após individualização.[8]

Tabela 36.3. Recomendações de rastreamento para câncer de pulmão com tomografia computadorizada de tórax com baixa dose de radiação

Diretriz	Câncer de pulmão (tomografia computadorizada com baixa dose)
USTSPF	50-80 anos: anual se tabagismo de pelo menos 20 maços/ano, atual ou que tenham cessado há menos de 15 anos
ACS	50-80 anos: anual se tabagismo de pelo menos 20 maços/ano, atual ou que tenham cessado há menos de 15 anos
Recomendação para a geriatria	≥ 80 anos com expectativa de vida > 10 anos: decisão individualizada, rastreamento pode ser considerado ≥ 80 anos com expectativa de vida < 10 anos: não rastrear

ACS: *American Cancer Society*; USTSPF: *United States Preventive Services Task Force.*

Câncer colorretal

O rastreamento é recomendado para indivíduos com idade entre 45 e 75 anos, com maior benefício ocorrendo entre 50 e 75 anos.[3,9] O rastreamento pode ser realizado utilizando-se diferentes métodos, como pesquisa de sangue oculto nas fezes (guaiaco ou imunoquímico) anual, teste de DNA fecal a cada um a três anos, colonografia por tomografia computadorizada a cada cinco anos, sigmoidoscopia a cada cinco anos, sigmoidoscopia a cada dez anos associado a pesquisa de sangue oculto nas fezes anual e colonoscopia a cada dez anos (Tabela 36.4).[3,9] A preferência pela colonoscopia se justifica pela possibilidade de diagnosticar e tratar lesões como pólipos adenomatosos. A colonoscopia é recomendada em caso de positividade da pesquisa do sangue oculto nas fezes. Para indivíduos com idade maior ou igual a 76 anos e expectativa de vida superior a dez anos, o rastreamento pode ser considerado após individualização.[3,9]

Câncer de estômago

O rastreamento populacional de câncer gástrico por endoscopia não é recomendado na maioria dos países. Apenas em alguns países, como Japão e Coréia do Sul, cuja incidência de câncer de estômago é elevada, a endoscopia tem sido recomendada com periodicidade bienal ou trienal (Tabela 36.5).[10] Aos indivíduos que apresentam fatores de risco, em países com baixa incidência de câncer gástrico, a endoscopia pode ser oferecida, embora não se tenha estudos sobre riscos e benefícios em rastrear essa população.[10]

308 Livro de Bolso de Geriatria

Tabela 36.4. Recomendações de rastreamento para câncer colorretal com sangue oculto nas fezes, DNA fecal, colonografia por tomografia computadorizada, sigmoidoscopia ou colonoscopia

Diretriz	Câncer colorretal (vários métodos)
USTSPF	45-75 anos: rastreamento de rotina com intervalo de acordo com o método Sangue oculto nas fezes (guaiaco ou imunoquímico) anual DNA fecal a cada 1 a 3 anos Colonografia por tomografia computadorizada a cada 5 anos Sigmoidoscopia a cada 5 anos Sigmoidoscopia a cada 10 anos + sangue oculto (imunoquímico) nas fezes anual Colonoscopia a cada 10 anos 76-85 anos: decisão individualizada, rastreamento pode ser considerado
ACS	45-75 anos: rastreamento de rotina com intervalo de acordo com o método 76-85 anos: decisão individualizada, rastreamento pode ser considerado
Recomendação para a geriatria	≥ 76 anos com expectativa de vida > 10 anos: decisão individualizada, rastreamento pode ser considerado ≥ 76 anos com expectativa < 10 anos: não rastrear

ACS: *American Cancer Society*; USTSPF: *United States Preventive Services Task Force*.

Tabela 36.5. Recomendações de rastreamento para câncer gástrico com endoscopia

Fator de risco	Câncer gástrico (endoscopia)
Países com alta incidência de câncer gástrico	(Japão) > 50 anos: rastreamento a cada 2 a 3 anos (Coreia do Sul) 40-75 anos: rastreamento a cada 2 anos
Países com baixa incidência de câncer gástrico Adenoma gástrico Anemia perniciosa Metaplasia intestinal	Recomenda-se rastreamento, porém idade de início, intervalos e avaliação dos riscos e benefícios não estão claramente estabelecidos
Recomendação para a geriatria	O rastreamento pode ser considerado para indivíduos que apresentam condições de alto risco (adenoma gástrico, anemia perniciosa e metaplasia intestinal gástrica)

Câncer de colo de útero

O rastreamento é recomendado para mulheres com idade entre 21 e 65 anos, com maior benefício entre 25 e 65 anos, podendo ser realizado por meio da citologia cervical oncótica (Papanicolau) a cada três anos, do teste molecular para detecção de HPV (Papilomavírus) de alto risco a cada cinco anos ou a combinação dos dois métodos a cada cinco anos (Tabela 36.6).[3,11,12] Para mulheres com mais de 65 anos com rastreamento inadequado ou com resultados alterados nos últimos dez anos recomenda-se continuar o rastreamento desde que a expectativa de vida seja superior a dez anos.[12]

Tabela 36.6. Recomendações de rastreamento para câncer de colo do útero com citologia cervical oncótica (Papanicolau) ou teste molecular para detecção de HPV (Papilomavírus) de alto risco

Diretriz	Câncer de colo do útero com citologia oncótica ou teste para HPV
USTSPF	21-65 anos: rastreamento de rotina com intervalo de acordo com o método Citologia cervical oncótica (Papanicolau) a cada 3 anos Teste molecular para detecção de HPV de alto risco a cada 5 anos Combinação citologia cervical e teste molecular a cada 5 anos > 65 anos: não rastrear se rastreamento anterior adequado com resultados negativos nos últimos 10 anos
ACS	25-65 anos: rastreamento de rotina com intervalo de acordo com método > 65 anos: não rastrear se rastreamento anterior adequado com resultados negativos nos últimos 10 anos
Recomendação para a geriatria	> 65 anos: não rastrear se rastreamento anterior adequado > 65 anos com rastreamento inadequado: continuar até que o rastreio adequado completo seja negativo desde que expectativa de vida > 10 anos

ACS: *American Cancer Society*; USTSPF: *United States Preventive Services Task Force*.

Considerações finais

O rastreamento das doenças neoplásicas permanece sendo uma questão desafiadora para os geriatras, principalmente com relação à idade em que se deve interromper os exames. A decisão sobre rastrear ou não determinada doença deve levar em consideração aspectos importantes como, expectativa de vida, presença de doenças crônicas, funcionalidade e risco individual de desenvolver determinada doença. O médico tem o dever de informar ao paciente quanto aos riscos e benefícios de se realizar determinado procedimento, devendo sempre respeitar valores e preferências individuais (Figura 36.3). Portanto, na maioria das vezes, a decisão sobre rastrear ou não será individualizada.

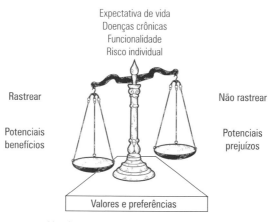

Figura 36.3. Aspectos considerados no rastreamento das doenças neoplásicas. Decisão individualizada.

Referências bibliográficas

1. Instituto Nacional do Câncer (INCA). Estimativa de Câncer no Brasil. Disponível em https://www.inca.gov.br/sites/ufu.sti.inca.local/files/media/document/estimativa-2020--incidencia-de-cancer-no-brasil.pdf Acesso em 30/06/2022.
2. Valente M, Fabbri RMA. Rastreamento de doenças crônicas. In: Geriatria e Gerontologia o que todos devem saber. 1 ed. São Paulo: Roca, 2008. 111-32.
3. Kotwal AA, Walter LC. Cancer Screening Among Older Adults: a Geriatrician's Perspective on Breast, Cervical, Colon, Prostate, and Lung Cancer Screening. Curr Oncol Rep. 2020 Aug 15;22(11):108.
4. Urban LABD, Chala LF, Bauab SDP, Schaefer MB, Dos Santos RP et al. Breast cancer screening: updated recommendations of the Brazilian College of Radiology and Diagnostic Imaging, Brazilian Breast Disease Society, and Brazilian Federation of Gynecological and Obstetrical Associations. Radiol Bras. 2017 Jul-Aug;50(4):244-49.

Rastreamento de Doenças Neoplásicas **311**

5. Siu AL; U.S. Preventive Services Task Force. Screening for Breast Cancer: U.S. Preventive Services Task Force Recommendation Statement. Ann Intern Med. 2016 Feb 16;164(4):279-96. Epub 2016 Jan 12. Erratum in: Ann Intern Med. 2016 Mar 15;164(6):448.

6. US Preventive Services Task Force, Grossman DC, Curry SJ, Owens DK, Bibbins-Domingo K, Caughey AB, et al. Screening for Prostate Cancer: US Preventive Services Task Force Recommendation Statement. JAMA. 2018 May 8;319(18):1901-1913. Erratum in: JAMA. 2018 Jun 19;319(23):2443.

7. Mori RR, Faria EF, Mauad EC, Rodrigues AA Jr, Dos Reis RB. Prostate cancer screening among elderly men in Brazil: should we diagnose or not? Int Braz J Urol. 2020 Jan-Feb;46(1):34-41.

8. US Preventive Services Task Force, Krist AH, Davidson KW, Mangione CM, Barry MJ, Cabana M et al. Screening for Lung Cancer: US Preventive Services Task Force Recommendation Statement. JAMA. 2021 Mar 9;325(10):962-70.

9. US Preventive Services Task Force, Davidson KW, Barry MJ, Mangione CM, Cabana M, Caughey AB et al. Screening for Colorectal Cancer: US Preventive Services Task Force Recommendation Statement. JAMA. 2021 May 18;325(19):1965-1977. Erratum in: JAMA. 2021 Aug 24;326(8):773.

10. Chan AOO, Wong BCY. Gastric cancer screening. UpToDate 2021.

11. US Preventive Services Task Force, Curry SJ, Krist AH, Owens DK, Barry MJ, Caughey AB, et al. Screening for Cervical Cancer: US Preventive Services Task Force Recommendation Statement. JAMA. 2018 Aug 21;320(7):674-686.

12. Fontham ETH, Wolf AMD, Church TR, Etzioni R, Flowers CR, et al. Cervical cancer screening for individuals at average risk: 2020 guideline update from the American Cancer Society. CA Cancer J Clin. 2020 Sep;70(5):321-46.

capítulo 37

Cuidados Paliativos

Yngrid Dieguez Ferreira

Conceito

A definição de cuidados paliativos (CP), primeiramente realizada pela Organização Mundial da Saúde (OMS) em 1990 e revisada em 2002 e em 2018, é descrita como uma abordagem que visa melhorar a qualidade de vida dos pacientes (adultos e crianças) e suas famílias que enfrentam problemas associados a doenças que ameaçam a vida, prevenindo e aliviando o sofrimento por meio da identificação precoce, avaliação correta e tratamento da dor e outros problemas, físicos, psicossociais ou espirituais.

Em 2019, A "International Association for Hospice and Palliative Care" (IAHCP) desenvolveu uma nova definição de cuidados paliativos baseada em consenso de especialistas e representantes da OMS, que diz que CP são cuidados holísticos ativos, ofertados a pessoas de todas as idades que se encontram em intenso sofrimento relacionado à sua saúde, proveniente de doença grave, especialmente aquelas que estão no final da vida. O objetivo dos CP, portanto é melhorar a qualidade de vida dos pacientes, de suas famílias e de seus cuidadores.

Os CP são explicitamente reconhecidos sob o direito humano à saúde. Isso deve ser fornecido por meio de serviços de saúde integrados e centrados na pessoa que prestem especial atenção às necessidades e preferências específicas dos indivíduos.

Importância

Estima-se que mundialmente 40 milhões de pessoas necessitam de CP anualmente, sendo que a maioria (aproximadamente 78%) mora em países de baixa e média renda. Segundo dados da OMS, somente 14% das pessoas com necessidade de CP o recebem. Dentre esses pacientes que necessitam de CP, 39% tem doenças cardiovasculares, sendo essa a principal causa de óbito por causa não violenta no Brasil.

A necessidade global de CP continuará a crescer como resultado do aumento do peso das doenças não-transmissíveis e do envelhecimento da população. O início precoce do acompanhamento de CP auxilia na redução de custos em saúde ao evitar tratamentos e internações desnecessários e melhorando a qualidade de vida dos pacientes e seus familiares. Os CP devem ocorrer de maneira continuada a partir do diagnóstico de uma doença potencialmente ameaçadora da vida, em paralelo com todas as medidas modificadoras de doença proporcionais para a fase da história natural da doença que o paciente se encontra.

Ações do CP segundo a OMS

- Promover o alívio da dor e de outros sintomas angustiantes
- Afirmar a vida e aceitar a morte como um processo natural, não a provocando ou atrasando-a.
- Integrar os aspectos psicológicos e espirituais no cuidado ao paciente.
- Ofertar uma rede de suporte para ajudar os pacientes a viverem o mais ativamente possível até a morte.
- Ofertar uma rede de suporte para os familiares durante o processo de doença do paciente e a enfrentar o luto.
- Usar uma equipe multidisciplinar para satisfazer as necessidades do paciente e seus familiares, inclusive durante o luto, se necessário.
- Melhorar a qualidade de vida, influenciando positivamente o curso da doença.
- É aplicável, no início do curso da doença, em conjunto com outras terapias com o objetivo de prolongar a vida como quimioterapia e radioterapia, e inclui todas as investigações necessárias para melhor entender e manejar situações clinicas estressantes.

Cuidados Paliativos 315

Avaliação do paciente e índices prognósticos

Para que seja realizado um acompanhamento adequado ao paciente e sua família, devemos conhecer impecavelmente o nosso paciente. Podemos conhecê-lo por meio de algumas perguntas:

- Quem é o meu paciente:
  - Qual sua biografia?
  - Quais são seus valores e desejos?
  - Quais são suas necessidades atuais?
  - Qual sua trajetória de vida?
  - Quem é sua rede de apoio?
  - Qual é sua religião?
- Qual a sua doença:
  - Em que momento de doença o paciente se encontra?
  - Qual o tratamento atual?
  - Quais tratamentos foram realizados anteriormente?
  - Quais outras doenças estão contribuindo para a situação atual de saúde?
  - Quais são as consequências do estado atual de saúde para a sua vida?
  - Em que momento da doença o paciente se encontra?
  - Qual é o seu prognóstico?
- Qual a funcionalidade do meu paciente:
  - Qual a funcionalidade atual do meu paciente?
  - Houve perda de funcionalidade nos últimos meses?
  - Qual a causa da mudança atual da funcionalidade?

Para a realização do prognóstico de uma doença, é necessário que se conheça sua história natural. Existem, no entanto, algumas ferramentas para estimar a sobrevida de pacientes com doença avançada. Uma ferramenta relativamente simples seria a chamada "pergunta surpresa": você ficaria surpreso se o seu paciente falecesse nos próximos dias, semanas ou meses? A resposta negativa a essa pergunta por um médico que conhece bem o paciente, seria indicador de terminalidade/fim de vida.

Outras escalas que podem auxiliar os médicos na predição de mortalidade e tomada de decisões são: escala de *performance* paliativa (PPS) (Tabela 37.1), Eastern Cooperative Oncology Group (ECOG), escala de *performance* de Karnofsky (KPS) e Palliative Prognostic Index (PPI).

316   Livro de Bolso de Geriatria

Tabela 37.1. Escala de *Performance* Paliativa (PPS)

%	Deambulação	Atividade e evidencia da doença	Autocuidado	Ingesta	Nível de consciência
100	Completa	Atividade normal e trabalho; sem evidência de doença	Completo	Normal	Completa
90	Completa	Atividade normal e trabalho; alguma evidência de doença	Completo	Normal	Completa
80	Completa	Atividade normal com esforço; alguma evidência de doença	Completo	Normal ou reduzida	Completa
70	Reduzida	Incapaz para o trabalho; doença significativa	Completo	Normal ou reduzida	Completa
60	Reduzida	Incapaz para Hobbies/ trabalho doméstico. Doença significativa	Assistência ocasional	Normal ou reduzida	Completa ou períodos de confusão
50	Maior parte do tempo sentado ou deitado	Incapacitado para qualquer trabalho. Doença extensa	Assistência considerável	Normal ou reduzida	Completa ou períodos de confusão
40	Maior parte do tempo acamado	Incapaz para a maioria das atividades. Doença extensa	Assistência quase completa	Normal ou reduzida	Completa ou sonolência. +/- confusão
30	Totalmente acamado	Incapaz para qualquer atividade. Doença extensa	Dependência completa	Normal ou reduzida	Completa ou sonolência. +/- confusão
20	Totalmente acamado	Incapaz para qualquer atividade. Doença extensa	Dependência completa	Mínima a pequenos goles	Completa ou sonolência. +/- confusão
10	Totalmente acamado	Incapaz para qualquer atividade. Doença extensa	Dependência completa	Cuidados com a boca	Sonolência ou coma. +/- confusão
0	Morte	-	-	-	-

Fonte: Victoria Hospice Society. J Pall Care 9(4): 26-32. Tradução oficial para o português: Maria Goretti Sales Maciel e Ricardo Tavares de Carvalho; 2009.

Controle de sintomas

Um dos instrumentos que viabilizam a aplicação dos CP é o controle impecável dos sintomas, que são variados e dependem da doença de base do paciente e suas comorbidades. O controle sintomático leva a uma manutenção da qualidade de vida com aumento da funcionalidade, aumentando por sua vez a expectativa de vida do paciente. O médico deve estar atento aos sintomas além do físico, incluindo sintomas psicológicos e existenciais, estes muitas vezes são mais importantes no contexto geral.

O médico deve perguntar ativamente sobre os sintomas em todas suas avaliações, não esperando o paciente realizar a queixa, e reavaliar frequentemente após instauração ou mudança de terapêutica. Um instrumento muito utilizado é a Escala de Avaliação de Sintomas de Edmonton (ESAS), que pode ser preenchida pelo paciente ou pelo cuidador por meio de avaliação cuidadosa. Ele deve ser realizado diariamente e ser utilizado para avaliação e tomada de decisões para alívio sintomático (Quadro 37.1).

Quadro 37.1 Escala de Avaliação de Sintomas de Edmonton (ESAS)

Avaliação de sintomas
Paciente
Por favor circule o n° que melhor descreve a intensidade dos seguintes sintomas neste momento. (Também se pode perguntar a média durante as últimas 24 horas)
Sem Dor = 0 - 1 – 2 – 3 – 4 – 5 – 6 – 7 – 8 – 9 – 10 = Pior dor possível
Sem Cansaço = 0 - 1 – 2 – 3 – 4 – 5 – 6 – 7 – 8 – 9 – 10 = Pior cansaço possível
Sem Náuseas = 0 - 1 – 2 – 3 – 4 – 5 – 6 – 7 – 8 – 9 – 10 = Pior náuseas possível
Sem Depressão = 0 - 1 – 2 – 3 – 4 – 5 – 6 – 7 – 8 – 9 – 10 = Pior depressão possível
Sem Ansiedade = 0 - 1 – 2 – 3 – 4 – 5 – 6 – 7 – 8 – 9 – 10 = Pior ansiedade possível
Sem Sonolência = 0 - 1 – 2 – 3 – 4 – 5 – 6 – 7 – 8 – 9 – 10 = Pior sonolência possível
Muito Bom Apetite = 0 - 1 – 2 – 3 – 4 – 5 – 6 – 7 – 8 – 9 – 10 = Pior apetite possível
Sem Falta de Ar = 0 - 1 – 2 – 3 – 4 – 5 – 6 – 7 – 8 – 9 – 10 = Pior falta de ar possível
Melhor Sensação de = 0 - 1 – 2 – 3 – 4 – 5 – 6 – 7 – 8 – 9 – 10 = Pior sensação de bem estar possível
Outro Problema = 0 - 1 – 2 – 3 – 4 – 5 – 6 – 7 – 8 – 9 – 10 =

Fonte: Bruera E, Kuehn N, Miller MJ, Selmser P, Macmillan K. The Edmonton Symptim Assessment System (ESAS): a simple method for the assessment of palliative care patients. J Palliat Care. 1991; 7(2):6-9.

318 Livro de Bolso de Geriatria

Comunicação

A comunicação, considerada um dos pilares dos CP, é uma das chaves para aceder e atentar com dignidade todas as dimensões da pessoa doente. Para ser eficaz, exige que o profissional da saúde tenha formação especializada e treino específico nesse domínio. A maioria dos pacientes experimentarão paz interior, redução da angústia e da ansiedade e melhor adaptação ao plano terapêutico quando informados de modo correto.

As competências básicas da boa comunicação são: escuta ativa, compreensão empática, *feedback* e boa comunicação não verbal.

As más notícias, aquelas que são definidas como notícias que irão mudar negativamente a vida da pessoa, devem ser comunicadas da melhor maneira possível e sem treino, os profissionais podem se afastar emocionalmente do paciente. Para ajudar nessa comunicação, pode ser utilizado o protocolo SPIKES, que consiste nos seguintes passos:

- *Setting up*: preparação mental para a conversa, por meio do reconhecimento do contexto que ela irá acontecer, procurando o espaço mais confortável possível. Momento em que os participantes da conversa se apresentam e tentam criar vínculo.
- *Perception*: momento de averiguar o quanto o paciente conhece de sua doença.
- *Invitation*: convidamos o paciente a perguntar sobre sua doença. É nesse momento que questionamos ao paciente o quanto ele deseja saber.
- *Knowledge*: é esse o momento de compartilhar as informações. Sempre devemos checar o entendimento do paciente sobre as informações fornecidas. Lembrar de sempre adaptar nossa linguagem para o grau de entendimento do nosso paciente e evitar o máximo possível os jargões médicos.
- *Empathy and Emotions*: identificar as emoções, dar-lhes nome, lidar com elas e identificar a razão das mesmas; respondendo às mesmas com empatia. Se o paciente ficar em silencio, perguntar ativamente sobre seus sentimentos e validar como normal determinada reação emocional.
- *Strategy and Summary*: esse é o momento de realizar um resumo do que foi conversado até o momento e elaborar, junto ao paciente, um plano de cuidado em função das suas necessidades e prioridades.

Conclusão

Os CP são uma abordagem essencial dentro da medicina moderna visto o envelhecimento populacional e o aumento da expectativa de vida. Podendo ser realizado desde o diagnóstico até o luto, todas as especialidades médicas devem ter conhecimento e entendimento do que são os CP para proporcionar ao doente sob seus cuidados, o melhor tratamento possível, tendo uma vida digna até os momentos finais.

Bibliografia recomendada

Baile WF, Buckman R, et al. SPIKES – a six step protocol for delivering bad news: application to the patient with cancer. The Oncologist. 2000; 5:302-3.

Carvalho RT, Souza MRB, Franck EM, Polastrini RTV, Crispim D, Jales SMCP, et al. Manual da residência de cuidados paliativos. Barueri: Manole, 2018.

Castilho RK. Manual de cuidados paliativos da Academia Nacional de Cuidados Paliativos (ANCP). 3. ed. Rio de Janeiro: Atheneu, 2021.

Fallon M, Kaasa S, Portenoy R, Currow DC, Chemey N. Oxford Textbook of Palliative Medicine.5 ed. Oxford University Press, 2015.

Moens K, et al. Are there diferences in the prevalence of palliative care-related problems in people living with advanced cancer and eight non-cancer conditions? A Systematic review. J Pain Symptom Manage 2014; Oct;48(4):660-77.

Organização Mundial da Saúde. Palliative Care. Disponível na Internet: https://www.who.int/health-topics/palliative-care. Acesso em 29 de junho de 2022.

Secretaria de Vigilância em Saúde, departamento de análise em saúde e vigilância de doenças não transmissíveis. Painéis Saúde Brasil: mortalidade geral – causas de óbitos. Disponível na Internet: http://svs.aids.gov.br/dantps/centrais-de-conteudos/paineis-de-monitoramento/saude-brasil/mortalidade-geral/. Acesso em 29 de junho de 2022.

capítulo 38

Hipodermóclise

Thays Helena de Abreu Lima ○ Yngrid Dieguez Ferreira

Introdução

A hipodermóclise, ou terapia subcutânea, pode ser definida como a infusão de fluidos e/ou medicamentos via subcutânea e tem como um dos principais benefícios evitar punções repetidas numa rede venosa frágil ou inacessível. A técnica é segura, simples, com baixo custo e eficiente na assistência à saúde, desde que os profissionais sejam adequadamente capacitados para manuseio correto, conhecimento das diluições e medicações que podem ser administradas, além de conhecer as incompatibilidades medicamentosas entre os mesmos sítios de punção.

É uma via de administração bastante antiga, com descrição por William Harvey em 1628, com grande destaque a partir de 1827 na epidemia de cólera. Artigo publicado em 1885 mostra que a técnica proposta por Cantani em Nápoles se mostrou segura e eficaz para administração de fluidos. A infusão subcutânea perdeu impulso devido aos avanços das técnicas de infusão endovenosa motivados pela 2ª Guerra Mundial e também pelas complicações causadas por infusão de soluções inadequadas e não devido a técnica em si. No final da década de 1960, com divulgação do movimento de Cuidados Paliativos, essa via voltou a ser aplicada em larga escala, especialmente em idosos.

Absorção e velocidade dos fármacos da via subcutânea

A camada mais profunda da pele é a hipoderme. Os fluidos e medicamentos são infundidos da hipoderme quando se utiliza a via subcutânea, os quais são transferidos para os capilares sanguíneos e linfáticos presentes nos septos fibrosos desta camada, por ação combinada entre sua difusão e perfusão tecidual.

Quando se compara a biodisponibilidade de medicamentos por vias diferentes, o perfil de absorção pela via subcutânea é semelhante assemelha à via oral (Figura 38.1).

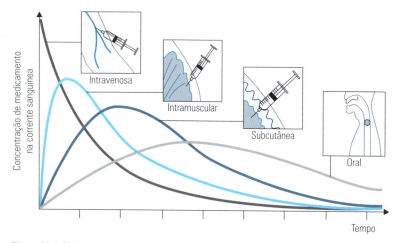

Figura 38.1. Variação da concentração do medicamento na corrente sanguínea de acordo com o tempo

Fonte: Adaptado de: Luellmann H. Color Atlas of Pharmacology, 2000.

Vantagens

- Via parenteral mais acessível e confortável que a venosa (desde a instalação do cateter até a infusão lenta e controlável).
- Fácil inserção e manutenção do cateter.
- Pode ser realizada em qualquer ambiente de cuidado, inclusive no domicílio.
- Complicações locais raras.
- Baixo risco de efeitos adversos sistêmicos.
- Redução da flutuação das concentrações plasmáticas de opioides.
- Baixo custo.

Hipodermóclise 323

Desvantagens

- Volume e velocidade de infusão limitados (até 1.500 mL/24 h por sítio de punção).
- Absorção variável (influenciada por perfusão e vascularização).
- Limitação de medicamentos e eletrólitos que podem ser infundidos.
- Pouca difusão e protocolo.
- Via oral indisponível (por náusea e vômito incoercíveis, demência avançada com disfagia, rebaixamento do nível de consciência, intolerância gástrica etc).
- Obstrução intestinal, diarreia.
- Dificuldade para obter acesso venoso (por fragilidade venosa e de pele).
- Desidratação leve a moderada, que não necessite de reposição rápida de volume.
- Controle farmacológico de sinais e sintomas no fim de vida, quando o paciente, inevitavelmente, perde a capacidade de deglutir.

Contraindicações

Absolutas:

- Recusa do paciente.
- Anasarca.
- Trombocitopenia grave.
- Situações de emergência (como necessidade de reposição rápida de volume como falência circulatória, desequilíbrio hidroeletrolítico).
- Medicação incompatível por via subcutânea.

Relativas:

- Caquexia.
- Síndrome da veia cava superior.
- Edema.
- Ascite.
- Áreas previamente expostas a radioterapia ou submetidas a linfadenectomia.
- Áreas de infecção, inflamação ou lesões cutâneas.
- Proximidades de articulação e Proeminências ósseas.

Locais de punção

A escolha do local de punção deve ser individualizada, com a preservação do conforto do paciente, mobilidade e independência. Fatores como condições gerais do paciente do volume a ser infundido, devem ser considerados. Proximidades a articulações e proeminências ósseas devem ser evitadas.

Os sítios de punção diferem com relação à quantidade máxima de volume que cada uma é capaz de receber ao longo de 24 h (Figura 38.2).

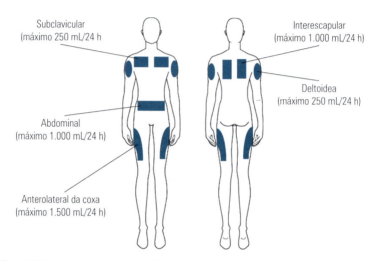

Figura 38.2. Locais para punção subcutânea.

Fonte: Azevedo DL. (org.). O uso da via subcutânea em geriatria e cuidados paliativos 2 ed. Rio de Janeiro: SBGG, 2017.

Técnicas de punção

Se o objetivo for apenas uma administração isolada em bólus, poderá ser usada apenas uma seringa com agulha 13 × 0,45 mm. Exemplo: administração de insulina ou heparina).

Os cateteres agulhados (Scalps ou também por Butterflies com calibre entre 21 G a 25 G) têm um custo menor do que os não agulhados e proporcionam punções menos dolorosas, entretanto tem maior risco de acidente com material perfurocortante e menor tempo de permanência (até 5 dias). Cateteres não agulhados (calibres entre 20 G e 24 G) são ideais para uso prolongado, podendo permanecer até 11 dias.

Para a punção da hipodermóclise com cateter não agulhado, são necessários os seguintes materiais: luva de procedimento, solução antisséptica, algodão ou gase não estéril., cateter não agulhado (n. 22 ou 24), agulha para aspiração, seringa (3 mL a 10 mL), soro fisiológico (ampola de 10 mL), filme transparente, micropore ou esparadrapo para fixação.

Procedimento (cateter não agulhado):

- Explique o procedimento ao paciente e a seus familiares.
- Lave as mãos, separe o material em bandeja e escolha o local para punção.
- Preencha o circuito intermediário do escalpe com soro fisiológico a 0,9%.
- Calce as luvas de procedimento, faça antissepsia e a "prega" na pele e introduza em ângulo de 45 graus em direção centrípeta (de fora para dentro) com bisel da agulha para cima. Retire o mandril após a punção.
- Acople o extensor de 2 vias preenchido com 2 mL de soro fisiológico 0,9%.
- Testar a localização do cateter: aspirar (para verificar se atingiu algum vaso) e infundir de 2 a 3 mL de soro fisiológico.
- Fixar o dispositivo.

Complicações relacionadas a hipodermóclise e como manejar

Observe a Tabela 38.1.

Tabela 38.1. Complicações relacionadas a hipodermóclise e como manejar

Edema, calor, rubor ou dor	Retirar acesso/fazer nova punção a pelo menos 5 cm de distância
Celulite	Compressa gelada por 15 minutos; curva térmica; acompanhamento diário Considerar antibiótico tópico ou sistêmico
Secreção purulenta	Retirar acesso; drenagem manual; limpeza local; curativo oclusivo com troca pelo menos a cada 24h Considerar antibiótico tópico ou sistêmico
Endurecimento	Retirar acesso; fazer nova punção a pelo menos 5 cm de distância
Hematoma	Retirar acesso; aplicar polissulfato de mucopolissacarídeo (Hirudoid®) com massagem local 4/4 h; fazer nova punção com cateter não agulhado. Observação: em pacientes com risco de sangramento, indica-se a punção em flanco, em altura entre a cicatriz umbilical e a crista ilíaca
Necrose	Retirar acesso; curativo diário – avaliar indicação de debridamento com papaína ou hidrogel e acompanhamento diário por enfermeiro

Fonte: Azevedo DL. (org.). O uso da via subcutânea em geriatria e cuidados paliativos 2.ed. Rio de Janeiro: SBGG, 2017.

Medicações, soluções, diluições e incompatibilidade

A Tabela a seguir mostra as informações sobre medicações e doses passíveis de serem realizadas por hipodermóclise, sugestões de dosagem, diluição, de tempo de infusão e de diluição, além da incompatibilidade entre as medicações.

As administrações por hipodermóclises de soluções como Soro fisiológico 0,9%, Soro glicofisiológico e Soro glicosado 5% tem consenso na literatura e uso amplo em serviços de Cuidados Paliativos no Brasil.

A solução de NaCl 20% tem divergências na literatura e uso em alguns serviços de cuidados paliativos no Brasil. Recomenda-se a infusão de 10 a 20 mL em 24 h, diluídos em Soro fisiológico 0,9% ou Soro glicosado 5% 1.000 mL.

É necessário avaliar a compatibilidade entre as medicações a serem administradas e quando houver medicações incompatíveis, recomenda-se administrá-las em sítios diferentes (Tabela 38.2).

Tabela 38.2. Medicamentos e soluções para uso subcutâneo

Medicamentos	Dose	Diluição	Tempo de infusão/ comentários	Incompatibilidade
Ampicilina	1 g/dia	SF 0,9% 50 mL	20 minutos	–
Cefepime	1 g 12/12 h ou 8/8 h	Reconstituir 1 g em 10 mL de água destilada e diluir em SF 0,9% 100 mL	40 minutos	Octreotida Ranitidina Dexametasona
Ceftriaxone	1 g 12/12 h	Reconstituir 1 g em 10 mL de água destilada e diluir em SF 0,9% 100 mL	40 minutos	Octreotida Ranitidina Dexametasona
Dexametasona	2-16 mg a cada 24 h	Diluir 1 ampola de dexametasona 1 mL em SF 0,9% 1 mL ou diluir 1 ampola de dexametasona 2,5 mL em SF 0,9% 2,5 mL	Aplicação lenta Sítio exclusivo	–

continua

Hipodermóclise 327

Tabela 38.2. Medicamentos e soluções para uso subcutâneo (continuação)

Medicamentos	Dose	Diluição	Tempo de infusão/ comentários	Incompatibilidade
Diclofenaco	75-150 mg em 24 h	SF 0,9% 30 mL	Aplicação lenta	-
Dimenidrinato	50-100 mg em 24 h	SF 0,9% 1 mL	-	
Dipirona	1-2 g até 6/6 h	SF 0,9% 2 mL	Aplicação lenta em bólus	Octreotida Ranitidina Dexametasona
Ertapenem	1 g 24/24 h	Reconstituir em 10 mL de água destilada e diluir em 50 mL de SF 0,9%	30 minutos	
Escopolamina	20 mg 8/8 h até 60 mg 6/6h	SF 0,9% 1 mL (bólus)	-	Octreotida Ranitidina Dexametasona
Fenobarbital	100-600 mg/24 h	SF 0,9% 100 mL	40 minutos Sítio exclusivo	-
Fentanil	Infusão contínua a critério médico	Diluir 4 ampolas de fentanil 50 mcg/mL em SF 0,9% 210 mL	-	-
Furosemida	20-140 mg/24 h	SF 0,9% 2 mL (bólus) ou volumes maiores (infusão contínua)	-	Octreotida Ranitidina Dexametasona Metoclopramida Midazolam Morfina
Haloperidol	0,5-30 mg/24 h	SF 0,9% 5 mL	-	Octreotida Ranitidina Dexametasona

continua

328   Livro de Bolso de Geriatria

Tabela 38.2. Medicamentos e soluções para uso subcutâneo (continuação)

Medicamentos	Dose	Diluição	Tempo de infusão/ comentários	Incompatibilidade
Levomepromazina	Até 25 mg/dia	SF 0,9% 30 mL	-	Octreotida Ranitidina Dexametasona
Meropenem	500 mg-1 g 8/8 h	SF 0,9% 100 mL	40-60 minutos	-
Metadona	50% da dose oral habitual	SF 0,9% 10 mL	60 mL/h	-
Metoclopramida	30-120 mg/dia	SF 0,9% 2 mL	Aplicação lenta em bólus	Octreotida Ranitidina Dexametasona Furosemida
Midazolam	1-5 mg (bólus) 10-120 mg/dia (infusão contínua)	SF 0,9% 5 mL (bólus) SF 0,9% 100 mL (infusão contínua)	Aplicação lenta em bólus	Octreotida Dexametasona Furosemida
Morfina	Dose inicial: 2-3 mg 4/4 h (bólus) ou 10-20 mg/24 h (infusão contínua)	Não requer diluição (bólus) SF 0,9% 100 mL (infusão contínua)	-	Octreotida Dexametasona Furosemida Tramadol
Octreotide	ACM	SF 0,9% 5ml (bólus) SF 0,9% 100 mL (infusão contínua)	Sítio exclusivo	Ranitidina Dexametasona
Omeprazol	40 mg 24/24 h	SF 0,9% 100 mL	4 horas	-

continua

Tabela 38.2. Medicamentos e soluções para uso subcutâneo (continuação)

Medicamentos	Dose	Diluição	Tempo de infusão/ comentários	Incompatibilidade
Ondansetrona	8-32 mg/24 h	SF 0,9% 30 mL	30 minutos	Octreotida Ranitidina Dexametasona
Ranitidina	50-300 mg/24 h	SF 0,9% 2 mL	-	Compatível com Midazolam e Morfina
Tramadol	100-600 mg/24 h	SF 0,9% 20 mL (bólus) SF 0,9% 100 mL (infusão contínua)	-	Octreotida Dexametasona Morfina

Adaptado de: Azevedo D.L. (org.). O uso da via subcutânea em geriatria e cuidados paliativos 2.ed. Rio de Janeiro: SBGG, 2017.

- Observação 1: quanto ao uso da clorpromazina por hipodermóclise, a literatura é conflitante. Sugere-se somente quando não for possível a sua administração pela via endovenosa.
- Observação 2: quanto ao uso de de piperacilina sódica e tazobactam sódico por hipodermóclise, a literatura também é conflitante, com pouco estudos.[8]

Referências bibliográficas

1. Azevedo, DL (org). O uso da via subcutânea em geriatria e cuidados paliativos. 2 ed. Rio de Janeiro, 2017.
2. Cherny NI, Fallon M, Kaasa S, Portenoy RK (eds). Oxford Textbook of Palliative Medicine. 6th edition. Oxford, Oxford University Press, 2021.
3. Ferreira, EAL, et al. Uso da via subcutânea em pediatria. São Paulo: Academia Nacional de cuidados Paliativos, 2019.
4. Freitas EV, Py L (orgs). Tratado de geriatria e gerontologia. 5 ed. Rio de Janeiro: Guanabara Koogan, 2022.
5. Castilho RK, Silva VCS, Pinto CS. Manual de Cuidados Paliativos ANCP. 3 Ed. Rio de Janeiro: Atheneu, 2021.
6. Carvalho RT, Souza MRB, Franck EM, et al. Manual da Residência de Cuidados Paliativos: Abordagem multidisciplinar. 2ªed. São Paulo: Manole, 2022.

7. VIDAL FKG, et al. Hipodermóclise: Revisão Sistemática da literatura. Rev. de Atenção à Saúde, v. 13, nº 45, p. 61-69, 2015. Disponível em: http://seer.uscs.edu.br/index.php/revista_ciencias_saude/article/view/2953/0. Acesso em 7 de agosto de 2022.
8. Kobayashi D, Cho M, Yokota K, Shimbo T. Safety of Subcutaneous Piperacillin/tazobactam administration compared to intravenous administration: propensity score-matched cohort study. J Am Med Dir Assoc. (2020) 21:127–8. doi: 10.1016/j.jamda.2019.08010.

capítulo 39

Vacinação em Idosos

Maisa Kairalla ○ Juliana Marilia Berreta

Há muito tempo o envelhecimento populacional tem sido motivo de discussões sócio econômicas, bem como a preocupação com gastos de saúde público privada. Sabemos que o envelhecimento acarreta maiores gastos com a saúde, no que tange a prevenção de doenças, aumento do número de hospitalizações e controle de doenças crônicas. Quando abordamos o pilar da prevenção, indiscutivelmente, a imunização é uma forte aliada para a diminuição da incidência das doenças infecciosas que impactam em maior morbimortalidade e grave piora funcional, gerando gastos e piora da qualidade de vida. Durante a avaliação clínica do idoso é fundamental investigar a situação vacinal, respeitando as recomendações do calendário de imunização.[1]

Estudos mostram que o fator idade e, principalmente, as comorbidades cardíacas, pulmonares e diabetes mellitus são fatores de risco diretamente correlacionados com o aumento da incidência das doenças infecciosas, sobretudo pneumonias, influenza e herpes zoster, bem como aumento da taxa de mortalidade.2 O calendário vacinal proposto pela Sociedade Brasileira de Imunização (SBIM) e Sociedade Brasileira de Geriatria e Gerontologia (SBGG) serve de guia para a indicação rotineira da imunização no idoso (Figura 39.1).

CALENDÁRIO DE VACINAÇÃO SBIm IDOSO
Recomendações da Sociedade Brasileira de Imunizações (SBIm) – 2022/2023

Vacinas	Quando indicar	Esquemas e recomendações
ROTINA		
Influenza (gripe)	Rotina.	Dose única anual. Em situação epidemiológica de risco, pode ser considerada uma segunda dose, a partir de 3 meses após a dose anual.
Pneumocócicas (VPC13) e (VPP23)	Rotina.	Iniciar com uma dose da VPC13 seguida de uma dose de VPP23 seis a 12 meses depois, e uma segunda dose de VPP23 cinco anos após a primeira.
Herpes zóster	Se não vacinado aos 50, a qualquer momento.	Rotina a partir de 50 anos. Esquemas: Vacina atenuada (VZA) – dose única Vacina inativada (VZR) – duas doses com intervalo de dois meses (0-2)
Tríplice bacteriana acelular do tipo adulto (difteria, tétano e coqueluche) – dTpa ou dTpa-VIP Dupla adulto (difteria e tétano) – dT	Rotina.	Atualizar dTpa independente de intervalo prévio com dT ou TT. **Com esquema de vacinação básico completo:** reforço com dTpa a cada dez anos. **Com esquema de vacinação básico incompleto:** uma dose de dTpa a qualquer momento e completar a vacinação básica com uma ou duas doses de dT (dupla bacteriana do tipo adulto) de forma a totalizar três doses de vacina contendo o componente tetânico. **Não vacinados e/ou histórico vacinal desconhecido:** uma dose de dTpa e duas doses de dT no esquema 0 - 2 - 4 a 8 meses.
Hepatite B	Rotina.	Três doses, no esquema 0 - 1 - 6 meses.
Covid-19		
EM SITUAÇÕES ESPECIAIS		
Hepatite A	Após avaliação sorológica ou em situações de exposição ou surtos.	Duas doses, no esquema 0 - 6 meses.
Hepatites A e B	Quando recomendadas as duas vacinas.	Três doses, no esquema 0 - 1 - 6 meses.
Febre amarela	Para idosos não vacinados previamente, após avaliação de risco/benefício.	Dose única. Não há consenso sobre a duração da proteção conferida pela vacina. De acordo com o risco epidemiológico, uma segunda dose pode ser considerada pelo risco de falha vacinal.
Meningocócicas conjugadas ACWY ou C	Surtos e viagens para áreas de risco.	Uma dose. A indicação da vacina, assim como a necessidade de reforços, dependerão da situação epidemiológica.
Tríplice viral (sarampo, caxumba e rubéola)	Situações de risco aumentado.	Uma dose. A indicação da vacina dependerá de risco epidemiológico e da situação individual de suscetibilidade.

Figura 39.1. Calendário de vacinação para adultos maiores de 60 anos, segundo a Sociedade Brasileira de Imunizações (SBIM) e Sociedade Brasileira de Geriatria e Gerontologia (SBGG) (SBIM,2022-23).

Os comentários devem ser consultados.	Algumas vacinas podem estar especialmente recomendadas para pessoas com comorbidades ou em outra situação especial. Consulte os *Calendários de vacinação SBIm pacientes especiais*.

Comentários	DISPONIBILIZAÇÃO DAS VACINAS	
	Gratuitas nas UBS*	Clínicas privadas de vacinação
• A partir de 60 anos de idade, existe um risco aumentado de formas graves e óbito por Influenza. Desde que disponível, a vacina influenza 4V é preferível à vacina influenza 3V, por conferir maior cobertura das cepas circulantes. Na impossibilidade de uso da vacina 4V, utilizar a vacina 3V. • Se a composição da vacina disponível for concordante com os vírus circulantes, poderá ser recomendada aos viajantes internacionais para o hemisfério norte e/ou brasileiros residentes nos estados do norte do país no período pré-temporada de influenza.	SIM, 3V	SIM, 3V e 4V
• Para aqueles que já receberam uma dose de VPP23, recomenda-se o intervalo de um ano para a aplicação de VPC13. A segunda dose de VPP23 deve ser feita cinco anos após a primeira, mantendo intervalo de seis a 12 meses com a VPC13. • Para os que já receberam duas doses de VPP23, recomenda-se uma dose de VPC13, com intervalo mínimo de um ano após a última dose de VPP23. • Se a segunda dose de VPP23 foi aplicada antes dos 60 anos, está recomendada uma terceira dose depois dessa idade, com intervalo mínimo de cinco anos da última dose.	NÃO, VPC13 SIM, VPP23 somente para asilados e grupos de risco aumentado	SIM
• A VZR é preferível pela maior eficácia e duração da proteção. • A vacinação está recomendada mesmo para aqueles que já desenvolveram a doença. Intervalo entre quadro de HZ e vacinação: VZA - 1 ano. VZR - 6 meses ou após resolução do quadro, considerando a perda de oportunidade vacinal. • VZR recomendada para vacinados previamente com VZA, respeitando intervalo mínimo de dois meses entre elas. • Uso em imunodeprimidos: VZA é contraindicada; VZR é recomendada (consulte os *Calendários de vacinação SBIm pacientes especiais*).	NÃO	SIM, VZA e VZR
• A vacina está recomendada mesmo para aqueles que tiveram a coqueluche, já que a proteção conferida pela infecção não é permanente. • Considerar antecipar reforço com dTpa para cinco anos após a última dose de vacina contendo o componente *pertussis* para idosos contactantes de lactentes. • Para idosos que pretendem viajar para países nos quais a poliomielite é endêmica recomenda-se a vacina dTpa combinada à pólio inativada (dTpa-VIP). • A dTpa-VIP pode substituir a dTpa, se necessário.	SIM, dT e dTpa para profissionais da saúde	SIM dTpa e dTpa-VIP
–	SIM	NÃO
Acesse os dados atualizados sobre a disponibilidade de vacinas e os grupos contemplados pelo PNI em: sbim.org.br/covid-19		
Na população com mais de 60 anos é incomum encontrar indivíduos suscetíveis. Para esse grupo, portanto, a vacinação não é prioritária. A sorologia pode ser solicitada para definição da necessidade ou não de vacinar. Em contactantes de doentes com hepatite A, ou durante surto da doença, a vacinação deve ser recomendada.	NÃO	SIM
A vacina combinada para as hepatites A e B é uma opção e pode substituir a vacinação isolada para as hepatites A e B.	NÃO	SIM
• Embora raro, está descrito risco aumentado de eventos adversos graves na primovacinação de indivíduos maiores de 60 anos. Portanto, deve-se avaliar risco/benefício da vacinação, considerando também o risco individual de infecção. • O uso em imunodeprimidos deve ser avaliado pelo médico (consulte os *Calendários de vacinação SBIm pacientes especiais*).	SIM	SIM
Na indisponibilidade da vacina meningocócica conjugada ACWY, substituir pela vacina meningocócica C conjugada.	NÃO	SIM
Na população com mais de 60 anos é incomum encontrar indivíduos suscetíveis ao sarampo, caxumba e rubéola. Para esse grupo, portanto, a vacinação não é rotineira. Porém, a critério médico (em situações de surtos, viagens, entre outros), pode ser recomendada. Contraindicada para imunodeprimidos.	NÃO	SIM

26/09/2022 • Sempre que possível, preferir vacinas combinadas • Sempre que possível, considerar aplicações simultâneas na mesma visita • Qualquer dose não administrada na idade recomendada deve ser aplicada na visita subsequente • Eventos adversos significativos devem ser notificados às autoridades competentes.

* UBS – Unidades Básicas de Saúde

Vacinas contra difteria e tétano

A difteria é causada pelo bacilo toxigênico *Corynebacterium diphtheriae,* pelo contato direto de pacientes suscetíveis com secreções oronasais de pessoas doentes ou portadoras, eliminadas por tosse, espirro ou ao falar. O tétano acidental é resultante do contato de ferimentos com locais em que existem esporos do bacilo *gram* positivo anaeróbio *Clostridium tetani*.[3] Importante conhecer que há relatos de surtos de coqueluche entre os idosos o que torna a tríplice bacteriana, interessante para a população idosa. A administração é intramuscular profunda e pode ser administrada com outras vacinas do calendário vacinal.

O esquema recomendado pelo Ministério da Saúde para idosos nunca vacinados ou com história vacinal desconhecida consiste em três doses, sendo que as primeiras duas doses são aplicadas com intervalo de 4 semanas e a terceira dose é ministrada 6 a 12 meses após a segunda. A Sociedade Brasileira de Imunizações preconiza:

- Se esquema de vacinação básico completo: reforço com dTpa a cada dez anos.
- Se esquema de vacinação básico incompleto: uma dose de dTpa a qualquer momento e completar a vacinação básica com uma ou duas doses de dT (dupla bacteriana do tipo adulto) de modo a totalizar três doses de vacina contendo o componente tetânico.
- Não vacinados e/ou histórico vacinal desconhecido: uma dose de dTpa e duas doses de dT no esquema 0-2-4 a 8 meses (SBIM,2022).

Todos os adultos que completarem um intervalo de 10 anos após a série primária da vacinação deverão receber uma dose de reforço da vacina dT (rede pública) ou dTpa (rede privada).

Vacina contra *influenza*

A *influenza* (gripe) é causada por vírus representantes da família Orthomyxoviridae, classicamente divididos em três tipos imunológicos: A, B e C sendo que apenas os tipos A e B tem relevância em humanos. Por possuir alta taxa de mutação, a composição da vacina é revalidada anualmente. Essa ação permite a identificação das cepas mais prevalentes e do risco de uma nova pandemia. O envelhecimento é um dos principais fatores de risco para formas graves e complicações da doença, como pneumonias bacterianas secundárias. Cerca de 90% das mortes relacionadas à *influenza* ocorrem em idosos. As vacinas disponíveis no Brasil são constituídas apenas por vírus inativados e fragmentados. São tri ou tetravalentes, compostas respectivamente por três ou quatro cepas do vírus *influenza*, sendo dois subtipos de *influenza* A e um ou dois subtipos de *influenza* B. A vacinação deve ser adiada na presença de doença febril aguda moderada ou grave. A vacina é contraindicada nos casos de reação anafilática prévia ou alergia grave relacionada ao ovo de galinha e seus derivados, assim como a qualquer componente da vacina. Os eventos adversos mais comuns são os locais (dor, eritema), que regridem espontaneamente em curto intervalo de tempo. Febre ou reações mais graves são muito raras (anafilaxia, por exemplo).

Vacina antipneumocócica

Os pneumococos patogênicos são encapsulados por uma camada de polissacarídeos complexos, que protege o microrganismo da fagocitose. A cápsula é responsável pela sua virulência e a diferença na estrutura química dos polissacarídeos é a base para classificar os pneumococos em pelo menos 90 sorotipos diferentes. Comorbidades como doença cardiovascular, pulmonar, hepática, renal, diabetes e imunossupressão são comorbidades frequentes em pacientes acima de 60 anos e fatores de risco bem estabelecidos para a doença invasiva pulmonar. Existem duas vacinas disponíveis para uso em adultos: a vacina polissacarídica 23-valente (VPP23) e a vacina conjugada 13-valente (VCP13).

A recomendação é o esquema sequencial de três doses. Sendo duas doses da vacina polissacarídica e uma dose da vacina conjugada. Para aqueles que já receberam uma dose de VPP23, recomenda-se o intervalo de seis meses a um ano para a aplicação de VPC13. A segunda dose de VPP23 deve ser feita cinco anos após a primeira dose da VPP23. Para os que já receberam duas doses de VPP23, recomenda-se uma dose de VPC13, com intervalo de seis meses a um ano após a última dose de VPP23. A única contraindicação formal e história de reação anafilática a dose anterior da vacina ou algum de seus componentes. No caso de síndrome fabril aguda, a vacina pode ser adiada e no caso de trombocitopenia grave, deve-se considerar a administração via subcutânea. Os eventos adversos mais comuns são os locais (dor, eritema), que regridem espontaneamente em curto intervalo de tempo. Febre ou reações mais graves são muito raras (anafilaxia, por exemplo).

Vacina contra herpes-zóster

O herpes-zóster (HZ), conhecido popularmente como "cobreiro", é uma doença resultante da reativação da infecção latente causada pelo VVZ que se mantém em latência nas células dos gânglios da raiz dorsal dos nervos sensoriais após a infecção primária. Aproximadamente 3% dos pacientes acometidos por HZ são hospitalizados. A principal complicação do HZ é a neuralgia pós-herpética (NPH). Aproximadamente 10 a 18% dos pacientes com HZ são acometidos pela NPH que interfere negativamente nas atividades de vida diária piorando a qualidade de vida. A NPH pode durar meses ou anos, frequentemente é refratária ao tratamento e apresenta manifestação clínica heterogênea. Há duas vacinas disponíveis. A vacina de vírus vivo atenuado, 14 vezes mais potente que a vacina contra a catapora. Trata-se de uma vacina segura, os efeitos colaterais mais comuns foram eritema, dor e prurido no local da aplicação. É contraindicada em pessoas com histórico de hipersensibilidade a qualquer componente da vacina, incluindo a gelatina, reação anafilática a neomicina, estados de imunodeficiência primaria adquirida, em vigência de tratamento com imunossupressores (incluindo elevadas doses de corticosteroides), tuberculose ativa não tratada e gestação. A vacina zoster recombinante (VZR), de nome comercial Shingrix, constituída da glicoproteína E do VVZ combinada a um adjuvante A. Esta vacina pode ser administrada em imunossuprimidos. A vacinação é realizada em duas doses, com intervalo de 2 a 6 meses, recomendada mesmo para aqueles que já desenvolveram a doença. Nesses casos, aguardar a resolução do quadro agudo para aplicar a vacina. Para as pessoas previamente vacinadas com a vacina viva atenuada podem receber a vacina inativada a qualquer momento a partir de 8 semanas após vacina atenuada. É preferencial aos idosos que a atenuada pela maior eficácia. Ambas as vacinas são seguras e os eventos adversos mais comuns são os locais (dor, eritema).

Hepatite B

A indicação de vacina contra hepatite B para idosos não é recomendação de rotina, porém as especificidades dessa faixa da população, como baixa imunidade, concomitância de doenças crônicas e internações hospitalares frequentes, requerem que sua utilização, por vezes, seja considerada. A vacina dever ser dada por via intramuscular em esquema de três doses, sendo a segunda um mês depois da primeira e a terceira seis meses após a primeira (esquema 0-1-6 meses). Há a possibilidade de vacinação conjunta para Hepatite A e B quando recomendadas as duas vacinas. O esquema vacinal é de três doses – esquema 0-1-6 meses. A vacina combinada para as hepatites A e B é uma opção e pode substituir a vacinação isolada para as hepatites A e B.[3]

Hepatite A

A maioria dos adultos e idosos em nosso país apresentam positividade sorológica para essa infecção. Na população com mais de 60 anos é incomum encontrar indivíduos suscetíveis.

Febre amarela

A vacina contra febre amarela deve ser realizada em todos os residentes ou viajantes em área de risco. O uso em imunodeprimidos deve ser avaliado pelo médico e sempre optar por decisão compartilhada. Recomendação de dose única. Não há consenso sobre a duração da proteção conferida pela vacina. De acordo com o risco epidemiológico, uma segunda dose pode ser considerada pelo risco de falha vacinal. A vacina é realizada por via subcutânea. Recomenda-se que a administração ocorra no mínimo dez dias antes da viagem para áreas endêmicas.[3]

Tríplice viral

A vacina contra sarampo, caxumba e rubéola não é recomendada de modo rotineiro para idosos uma vez que a maioria deles já é imune a essas doenças. Pode ser indicada em casos de surto ou caso o paciente tenha viagem programada para locais onde essas doenças são endêmicas.

Meningocócica conjugada

A vacina contra meningite apresenta cobertura contra meningococo A, C, W e Y. São poucos os estudos na população idosa e não é uma vacina recomendada no calendário de rotina para idosos, devendo ser realizada apenas em situações de epidemia.

Covid-19

É indiscutível a necessidade de vacinação dos idosos contra a Covid-19. As doses de reforço foram comprovadamente eficazes na literatura. O melhor esquema vacinal para a população idosa ainda não está bem estabelecido.

Referências bibliográficas

1. Hibberd PL. Seasonal influenza vaccination in adults. Em: Hirsch MS, ed. UpToDate. Waltham, Mass: UptoDate, 2019.

338   Livro de Bolso de Geriatria

2. Guia de vacinação geriatria SBIm/SBGG 2019/2020. http://www.sbim.org.br.
3. Grohskopf LA, Sokolow LZ, Broder KR, et al. Prevention and Control of Seasonal Influenza with Vaccines: Recommendations of the Advisory Committee on Imunization Practices-United Satates, 2018-19 Influenza Season. MMWR Recomm Rep 2018;67(No. RR-3):1-20.

capítulo 40

O Motorista Idoso

Renato Moraes Alves Fabbri

Introdução

Dirigir é habitualmente um prazer que começa na juventude e que se estende no decorrer da vida. Porém, entre os idosos, o ato de dirigir pode ter mais importância, significando a afirmação de sua independência, autonomia, habilidade e autoestima. Muitos idosos que param de dirigir ficam mais dependentes, reduzem a atividade social e tornam-se deprimidos.[1] Porém, com o envelhecimento, uma série de fatores fisiológicos e patológicos podem diretamente influenciar a habilidade de dirigir como: diminuição da acuidade visual, déficit de atenção, aumento do tempo de reação, doenças crônicas, efeito adverso de medicamentos, dentre outros.[2] Não há um limite máximo de idade para renovação da Carteira Nacional de Habilitação. Sendo assim, é importante que o indivíduo idoso que ainda dirige seja submetido a uma avaliação periódica de suas condições para que exerça uma direção segura.[3] A Tabela 40.1 resume os principais aspectos a serem avaliados.

340 Livro de Bolso de Geriatria

Tabela 40.1. Abordagem do motorista idoso

Abordagem	Investigação	Conduta
Avaliação inicial	Impacto ao dirigir na qualidade de vida; abuso de álcool; revisão de órgãos e sistemas; revisão de medicamentos	Avaliar risco/benefício
Doenças sistêmicas	Revisão de órgãos e sistemas Alerta para condições que podem alterar o nível de consciência: síncope, AIT; convulsão, angina do peito, hipoglicemia; distúrbios do sono	Não dirigir até ter o diagnóstico correto e estabilização do quadro
Visão	Acuidade e campo visual	Fundoscopia, avaliação oftalmológica periódica e correção das deficiências
Cognição	Sinais de alerta (familiares); testes cognitivos: MEEM; teste do desenho do relógio; teste das trilhas B, MoCA, CDR	MEEM $\leq$ 24, MoCa $\leq$ 18, teste do desenho do relógio e teste das trilhas B alterados: avaliação complementar. CDR $\geq$ 1 risco de direção insegura
Motricidade	Mobilidade de pescoço, ombros, punhos, joelhos Força muscular Get up and go test Teste de alcance funcional	Avaliar risco/benefício

Avaliação

Muitas vezes há uma resistência do paciente a uma avaliação por temer não poder mais dirigir. Alguns princípios devem ser obedecidos: estabelecer uma linguagem franca e direta com o paciente, reforçar o conceito de segurança como prioridade e estimular o paciente a fazer uma autoavaliação do seu desempenho ao dirigir. A seguir, realizar uma avaliação abrangente envolvendo uma boa anamnese, exame físico e avaliação funcional.

Anamnese

Independentemente da especialidade em que o paciente idoso seja consultado, é importante sempre fazer a pergunta: "o Sr. (Sra.) ainda dirige?" Se a resposta for afirmativa, deve-se fazer uma avaliação detalhada envolvendo os diversos órgãos e sistemas que podem estar envolvidos na performance ao dirigir, como enfermidades neurológicas, musculoesqueléticas, cardiovasculares, endócrinas, psiquiátricas, respiratórias, renais, oftalmológicas, auditivas, entre outras. Embora algumas condições médicas não tenham um forte impacto no desempenho ao dirigir, podem ser potencialmente perigosas, especialmente aquelas que aparecem de maneira imprevisível como eventos agudos e que alteram o nível de consciência, como síncope, ataque isquêmico transitório, convulsão, angina do peito e hipoglicemia. Nessas condições a recomendação é não dirigir até ter o diagnóstico bem estabelecido e corretamente tratado. Do mesmo modo, o uso de álcool e alguns medicamentos que podem induzir sonolência e alteração de reflexos deve ser investigado.[4] Entre os fármacos, destacam-se os hipnóticos, sedativos, ansiolíticos, antidepressivos e anti-histamínicos.[5] Especialmente na primeira semana de uso, aconselha-se a não dirigir, até uma avaliação do risco-benefício.

Exame físico e avaliação funcional

Para uma direção segura, existem três funções essenciais que devem ser preservadas: visão, cognição e funções motoras, além da compensação de diferentes doenças sistêmicas. Após a anamnese, devem ser feitos o exame físico e a avaliação funcional dos diversos órgãos e sistemas com ênfase nesses três fatores.

Visão

Os fatores mais importantes relacionados à visão e ao ato de dirigir são a acuidade visual e o campo visual. Além de alterações próprias do envelhecimento, o prejuízo dessas funções pode ser agravado por doenças, como a catarata, a degeneração macular senil, glaucoma e *diabetes mellitus*. Enquanto o comprometimento visual para longe prejudica muitas tarefas ao dirigir, para perto pode dificultar a visão de instrumentos internos do veículo. A maioria das causas que alteram o

Livro de Bolso de Geriatria

campo visual são decorrentes de condições médicas como glaucoma, neurite óptica, descolamento de retina e acidente vascular cerebral. Motoristas com perda de visão periférica podem ter problemas para perceber placas ou carros, veículos em faixas adjacentes e/ou pedestres nas calçadas ou travessias de rua. Portanto, a avaliação oftalmológica periódica é essencial.

Cognição

Por ser uma atividade complexa, dirigir exige a preservação de várias funções cognitivas, especialmente a memória, atenção, habilidade visuoespacial e executiva. Pacientes com deficiência cognitiva apresentam pior performance nos testes simulados de habilidade ao dirigir mas, dependendo da fase evolutiva, não necessariamente têm aumento do risco de acidentes. Alguns sinais de alerta devem ser perguntados aos familiares ou cuidadores, como esquecer endereço de parentes, perder-se em áreas conhecidas, não reconhecer sinais de trânsito, dificuldade em tomar decisões ou tornar-se confuso e nervoso ao dirigir. Quando presentes uma avaliação criteriosa precisa ser realizada. Entre os instrumentos de avaliação cognitiva de uso prático, destacam-se o teste do desenho do relógio, teste das trilhas B, o miniexame do estado mental (MEEM) e o Montreal Cognitive Assessment (MoCA). Um mau desempenho nos testes pode estar correlacionado com direção insegura, devendo submeter os pacientes a uma avaliação cognitiva mais acurada.[6,7] Para tanto o Clinical Dementia Rating (CDR) é considerado um instrumento útil, com forte grau de recomendação para avaliação de motoristas com demência. Já validado para língua portuguesa, avalia a cognição e o comportamento, além da influência das perdas cognitivas na capacidade de realizar adequadamente as atividades da vida diária. Pacientes com CDR ≥ 1 apresentam um risco aumentado para direção insegura. A Tabela 40.2 resume os instrumentos de avaliação com seus respectivos escores que se correlacionam com a direção insegura.

Tabela 40.2. Instrumentos de avaliação de cognição e direção insegura

Instrumento de avaliação	Resultado
Teste do desenho do relógio (TDR)	Alterado
Teste das trilhas (parte B)	≥ 180 segundos ou ≥ 3 erros
Miniexame do estado mental (MEEM)	< 24 (0-30)
Montreal cognitive assessment (MoCA)	≤ 18 (0-30)
Clinical Dementia Rating (CDR)	≥ 1

O Motorista Idoso 343

Funções motoras

O ato de dirigir é uma atividade física que requer habilidade motora como força muscular e resistência. Especialmente doenças reumatológicas que restringem a mobilidade do pescoço, joelhos e punhos, e neurológicas que geram fraqueza, espasticidade e rigidez prejudicam o campo visual e a funcionalidade motora, determinando assim uma direção insegura. Alguns testes práticos podem ser usados, sendo incluídos os que avaliam força muscular, marcha e risco de queda (Tabela 40.3).[8,9]

Tabela 40.3. Testes para avaliação motora

Força muscular (grau 0-5)	0 - Ausência de contração muscular 1 - Contração muscular sem deslocamento de segmento 2 - Contração muscular com deslocamento de segmento se ação da gravidade 3 - Movimento ativo contra a ação da gravidade 4 - Movimento com capacidade de vencer uma resistência 5 - Movimento ativo normal
Mobilidade de articulações	Pescoço, ombros, punhos, joelhos, tornozelos
Timed Get Up and Go Test	O paciente deve levantar-se de uma cadeira sem apoio, andar 3 metros, retornar e se sentar novamente (> 20 segundos: risco de queda importante)
Teste de alcance funcional	Fixa-se uma fita métrica na parede, paralela ao chão e na altura do acrômio do paciente; o mesmo posiciona-se lateralmente à fita, em pé, com os pés paralelos e com os membros superiores à frente (a 90° do tronco); pede-se para realizar uma inclinação de todo o corpo à frente até o máximo possível sem alterar o posicionamento dos pés. Será anotado em centímetros o maior alcance realizado. Distância < 15 cm – alto risco de queda

Compensação das deficiências

Após avaliação abrangente algumas deficiências podem ser compensadas com medidas alternativas como: tratamento específico da doença de base levando a cura ou melhora parcial, dirigir em curtas distâncias, parar mais frequentemente em viagens longas, dirigir menos à noite, evitar horário de maior trânsito, evitar dirigir em condições de tempo ruim, adaptação de veículos e treinamento de motoristas.[10]

Quando parar de dirigir?

A resposta, habitualmente, não é tão simples, visto que uma série de fatores está envolvida. A idade, apenas, não é um parâmetro para essa decisão, e sim as deficiências do paciente que comprometem a habilidade de dirigir. Pode-se dizer, de maneira geral, que os motoristas idosos podem continuar dirigindo enquanto o fazem com segurança. Para tanto, uma avaliação que se inicia em um consultório geriátrico, muitas vezes, necessita do parecer de outros especialistas, incluindo perito em medicina de tráfego. Havendo uma decisão técnica, essa deve ser compartilhada com a família, com o objetivo de minimizar o impacto negativo e auxiliar em medidas alternativas.[11,12] A Tabela 40.4 resume alguns exemplos de diferentes graus de risco e suas respectivas orientações.

Tabela 40.4. Exemplos de situações com diferentes graus de risco e orientação

Alto risco	Condições médicas não controladas Acuidade visual ≤ 20/50, sem correção Demência moderada/grave	Parar de dirigir Transporte alternativo
Risco moderado	Aumento de acidentes de trânsito Preocupação de familiar/cuidador Mudança de hábitos ao dirigir Déficit do campo visual Perda auditiva Limitação à movimentação do pescoço Força muscular < 4/5 *Timed Get Up and Go Test* alterado Medicamentos de alto risco MoCa ≤ 18/30 MEEM < 24	Orientação Corrigir fatores possíveis Encaminhar ao especialista em trânsito Dialogar sobre parar de dirigir
Baixo risco	Sem fatores de risco presentes	Reavaliação periódica Dialogar sobre parar de dirigir futuramente

Adaptada de Hill LJN, et al. Mayo Clin. Proc., 2019; 94 (8): 1582-8.

Considerações finais

Deve-se sempre valorizar o significado de dirigir para o idoso, porém a preservação da segurança é fundamental. Não há um instrumento "tamanho único" que faça essa avaliação. Vários fatores são envolvidos e, portanto, uma avaliação abrangente deve ser realizada sendo de grande importância a participação da equipe multiprofissional.

Referências bibliográficas

1. Chihuri S, Mielenz TJ, Di Maggio CJ, Betz ME, Di Guiseppi C, Jones VC, et al. Driving cessation and health outcomes in older adults. J Am Geriatr Soc 64: 332-41, 2016.
2. Gilfillan CK, Schwartsberg JG. Addressing the at-risk older driver. Clinical Geriatrics, 13 (8): 27-34, 2005.
3. Sherman FT. Driving: the ultimate IADL. Geriatrics, 61 (10), 2006.
4. Rizzo M. Impaired driving from medical conditions: a 70-year-old man trying to decide if he should continue driving. JAMA 305 (10): 1018-26, 2011.
5. Meuleners LB, Duke J, Lee AH, Palamara P, Hildebrand J, Ng J.Q. Psychoactive medications and crash involvement requiring hospitalization for older driver: A population-based study. J Am. Geriatr Soc. 59 (9), 1575-80, 2011.
6. Iverson DJ, Gronseth GS, Reger MA, Classen S, Dubinsky RM, Rizzo M. Practice parameter update: evaliation and management of driving risk in dementia. Neurology, 74: 1316-24, 2010.
7. Carr DB, Ott BR. The older adult driver with cognitive impairment; "it's a very frustrating life". JAMA 303 (16): 1632-41, 2010.
8. Wall JC, Bell C, Campbell S, Davis J. The timed get-and-go test revisited: Measurement of the component tasks. Journal of Rehabilitation Research and Development, 37 (1): 109-14, 2000.
9. Weiner DK, Duncan PW, Chandler J, Studenski SA. Functional reach: a marker of physical frailty. J Am Geriatr Soc, 40: 203-7, 1992.
10. Wang CC, Carr DB. Older driver safety: A report the older drivers project. J Am Geriatr Soc, 52: 143-9, 2004.
11. Clinician's Guide to Assessing and Counseling Older Drivers 4 ed. American Geriatrics Society (AGS) and the National Highway Traffic Safety Administration (NHTSA); Chapter 1: The older adult driver: an overview; 6-17, 2019.
12. Hill LJN, Pignolo RJ, Tung EE. Assessing and Counseling the Older Driver: A Concise Review for the Generalist Clinician. Mayo Clin Proc.; 94(8):1582-8, 2019.

capítulo 41

Abusos e Maus-Tratos

Nathalia de Lucca

Maus-tratos aos idosos é um problema de saúde pública grave, frequente e antigo. Apesar disso, muitos profissionais de saúde dizem nunca ter se deparado com um caso de abuso ao idoso.[1]

Segundo o Estatuto da Pessoa Idosa (Lei nº 14.423 de 2022), "considera-se violência (...) qualquer ação ou omissão praticada em local público ou privado que lhe cause danos ou sofrimento físico ou psicológico".[2]

Estima-se que somente 1 em cada 5 casos de abuso é denunciado.[3] A falta de um consenso sobre quais comportamentos devem ser considerados abusivos, a incapacidade da vítima denunciar, o medo de represálias ou institucionalização, a sensação de culpa, o desejo de proteger o abusador e as crenças culturais são alguns dos motivos da subnotificação. Com relação aos profissionais de saúde, podem ser citados a falta de conscientização sobre o tema, pouco tempo para uma avaliação detalhada, preocupação em descumprir com o sigilo médico, quebra da relação médico-paciente, dúvidas sobre a efetividade da denúncia, desconhecimento dos recursos disponíveis para resolução do problema, medo de ameaças pelo abusador e além da falsa premissa de que são necessárias evidência inequívocas de maus tratos para notificação.

O Estatuto da Pessoa Idosa prevê que: "casos de suspeita ou confirmação de violência praticada contra pessoas idosas serão objeto de notificação compulsória pelos serviços de saúde públicos e privados à autoridade sanitária, bem como serão obrigatoriamente comunicados por eles a quaisquer dos seguintes órgãos: autoridade policial, Ministério Público, Conselho Municipal da Pessoa Idosa, Conselho Estadual da Pessoa Idosa e Conselho Nacional da Pessoa Idosa".[2] A ficha de notificação está disponível no endereço http://portalsinan.saude.gov.br/

images/documentos/Agravos/via/violencia_v5.pdf[a] e deve ser preenchida em duas vias, sendo que uma fica na unidade notificadora e a outra deve ser encaminhada ao setor municipal responsável pela Vigilância Epidemiológica ou Vigilância de Doenças e Agravos Não Transmissíveis.[5]

Além disso, qualquer pessoa pode denunciar abuso ao idoso por meio de canais como o Disque 100 do Ministério da Mulher, Família e Direitos Humanos, visto que o Estatuto diz "É dever de todos zelar pela dignidade da pessoa idosa".[2]

Estudos estimam que 1 em cada 10 idosos sofra algum abuso por alguém de seu convívio a cada ano.[6] No Brasil, segundo o relatório de 2019 do "Disque 100", 30% das denúncias feitas eram contra os direitos das pessoas idosas. Na maioria das vezes, a casa da vítima é o cenário das agressões (81%) e elas são praticadas por pessoas do convívio familiar ou próximas à vítima, sendo que 65% das vezes é o próprio filho o agressor.[7]

Essa problemática cursa com desfechos de saúde negativos para a vítima e para a sociedade. Evidências apontam para o aumento do risco de morte desta população em 2 a 3 vezes, além de perda da qualidade de vida, maior incidência de demência, depressão, ansiedade e incapacidades. Há também um aumento dos gastos com a saúde, relacionados ao maior risco de passagens pela emergência, hospitalização e institucionalização.[1,5,6,8-11]

Os mais vulneráveis a maus tratos são: pessoas do sexo feminino, idade avançada, déficit cognitivo, problemas mentais, abuso de substâncias, baixa funcionalidade e fragilidade. Com relação às condições sociais da vítima, são fatores de risco importantes: coabitação, baixa renda, baixo suporte social e isolamento.

Quanto ao perfil do abusador, é mais comum que sejam pessoas do convívio da vítima, sexo masculino, idade maior que 40 anos, história de abuso de substâncias, presença de doenças mentais ou déficit cognitivo, história familiar de comportamento abusivo, laços afetivos frouxos com o idoso cuidado, desemprego ou problemas financeiros e isolamento social. Outro fator de risco que merece especial atenção é o estresse do cuidador.

A chance de um idoso sofrer abuso se eleva em 4 vezes quando há 3 a 4 fatores de risco presentes e a mais de 20 vezes se 5 ou mais fatores de risco.[6]

Durante a pandemia de Covid-19, os idosos estavam sob risco ainda maior de abusos, seja pelo isolamento social imposto, por aumentar a carga de estresse do cuidador ou por reduzir o acesso a recursos externos. Além disso, as mudanças drásticas no estilo de vida durante a pandemia e a instabilidade financeira gerada, elevaram os transtornos de humor e o abuso de substâncias tanto cuidadores quanto por idosos, aumentando vulnerabilidades e o risco de maus-tratos.[12]

Classificação

Os principais modos de violência ao idoso são: física, emocional ou psicológica, sexual, financeira, negligência e autonegligência.

- Abuso físico: atos que causam dor ou dano físico intencionalmente. Lacerações, contusões, hematomas, queimaduras, lesões em cabeça, pescoço e região superior dos braços, múltiplas fraturas evidenciadas em exames de imagem, fratura de zigomático, fraturas ou avulsões dentais e uso de restrição física, sinais que podem ser erroneamente interpretados como relacionados ao envelhecimento, porém devem levantar suspeita de abuso. Pode cursar também com depressão e alterações comportamentais.

- Abuso emocional ou psicológico: ações ou omissões que resultem em dano emocional, como ataques verbais, ameaças, preconceito, infantilização ou desprezo, podendo levar a processos depressivos e autodestrutivos, incluindo ao suicídio. Ainda pode ser marcador para outros tipos de abuso.

- Abuso sexual: toque ou atividade sexual não consentida com o idoso, que muitas vezes são vulneráveis ou inaptos a dar permissão. Engloba também a imposição de práticas eróticas e pornográficas. Deve ser considerado quando há evidências de lesões em região de abdômen ou anogenital e no diagnóstico recente de doenças sexualmente transmissíveis (DSTs). A maioria dos casos acontece em instituições de longa permanência (ILPs), principalmente entre os residentes com demência e comportamento hipersexualizado, que podem agredir sexualmente outros residentes. Outra maneira de violência sexual é o controle da sexualidade do idoso pelos familiares ou funcionários de ILPs, que os tratam como assexuados, impedindo que tenham uma vida afetiva saudável.

- Abuso financeiro ou patrimonial: mau uso ou uso indevido dos recursos financeiros do idoso para vantagens de terceiros ou benefícios indevidos. Frequentemente, cometida por familiares na tentativa de procurações para tutelar o idoso ou por meio da posse do cartão do benefício. Também é considerado abuso financeiro práticas realizadas

350 Livro de Bolso de Geriatria

por bancos, lojas, planos de saúde e estelionatários que se aproveitam de suas vulnerabilidades.

- Negligência e autonegligência: falha do cuidador ou do próprio idoso em promover suas necessidades básicas, intencionalmente ou não, levando a situações de risco e vulnerabilidade, que podem triplicar o risco de morte.[6] Deve-se dar igual atenção à autonegligência, especialmente se houver descuido com a higiene pessoal, declínio funcional ou ambiente negligenciado, sendo esses fatores de risco independente para óbito.[6]

Existem, ainda, outras maneiras de maus tratos, como o abandono e a violência institucional, que abrange as dificuldades de acesso à saúde, o preço abusivo dos planos de saúde, a falta de suporte social às famílias que cuidam de idosos dependentes e o descaso com que os idosos são tratados em serviços como a previdência.[13]

Em 2019, segundo dados do Disque 100, das denúncias de violência registradas para esta população foram 41% por negligência, 24% violência psicológica, 20% financeira, 12% física, 2% institucional e 1% outras violências.[7] Já uma revisão brasileira encontrou que os principais tipos de abusos foram psicológico (28%), físico (28%) e financeiro (12%).[14] Em ILPs, estudos demonstram elevada prevalência de abusos a residentes cometidos por outros residentes, principalmente abuso físico, verbal e sexual.[15]

Abordagem e prevenção

Apesar de prevalente e desafiadora, tal condição geriátrica é considerada passível de prevenção e, para isso, vários setores da sociedade devem estar envolvidos.

A prevenção deve abranger a promoção do envelhecimento saudável, além de ações educativas e disseminadoras de informações sobre a questão. Evidências demonstram que sessões educacionais interativas focadas no cuidador melhoram seu conhecimento e a qualidade do seu trabalho, resultando em redução de denúncias de abusos ao idoso.[11]

O papel dos profissionais de saúde é essencial na detecção e intervenção dos abusos. No entanto, apenas 40,8% dos profissionais dizem que tiveram contato com o tema. Logo, é preciso investir na capacitação desses profissionais.[1] Em serviços de saúde, como ILPs, toda equipe deve ser treinada para identificar potenciais casos de violência provocados por outros residentes ou profissionais e sinalizar o médico responsável.

Recomenda-se o rastreio rotineiro de maus-tratos por meio do questionamento ativo sobre violências, preferencialmente com o paciente separado do cuidador.

Existem vários instrumentos que se propõe a rastrear e identificar maus-tratos. Em alguns cenários, duas perguntas simples "como estão as coisas em casa?" ou "você se sente seguro em casa?" podem identificar uma possível vítima.

O entrevistador precisa estar atento ao comportamento do paciente e do cuidador, devendo chamar atenção expressões vagas ou desconexas e a relutância do cuidador em deixar o paciente sozinho. Algumas vezes, uma visita domiciliar e/ou entrevistas com outros familiares, amigos ou vizinhos pode ser de suma importância. Além disso, a avaliação física detalhada também pode dar sinais de maus-tratos.

Após identificado o problema, deve-se buscar meios de garantir a segurança do paciente e, caso não seja possível interromper o contato com o abusador, estratégias de vigilância e redução de danos devem ser programadas. Abusadores com doenças psiquiátricas associadas ou com sobrecarga do cuidador podem precisar suporte tanto para sua saúde mental, quanto para auxílio nos cuidados e descanso do cuidador.

O tratamento bem sucedido raramente envolve um profissional isolado e uma única intervenção. Ações contínuas, intensivas, realizadas por múltiplos profissionais e com suporte da comunidade tem maiores chances de sucesso.

Conclusão

Apesar do abuso ao idoso ser um problema de saúde pública, ele continua sendo um tabu até mesmo entre profissionais de saúde. A dificuldade com o tema é expressa pelo baixo número de artigos relacionados e pela subnotificação, atravancando o planejamento e a execução de políticas públicas que visam a redução e o monitoramento das violências.

A despeito da legislação brasileira que protege os direitos da pessoa idosa ser comparada a umas das melhores do mundo e dos programas públicos destinados a essa população, na prática, o Estado não consegue prover o que se propôs.

Para reverter esse quadro, é fundamental sensibilizar a sociedade sobre o envelhecimento e os abusos ao idoso, além de fortalecer os mecanismos de denúncias de violência. Conjuntamente, deve-se ampliar os equipamentos sociais como Centros de Convivência, Centros-dia, ILP e serviços de apoio a cuidadores familiares a fim de dar suporte a essas famílias. Além disso, o profissional deve ser capaz de identificar sinais de abuso, além de conhecer os dispositivos disponíveis na sua comunidade para coordenar uma intervenção bem sucedida.

Referências bibliográficas

1. Almeida IFS, Santos AL, Vieira DN. Abuso de idosos e o papel dos profissionais de saúde. Rev Port Med Geral Fam. 2020; 36: 24-34.
2. Estatuto da pessoa idosa. Disponível em: http://www.planalto.gov.br/ccivil_03/leis/2003/l10.741.htm#:~:text=3o%20%C3%89%20obriga%C3%A7%C3%A3o%20da,e%20%C3%A0%20conviv%C3%AAncia%20familiar%20e. Acesso em agosto/22.
3. Schmeidel AN, Daly JM, Rosenbaum ME, Schmuch GA, Jogerst GJ. Healthcare professionals' perspectives on barriers to elder abuse and reporting in primary care settings. J Elder Abuse Negl. 2012; 24 (1): 17-36.
4. Ficha de notificação individual. Disponível em http://portalsinan.saude.gov.br/images/documentos/Agravos/via/violencia_v5.pdf. Acesso em agosto/22.
5. Ministério da Saúde. Viva: instrutivo notificação de violência doméstica, sexual e outras violências. 2. ed. Brasília, 2016. Disponível em: https://bvsms.saude.gov.br/bvs/publicacoes/viva_instrutivo_violencia_interpessoal_autoprovocada_2ed.pdf. Acesso em agosto/22.
6. Duarte PO, Amaral JRG. Geriatria: prática clínica. 1. ed. Barueri [SP]: Manole, 2020.
7. Equipe da Ouvidoria Nacional de Direitos Humanos (ONDH). Disque Direitos Humanos: Relatório 2019. Brasil: Ministério da Mulher, da Família e dos Direitos Humanos, 2019.
8. Lachs MS, Pillemer KA. Elder abuse. N Engl J Med. 2015; 372:1947-56.
9. Schofield MJ, Powers JR, Loxton D. Mortality and disability outcomes of self-reported elder abuse: a 12-year prospective investigation. J Am Geriatr Soc. 2013; 61:679-85.
10. Lachs MS, Williams CS, O'Brien S, Pillemer KA. Adult protective service use and nursing home placement. Gerontologist. 2002;42:734-9.
11. Daly JM, Butcher HK. Evidence-Based Practice Guideline: Elder abuse prevention. J of Gerontol Nursing. 2018; 44 (7): 21-30.
12. Weissberger GH, Lim AC, Mosqueda L, Schoen J, Axelrod J, Nguyen AL, et al. Elder abuse in COVID-19 era based on calls to the National Center on Elder Abuse resource line. BMC Geriatrics. 2022; 22:689.
13. Minayo MCS. Brasil: manual de enfrentamento à violência contra a pessoa idosa. É possível prevenir. É necessário superar. Brasília: Secretaria de Direitos Humanos da Presidência da República, 2013.
14. Lopes EDS, Ferreira, AG, Pires CG, Moraes MCS, D'Elboux MJ. Maus-tratos a idosos no Brasil: uma revisão integrativa. Rev Bras Geriatr Gerontol. 2018; 21 (5): 652-62.
15. McDonald L, Sheppard C, Hitzig SL, Spalter T, Mathur A, Mukji JS. Resident-to-resident abuse: a scoping review. Can J Aging. 2015; 34:215-36.
16. Freitas EV, Py L. Tratado de geriatria e gerontologia. 5. ed. Rio de janeiro: Guanabara Koogan, 2022.
17. Santos MAB, Moreira RS, Faccio PF, Gomes GC, Silva VL. Fatores associados à violência contra o idoso: uma revisão sistemática da literatura. Ciências & Saúde Coletiva. 2020; 25 (6): 2153-75.

capítulo 42

Indicações de Internação em UTI

José Henrique Basile

Introdução

Atualmente, há uma demanda crescente por recursos de terapia intensiva que pode ser explicado tanto pelas mudanças demográficas quanto pela crescente prevalência de patologias que exigem gerenciamento nessas unidades especializadas, como por exemplo sepse, trauma e cirurgias de alto risco.[1,3]

São inúmeros os trabalhos que mostram o crescimento de admissões de idosos em UTI,[1,2] mas poucos são aqueles que tentam definir critérios de admissibilidade, uma vez que a decisão se baseia em inúmeros fatores relacionados ao paciente e ao seu contexto.

Entre os fatores nos quais as internações na unidade de terapia intensiva devem se basear, estão o diagnóstico e a necessidade do paciente, além do benefício potencial das intervenções terapêuticas e o prognóstico.

Critérios de admissão em UTI

O Conselho Federal de Medicina, por meio da Resolução N° 2.156/2016, estabelece os critérios de admissão em unidade de terapia intensiva:

- Prioridade 1: pacientes que necessitam de intervenções de suporte à vida, com alta probabilidade de recuperação e sem nenhuma limitação de suporte terapêutico.
- Prioridade 2: pacientes que necessitam de monitorização intensiva, pelo alto risco de precisarem de intervenção imediata, e sem nenhuma limitação de suporte terapêutico.

- Prioridade 3: pacientes que necessitam de intervenções de suporte à vida, com baixa probabilidade de recuperação ou com limitação de intervenção terapêutica.
- Prioridade 4: pacientes que necessitam de monitorização intensiva, pelo alto risco de precisarem de intervenção imediata, mas com limitação de intervenção terapêutica.
- Prioridade 5: pacientes com doença em fase de terminalidade, ou moribundos, sem possibilidade de recuperação. Em geral, esses pacientes não são apropriados para admissão na UTI (exceto se forem potenciais doadores de órgãos).

Desse modo, fica evidente que a idade por si só não é um fator que deve nortear a decisão de encaminhar um paciente idoso para a UTI e que outros fatores devem ser analisados. Dentre esses, os mais importantes parecem ser a história médica e social, status clínico, funcionalidade prévia, presença de comorbidades e a vontade do paciente e da família.

Vale ressaltar que os sistemas de pontuação preditiva como APACHE, SOFA e SAPS, por exemplo, são úteis para prever desfechos como mortalidade de populações de pacientes na unidade de terapia intensiva e não devem ser usados para prever desfechos em um único indivíduo.[5] Desse modo, não devem ser usados para avaliar admissibilidade em UTI de pacientes idosos.

Mortalidade em UTI

A proporção de pacientes com comorbidades e o número de comorbidades por paciente cresce com a idade. Quanto maior o número de comorbidades e quanto menor a funcionalidade do idoso, maior a mortalidade hospitalar.[5] Além disso, os idosos sobreviventes a uma internação na UTI experimentaram uma deterioração significativa no estado funcional e, embora se recuperem durante o ano seguinte, dificilmente retornam ao status basal.[4] A fragilidade é outro fator que mostra relação direta com os desfechos negativos de pacientes idosos durante internação em UTI.[8] Um estudo com pacientes de 80 anos que tiverem internação e alta da unidade de terapia intensiva constatou que a mortalidade em 1 ano é próxima aos 70%.[7]

Outro detalhe importante quando nos referimos a internação de idosos em UTI é com relação ao tempo de permanência na unidade. O intensivista conjuntamente com o geriatra devem ser o mais rápido possível em suas intervenções buscando sempre a alta precoce. O prolongamento da internação pode trazer complicações como *delirium*, infecções relacionadas a assistência de saúde, dentre outros. Um trabalho mostrou que internações com mais de 14 dias na unidade de terapia intensiva entre pacientes acima de 75 anos tiveram uma mortalidade maior no seguimento de 1 ano quando comparado aos pacientes idosos internados em UTI por período menor.[9]

Uma revisão recente sobre a mortalidade de idosos em terapia intensiva observou que o escore de gravidade, o diagnóstico na admissão e o uso de ventilação mecânica foram os fatores independentes mais frequentemente associados à mortalidade na UTI, enquanto a idade, as comorbidades, o estado funcional e o escore de gravidade na admissão foram os fatores independentes mais frequentemente associados à mortalidade de 3 a 6 e 12 meses.[1]

Referências bibliográficas

1. Vallet H, Schwarz GL, Flaatten H, de Lange DW, Guidet B, Dechartres A. Mortality of Older Patients Admitted to an ICU: A Systematic Review. Crit Care Med. 2021 Feb 1;49(2):324-34. doi: 10.1097/CCM.0000000000004772. PMID: 33332816.
2. Bagshaw SM, Webb SA, Delaney A, George C, Pilcher D, Hart GK, et al. Very old patients admitted to intensive care in Australia and New Zealand: a multi-centre cohort analysis. Crit Care 2009, 13(2):R45.
3. Nguyen Y, Angus D, Boumendil A, Guidet B. The challenge of admitting the very elderly to intensive care. Ann Intensive Care 2011; 1: 29.
4. Villa P, Pintado M-C, Luján J, González-García N, Trascasa M, Molina R, et al. Functional Status and Quality of Life in Elderly Intensive Care Unit Survivors. J Am Geriatr Soc. 2016;64(3):536-42. https://doi.org/10.1111/jgs.14031.
5. Kelley M. Predictive scoring systems in the intensive care unit. UpToDate.
6. Guidet B, Vallet H, Boddaert J, Lange D, Morandi A, Leblanc G, et al. Caring for the critically ill patients over 80: a narrative review. Annals of Intensive Care 8, Article Number: 114 (2018).
7. Tabah A, Philippart F, Timsit J, Willems V, Français A, Leplège A, et al. Quality of life in patients aged 80 or over after ICU discharge. Critical Care 14, Article Number: R2 (2010).
8. Muscedere J, Waters B, Varambally A, Bagshaw S, Boyd J, Maslove D, et al. The impact of frailty on intensive care unit outcomes: a systematic review and meta-analysis. Intensive Care Med (2017) 43:1105-22.
9. Pintado M, Villa P, Lujan J, Trascasa M, Molina R, Garcia N. et al. Mortality and functional status at one-year of follow-up in elderly patients with prolonged ICU stay. Medicina Intensiva Volume 40, Issue 5, June-July 2016, Pages 289-97.

capítulo 43

Atendimento Domiciliário

Luís Cláudio Rodrigues Marrochi

Introdução

A atenção à saúde, de maneira ampla, deveria se estruturar embasado nas necessidades dos clientes (pacientes) com integração de inúmeras modalidades de assistência.

A transição de cuidados, em si, é a maneira com que o Projeto Terapêutico Singular melhor atua controlando racionalmente o uso das ferramentas e equipamentos assistenciais. Os níveis de assistência, quer sejam primários, secundários, terciários ou quaternários, misturam-se num contexto em que os gestores analisam as alternativas mais viáveis aos atendimentos requeridos. Evita-se a ideia de que uma única modalidade seja capaz de atuar em todas as necessidades da pessoa cuidada.[1]

Há mais de três décadas, se difundiu e se estruturou a Atenção Domiciliar (AD) no Brasil, de maneira a atender às demandas ora vigentes. Nessa integração de cuidados, a AD ganhou Legislação e se ocupou de ser um mercado de trabalho robusto e crível para os profissionais da Saúde e para todos os profissionais não técnicos da saúde que transitam como gestores, administrativos, logística dentre outros.

A Atenção Domiciliar é regida pela Resolução nº 11/2006 da Agência Nacional de Vigilância Sanitária (ANVISA), que institui, dentre outros itens, as condições mínimas para a atuação de um Serviço de Atenção Domiciliar (SAD).[2] Desde essa época, houve a introdução em nosso meio de termos e conceitos que se consolidaram ao longo desse período, sejam eles:

- Atenção domiciliar (ADS): termo genérico que envolve ações de promoção à saúde, prevenção, tratamento de doenças e reabilitação desenvolvi- das em domicílio. Divide-se em Assistência Domiciliar (AD) e Internação Domiciliar (ID).

- Admissão em Atenção Domiciliar: processo que se caracteriza pelas seguintes etapas: indicação, elaboração do Plano de Atenção Domiciliar e início da prestação da assistência ou internação domiciliar.
- Alta da Atenção Domiciliar: ato que determina o encerramento da prestação de serviços de atenção domiciliar em função de: internação hospitalar, alcance da estabilidade clínica, cura, a pedido do paciente e/ou responsável, óbito.
- Assistência Domiciliar (AD): conjunto de atividades de caráter ambulatorial, programadas e continuadas desenvolvidas em domicílio.
- Internação Domiciliar (ID): conjunto de atividades prestadas no domicílio, caracterizadas pela atenção em tempo integral ou parcial com duração mínima de horas por dia, todos os dias, ao paciente com quadro clínico mais complexo e com necessidade de tecnologia especializada.
- Cuidador: pessoa com ou sem vínculo familiar capacitada para auxiliar o paciente em suas necessidades e atividades da vida cotidiana.
- Equipe Multiprofissional de Atenção Domiciliar: profissionais que compõem a equipe técnica da atenção domiciliar, com a função de prestar assistência clínico-terapêutica e psicossocial ao paciente em seu domicílio.
- Plano de Atenção Domiciliar (PAD): documento que contempla um conjunto de medidas que orienta a atuação de todos os profissionais envolvidos de maneira direta e ou indireta na assistência a cada paciente em seu domicílio desde sua admissão até a alta.
- Serviço de Atenção Domiciliar (SAD): instituição responsável pelo gerenciamento e operacionalização de assistência e/ou internação domiciliar.
- Tempo de Permanência: período compreendido entre a data de admissão e a data de alta ou óbito do paciente.

Histórico

- Século XIII a.C.: Imhotep, médico, fazia visitas domiciliares inclusive ao Faraó Zoser, na época da terceira dinastia do antigo Egito.
- Grécia Antiga: Asklépios, médico, também fazia suas curas maravilhosas no atendimento em domicílio.

Atendimento Domiciliário 359

- Século V a.C.: Hipócrates escreveu em seu "Tratado sobre os ares, as águas e os lugares" a importância das condições do domicílio para o êxito do atendimento médico.
- 1796: primeiro registro de *home care* praticado de modo organizado pelo Dispensário de Boston, nos Estados Unidos da América (EUA). Filantrópico, com visitação realizada por enfermeiras.
- 1808: fundada a Escolas de Medicina da Bahia e a Escola de Anatomia, Cirurgia e Medicina do Rio de Janeiro.
- 1848: na Inglaterra, o Hospital *Saint Catherines Royal* inicia prestação de serviços domiciliares.
- 1859: fundada a Escola de Enfermagem Florence Nightingale, na Inglaterra.
- 1873: fundada a primeira Escola de Enfermagem dos EUA.
- 1880: marco na industrialização do *home care*, nos EUA.
- 1885: surge a primeira Associação de Enfermeiras Visitadoras (VNA) em Nova Iorque, EUA.
- 1911: o plano de saúde *Metropolitan Life* começa a oferecer os serviços de Enfermeiras Visitantes a seus usuários, contratando-as por terceirização.
- 1914 a 1920: Cruz Vermelha Americana inicia o serviço de Enfermeiras Visitantes. O *Metropolitan Life* disponibiliza o serviço para 90% dos seus beneficiários dos EUA e Canadá.
- 1919: criado o Serviço de Enfermeiras Visitadoras do Rio de Janeiro – primeiras atividades domiciliares do Brasil.
- 1923: VNA assina nos EUA, o primeiro contrato com uma companhia de seguros para receber pelos serviços prestados em domicílio. No Brasil, fundada a Escola de Enfermeiras do Departamento Nacional de Saúde Pública (que, em 1931, passa a se chamar Escola de Enfermeiras Anna Nery).
- Década de 1930: a Grande Depressão e a Segunda Guerra Mundial concentra a assistência à saúde em ambiente hospitalar. Durante o Governo de Getulio Vargas, inicia-se a socialização da assistência à saúde custeada pelos Institutos de Aposentadoria e Pensões (IAP), que dispunham de atendimento próprios do tipo ambulatorial, domiciliar de urgência e hospitalar (modelo mantido até 1964).
- 1946: o Conselho Nacional da Mulher da Austrália inicia o Serviço de Enfermagem Domiciliar.
- 1947: Hospital de Montefiori, em Nova Iorque (EUA), introduz conceitos de *home care* como extensão do atendimento hospitalar.

- 1949: Criado o Serviço de Assistência Médica e Domiciliar de Urgência (SAMDU) do Ministério do Trabalho – primeiro serviço domiciliar do Brasil atendendo emergências e doenças crônicas.
- 1952: o *Metropolitan Life* e a Cruz Vermelha Americana encerram seus trabalhos de *home care*. VNA assina seu primeiro contrato com o novo Departamento Público de Previdência Social dos EUA.
- 1965: a legislação do *Medicare* prevê benefícios de *home care* para seus usuários e do *Medicaid* amplia para uma cobertura não obrigatória para os mesmos serviços.
- 1966: VNA é aprovada como provedora de serviços para o *Medicare* e *Medicaid*.
- 1968: o Hospital do Servidor Público Estadual de São Paulo inicia atividades de visitas domiciliares.
- 1970 a 1979: gestores de planos de saúde americanos vislumbram o *home care* como ferramenta de redução de custos e como alternativa à internação hospitalar.
- 1981: agências privadas são admitidas no *Medicare*.
- 1982: fundada a Associação Nacional para o *Home Care* (NAHC), nos EUA.
- 1987: a NAHC auxilia a estabelecer o *home care* como um componente central para os cuidados agudos e crônicos nos principais planos de saúde e propostas apresentadas ao Congresso Americano.
- 1988: Constituição Brasileira condicionou a atividade privada de saúde à regulamentação específica.
- Início da década de 1990: surgimento da primeira empresa privada de Atenção Domiciliar em São Paulo.
- 1991: o município de Santos inicia os serviços de assistência domiciliar.
- 1992: o Ministério do Trabalho americano declara que o *home care* era a modalidade que apresentara o crescimento mais acentuado na área da saúde.
- 1993: o município de São Paulo inicia os serviços de assistência domiciliar.
- 1994: Lei N° 8.842, que institui a Política Nacional do Idoso e prevê cursos de Geriatria e Gerontologia nas Faculdades de Medicina do Brasil.
- 1994: Portaria no 2.528 do Ministério da Saúde cria o Programa de Saúde da Família (PSF).
- 1994: surge a primeira empresa de *home care* do Rio de Janeiro.

Atendimento Domiciliário 361

- 1996: criado o Núcleo de Assistência Domiciliar Interdisciplinar do Hospital das Clínicas da Universidade de São Paulo – NADI.
- 1997: primeira versão da Lei de Regulação dos Planos de Saúde.
- 1998: Portaria GM/MS no 2.416 – estabelece requisitos para credenciamento de Hospitais e critérios para realização de internação domiciliar no Sistema Único de Saúde (SUS).
- 1998: Lei N° 9.656, que regulamenta os Planos Privados de Assistência à Saúde (marco Legal).
- 1999: Coren/SP – DIR 006 – dispõe sobre a regulamentação das empresas que prestam serviços de Atendimento Domiciliar de Enfermagem.
- 1999: a Portaria GM/MS no 1.395 institui a Política Nacional de Saúde do Idoso.
- 2000: Lei 9.961 – Criação da Agência Nacional de Saúde (ANS).
- 2001: Portaria GM/MS 175 – altera o artigo 7 da Portaria 106, passando a exigir o médico na equipe.
- 2002: a Resolução COFEN 270 aprova atividades de enfermagem em domicílio.
- 2002: Lei no 10.424, em acréscimo à Lei N° 8.080, regulamenta a Assistência Domiciliar no SUS.
- 2002: Projeto de Lei N° 7.417 altera a Lei N° 9.656/1998 sobre a Saúde Suplementar onde incorpora a possibilidade de Atenção Domiciliar.
- 2003: Criado o Núcleo Nacional de Empresas de Atenção Domiciliar (NEAD).
- 2003: Resolução N° 1.668 – o Conselho Federal de Medicina (CFM) dispõe sobre normas técnicas necessárias para a assistência domiciliar definindo responsabilidades do médico, de empresas públicas e privadas e a interface multiprofissional.
- 2003: a Lei N° 10.741 cria o Estatuto do Idoso, que inclui o atendimento domiciliar no Capítulo IV, artigo 15, parágrafo 1o, inciso IV.
- 2006: ANVISA – RDC N° 11 – dispõe sobre o regulamento técnico de funcionamento de serviços que prestam atenção domiciliar público e privado.
- 2008: Fundado o Sindicato Nacional das Empresas Prestadoras de Serviço de Atenção Domiciliar (SINESAD).
- 2010: Prefeitura de Recife inaugura o Serviço de Assistência Domiciliar.
- 2010: No novo rol de procedimentos da ANS encontra-se a internação domiciliar desde que em substituição à hospitalar.
- 2011: Portaria N° 2.029 do Ministério da Saúde, de 24 de Agosto, de institui a Atenção Domiciliar no âmbito do SUS.

- 2011: Portaria N° 2.527 do Ministério da Saúde, de 27 de Outubro, redefine a Atenção Domiciliar no âmbito do Sistema Único de Saúde (SUS) estabelecendo as normas para cadastro dos Serviços de Atenção Domiciliar (SAD), a habilitação dos estabelecimentos de saúde no qual estarão alocados e os valores do incentivo para o seu funcionamento.
- 2011: em novembro, a Prefeitura de São Paulo inaugura o Serviço de Assistência Domiciliar.
- 2011: criação do Programa Federal Melhor em Casa, para avançar na cobertura da Atenção Domiciliar.
- 2011: fundada a Sociedade Brasileira de Atenção Domiciliar (SOBRAD).
- 2013: Portaria N° 963 do Ministério da Saúde, de 27 de maio revoga a Portaria N° 2.527 (2011) e redefine a Atenção Domiciliar do Sistema Único de Saúde.
- 2016: Portaria N° 825 do Ministério da Saúde, de 25 de abril de 2016, redefine o Melhor em Casa.

Legislação

Inicia-se em 2003 com o Conselho Federal de Medicina (CFM), com adaptação e incorporação da Resolução da Diretoria Colegiada n° 11 da Anvisa em 2006. Dispõe o regulamento técnico para que os Serviços de Atenção Domiciliar uniformizem e ofereçam atendimento adequado.[3]

Em 2011, um grande incentivo ao setor foi proporcionado pelo Governo Federal, que fez chegar ao conhecimento da população o Programa de Atenção Domiciliar "Melhor em Casa" com a homologação da Portaria N° 2.527, de 27 de outubro de 2011, sendo redefinida pela Portaria N° 963 do Ministério da Saúde, de 27 de maio de 2013, e pela Portaria N° 825 do Ministério da Saúde, de 25 de abril de 2016, onde se incrementou os atendimentos com Cuidados Paliativos, Nutrição Parenteral e cuidados com pacientes complexos.[4]

Com relação à Agência Nacional de Saúde Suplementar (ANS), não existe até o momento a regulamentação do setor da ADS, estando a autorização por meio das Operadoras de Planos de Saúde relacionadas às avaliações individuais de cada situação clínica. A utilização da ADS cresce ano a ano e, atualmente, existem 1.167 SAD atuando em todo o Brasil.[5]

Indicação e avaliação de complexidade

A demanda para utilização dos Serviços de Assistência à Saúde, na maioria das vezes, deve-se a: procura por consulta regular (*check-up* ou exame periódico), segunda opinião, intercorrência clínica ou cirúrgica, urgência/emergência, acompanhamento por doença crônica, necessidade de reabilitação e cuidados paliativos. Essa demanda, voluntária ou obrigatória, tornar-se-á uma necessidade que forçará a reabilitação, a manutenção de estabilidade clínica, a manutenção de cuidados paliativos e/ou a manutenção de acompanhamento regular. Para tanto, os locais de acesso aos Serviços de Saúde podem ser: consultórios (empresas), clínicas, prontos-socorros/prontos-atendimentos, hospitais-internação, Clínicas de Transição, Hospitais de Retaguarda, Instituições de Longa Permanência (ILP) para idosos ou geralmente, domicílio.

O início da ADS, todavia, pode ocorrer quando o indivíduo está internado em ambiente hospitalar ou já se encontra em domicílio. Ambas as situações demandarão o conhecimento do histórico clínico, a discussão com a equipe assistente, a avaliação do domicílio (condições mínimas para receber os materiais, medicamentos e equipamentos e a equipe multiprofissional), o conhecimento dos familiares (cuidadores) e seus recursos envolvidos, bem como a exposição de toda a sistemática do PAD e sua complexidade.

A determinação dessa complexidade já possui critérios objetivos que priorizam necessidades de procedimentos técnicos que não podem ser desenvolvidos por cuidadores e familiares. Em 2016 o NEAD atualizou os critérios de avaliação para o planejamento da ADS, indicando objetivamente o tipo de atendimento em ID ou AD (Figura 43.1). Esse determina se a ID receberá diárias de 12 horas ou 24 horas de cuidados de enfermagem. Da mesma maneira, já indica se o PAD será estruturado sem cuidados de enfermagem por períodos maiores do que 2 horas período este suficiente para cuidados básicos de enfermagem, aplicação de medicação parenteral, realização de curativos complexos ou avaliação de sinais vitais.

TABELA DE AVALIAÇÃO PARA PLANEJAMENTO DE ATENÇÃO DOMICILIAR

ESCORE DE KATZ

ATIVIDADES	INDEPENDÊNCIA 1 PONTO (sem supervisão, orientação ou assistência pessoal)	DEPENDÊNCIA 0 PONTO (com supervisão, orientação ou assistência pessoal ou cuidado integral)
BANHAR-SE	BANHA-SE COMPLETAMENTE OU NECESSITA DE AUXÍLIO SOMENTE PARA LAVAR UMA PARTE DO CORPO, COMO AS COSTAS, GENITAIS OU UMA EXTREMIDADE INCAPACITADA.	NECESSITA DE AJUDA PARA BANHAR-SE EM MAIS DE UMA PARTE DO CORPO, ENTRAR E SAIR DO CHUVEIRO OU BANHEIRA OU REQUER ASSISTÊNCIA TOTAL NO BANHO.
VESTIR-SE	PEGA AS ROUPAS DO ARMÁRIO E VESTE AS ROUPAS ÍNTIMAS EXTERNAS E CINTOS. PODE RECEBER AJUDA PARA AMARRAR OS SAPATOS.	NECESSITA DE AJUDA PARA VESTIR-SE OU NECESSITA SER COMPLETAMENTE VESTIDO.
IR AO BANHEIRO	DIRIGE-SE AO BANHEIRO, ENTRA E SAI DO MESMO, ARRUMA SUAS PRÓPRIAS ROUPAS, LIMPA A ÁREA GENITAL SEM AJUDA.	NECESSITA DE AJUDA PARA IR AO BANHEIRO, LIMPAR-SE OU USA URINOL OU COMADRE.
TRANSFERÊNCIA	SENTA-SE, DEITA-SE E SE LEVANTA DA CAMA OU CADEIRA SEM AJUDA. EQUIPAMENTOS MECÂNICOS DE AJUDA SÃO ACEITÁVEIS.	NECESSITA DE AJUDA PARA SENTAR-SE, DEITAR-SE OU SE LEVANTAR DA CAMA OU CADEIRA.
CONTINÊNCIA	TEM COMPLETO CONTROLE SOBRE SUAS ELIMINAÇÕES (URINAR E EVACUAR).	É PARCIAL OU TOTALMENTE INCONTINENTE DO INTESTINO OU BEXIGA.
ALIMENTAÇÃO	LEVA A COMIDA DO PRATO À BOCA SEM AJUDA. PREPARAÇÃO DA COMIDA PODE SER FEITA POR OUTRA PESSOA.	NECESSITA DE AJUDA PARCIAL OU TOTAL COM A ALIMENTAÇÃO OU REQUER ALIMENTAÇÃO PARENTERAL.

CLASSIFICAÇÃO KATZ					
5 OU 6	INDEPENDENTE	3 OU 4	DEPENDÊNCIA PARCIAL	< 2	DEPENDENTE TOTAL

Assinatura e Carimbo	Data ___/___/___

INSTRUÇÕES DE PREENCHIMENTO

Grupo 1 – Elegibilidade

a) Identificação de um cuidador efetivo que esteja presente no domicílio em período integral e capacitado a exercer essa função. Apenas nos casos de procedimentos pontuais específicos (medicações parenterais, curativos), desconsiderar para pacientes independentes.

b) Identificação de risco no domicílio: infraestrutura adequada, com rede elétrica, saneamento básico, local para armazenamento de insumos, acesso da equipe ao domicílio, facilidade de deslocamento dentro do mesmo e acesso ao paciente em situações de emergência.

c) Identificar se o paciente possui condições clínicas de deslocar-se até os prestadores de sua rede credenciada. Aspectos sociais que possam trazer dificuldades ao deslocamento não devem ser considerados neste instrumento.

Grupo 2 – Critérios para Indicação Imediata de Internação Domiciliar

a) Este grupo trata os principais critérios técnicos que levam a uma indicação imediata de Internação Domiciliar, sendo, inclusive, contemplada uma sugestão de Planejamento de Atenção Domiciliar (P.A.D.) com 12 horas ou 24 horas de enfermagem, conforme a complexidade clínica do paciente.

Grupo 3 – Critérios de Apoio para Indicação de P.A.D.

a) Este grupo reúne critérios de apoio para indicação do P.A.D. Esses critérios estão relacionados ao grau de dependência, risco para complicações, morbidade e procedimentos técnicos. A pontuação atribuída a cada item seguiu o seguinte critério:

 i. Zero = nenhuma dependência, baixo risco de complicações e morbidade e sem necessidade de procedimentos técnicos.

 ii. 1 ponto = dependência parcial, risco moderado de complicações e morbidade, necessidade de procedimentos técnicos e/ou aplicação de medicações por via intramuscular ou subcutânea.

 iii. 2 ou 3 pontos = dependência total, risco elevado de complicações e morbidade, necessidade de procedimentos técnicos e/ou aplicação de medicações por via intravenosa ou hipodermóclise.

b) Naqueles casos em que uma internação domiciliar tiver sido indicada segundo as questões do Grupo 2, a sugestão de P.A.D. (12 ou 24 horas de enfermagem) deverá ser seguida pela aplicação dos critérios do Grupo 3, para maior embasamento técnico.

c) No grupo 2, nos casos em que uma internação domiciliar não tenha sido imediatamente indicada pelo perfil definido, prosseguir para o Grupo 3 para indicar outras modalidades de atenção, quais sejam: atendimento domiciliar multiprofissional, procedimentos pontuais exclusivos em domicílio ou mesmo outros programas de atenção à saúde.

d) A falta de indicação de Internação Domiciliar pelos critérios apontados no Grupo 2 não impede que a indicação seja feita com base nos indicadores do Grupo 3. Em todos os casos, o documento deve ser preenchido até o final. No caso de divergência entre as indicações dos dois grupos, deverá prevalecer aquela de maior complexidade, visando a maior segurança do paciente.

Figura 43.1. Tabela de avaliação para planejamento de atenção domiciliar.

A frequência de atendimento da equipe multiprofissional disponível em cada caso será determinada de acordo com as avaliações individualizadas respaldadas por necessidades e prognósticos terapêuticos estruturando-se, deste modo, o Projeto Terapêutico Singular. O PAD poderá, então, receber visita da equipe médica, de fisioterapia, de fonoaudiologia, de terapia ocupacional, de nutrição, de psicologia e de serviço social. Todos agrupados ou isolados, mas com discussão em conjunto para que se atinjam os melhores resultados.

A ID, inicialmente proposta e instalada, deverá sofrer alterações de acordo com a evolução clínica, reabilitação imposta e desmembramento de resultados alcançados pela equipe multiprofissional. Desse ponto, se fará avaliação objetiva mensalmente para manutenção ou redução do PAD. Entende-se que durante um PAD será possível transformá-lo de ID para AD ou vice-versa.

Atualmente, o espectro de procedimentos que se pode praticar em domicílio recebeu incrementos suficientes para se acreditar que a ADS passou a ocupar lugar de destaque nas políticas de gestão da saúde. Exemplos: antibioticoterapia (medicação) parenteral; ventilação mecânica; reabilitação fisioterápica, fonoterapêutica, nutricional e psicológica; realização de curativos complexos; treinamento e acompanhamento de cuidadores, bem como oxigenoterapia. O Atendimento às doenças, e suas intercorrências, foi se moldando para abranger perfis cada vez mais amplos. Presentes em maior ou menor porcentagem para cada SAD, encontramos as sequelas neurológicas, síndromes demenciais, imobilismo e suas sequelas, doenças pulmonares, cardiopatias e doenças vasculares em geral, politraumatizados, infecções urinárias, de pele, pulmonares e osteomielites que receberão antibioticoterapia, dentre outras. O Censo NEAD-FIPE 2021-2022 ratificou o perfil descrito.[5]

Seguindo-se as discussões multiprofissionais e a aplicação da Tabela de Avaliação de Planejamento de Atenção Domiciliar, determina-se o PTS adequado que, instituído, merece ter começo, meio e término determinados a fim de oferecer um ambiente seguro e capaz de cumprir o seu papel na atenção à Saúde tanto no setor público quanto no privado.

Discussão

Cordeiro e Martins, em 2018, descrevem a maior chance de idoso falecerem em ambientes hospitalares o que se relaciona a uma série de variáveis. Observou-se maior chance de morrer nas idades mais avançadas, nas internações de urgência, por doenças cerebrovasculares, com registro de comorbidade, especialmente pneumonia e perda de peso, nas internações para cuidado clínico e com uso de unidades de terapia intensiva.[6] A desospitalização neste contexto estimula a equipe hospitalar a solicitar atendimento domiciliar para reduzir o tempo médio de permanência hospitalar (TMP). Esse ambiente apresenta potencial nocivo aos idosos que além dos riscos inerentes apresentam redução de funcionalidade o que em última análise contribuem para maior dependência e desfechos desfavoráveis. Quanto maior o tempo de hospitalização tanto maior a perda de funcionalidade.[7,8]

A discussão quanto à possível competição entre o prestador hospitalar e a desospitalização para atendimento em ADS ganhou estímulo à cooperação entre esses prestadores, visto que o controle do TMP é indicador de qualidade para o primeiro. Já o atendimento na ADS contempla, da mesma maneira, tempo de atendimento determinado em casos especiais como término de antibioticoterapia, tratamento de curativos de simples a complexos, reabilitação multiprofissional com recuperação total ou parcial de situações clínicas instaladas e/ou cuidados de fim de vida.

A ADS, no Brasil, preconiza as melhores práticas assistenciais e administrativas estando respalda pelos conceitos e representatividade das publicações do NEAD[9] e da literatura mundial. Em todas as maneiras, se preconiza o paciente (cuidadores e responsáveis) como centro do cuidado respeitando-se, mais do que em qualquer local, as expectativas, desejos e anseios envolvidos nesta assistência.

Referências bibliográficas

1. Manual de implantação e implementação: núcleo interno de regulação para Hospitais Gerais e Especializados [recurso eletrônico]/Ministério da Saúde, Secretaria de Atenção à Saúde, Departamento de Atenção Hospitalar e de Urgência. – Brasília : Ministério. 2017.
2. Nead. CENSO NEAD/FIPE - 2019/2020. 2020; Available from: https://www.neadsaude.org.br/wp-content/themes/nead/nead-digital/Censo-NEAD-FIPE-2019-2020/index.html#p=18.
3. Anvisa. RDC nº11/2006_Anvisa. 2006; Available from: https://bvsms.saude.gov.br/bvs/saudelegis/anvisa/2006/res0011_26_01_2006.html.
4. Saúde M da. Melhor em Casa. Available from: https://bvsms.saude.gov.br/bvs/saudelegis/gm/2016/prt0825_25_04_2016.html.
5. NEAD. Censo NEAD-FIPE 2021/2022 [Internet]. 2022. Available from: https://www.neadsaude.org.br/wp-content/themes/nead/nead-digital/Censo-NEAD-FIPE-2021-2022/censo-nead-fipe-2021-2022.html.

6. Cordeiro P, Martins M. Mortalidade hospitalar em pacientes idosos no Sistema Único de Saúde, região Sudeste. Rev Saude Publica. 2018;52:69.
7. Carvalho TC, Valle AP do, Jacinto AF, Mayoral VFS, Boas PJFV. Impact of hospitalization on the functional capacity of the elderly: A cohort study. Rev Bras Geriatr e Gerontol. 2018;21(2):134-42.
8. Tavares J, Grácio J, Nunes L. Eficácia da implantação do cuidado centrado na funcionalidade no declínio funcional: um estudo quase-experimental. Rev Enferm Ref. 2020;V Série(Nº 2):1-8.
9. NEAD. Cadernos de Boas Práticas NEAD. Available from: https://www.neadsaude.org.br/caderno-de-boas-praticas/.

capítulo 44

Nefropatias Induzidas por Fármacos

Francisco Souza do Carmo

Introdução

A nefropatia induzida por drogas deve ser lembrada toda vez que se introduzir ou associar algum fármaco e solicitar exames contrastados. Lembrando que certas comorbidades podem predispor os nossos pacientes a este risco, como a hipertensão arterial sistêmica e o diabetes *mellitus,* que podem lesar os rins e seu funcionamento, levando-os a desenvolverem uma doença renal crônica (DRC). Vários medicamentos são considerados nefrotóxicos, portanto, se faz necessário conhecermos e monitorarmos a função renal dos nossos pacientes. Estes fármacos podem induzir uma lesão renal aguda ou crônica. A lesão aguda é marcada pela perda súbita e rápida da função renal e a crônica pela redução gradual e irreversível. Alguns fármacos podem alterar os resultados dos exames laboratoriais de avaliação in vitro. Devido ao processo de envelhecimento acelerado que verificamos no Brasil e no mundo, a avaliação da função renal é imprescindível. A nefropatia induzida por drogas tem uma prevalência de 14 a 26%, sendo mais prevalente em pacientes internados.

Atualmente, a DRC tem sido considerada um problema de saúde pública e privada. Uma análise do *National Health and Nutrition Examination Survey* (NHANES) demonstrou que cerca de 13% da população adulta nos EUA apresenta algum grau de perda de função renal. Um importante estudo realizado na cidade de Bambuí, no estado de Minas Gerais, onde mais de 2 mil indivíduos foram avaliados, detectou-se alteração na creatinina sérica, um marcador de DRC, variando de 0,48% a 8,19%, sendo mais frequente em indivíduos idosos.

370 Livro de Bolso de Geriatria

Fisiologia e cálculo da função renal

Os rins atrofiam com a idade e a espessura do córtex renal diminui cerca de 10% por década após os 30 anos. Há diminuição da taxa de filtração glomerular (TFG) decorrente da nefroesclerose. Em vários estudos foram observadas redução da TFG na ordem de 1 mL/min/ano, após os 40 anos, independentemente da ocorrência de comorbidades ou de redução da função cardíaca.

A Sociedade Brasileira de Nefrologia referendou a definição de DRC proposta pela *National Kidney Foundation* (NKF), dos Estados Unidos, em seu documento *Kidney Disease Outcomes Quality Initiative* (KDOQI), que se baseia nos seguintes critérios:

a) lesão presente por um período igual ou superior a três meses, definida por anormalidades estruturais ou funcionais do rim, com ou sem diminuição da TFG, evidenciada por anormalidades histopatológicas ou de marcadores de lesão renal, incluindo alterações sanguíneas ou urinárias, ou ainda dos exames de imagem.

b) TFG < 60 mL/min/1,73 m² por um período igual ou superior a três meses, com ou sem lesão renal. Proteinúria, particularmente a albuminúria, é o melhor marcador de lesão do parênquima renal. O padrão ouro para se definir o *clearence* de creatinina e a proteinúria, é o exame de urina de 24 horas. Com o paciente estável, pode-se utilizar fórmulas para estimar sua função renal. A mais utilizada e menos errônea é a CKD-EPI, ela usa as mesmas quatro variáveis da equação do MDRD. Seguida da fórmula de Cockcroft-Gault, lembrando-se de suas limitações (Tabela 44.1).

Tabela 44.1. Classificação da doença renal crônica em estágios

Estágio da DRC	Taxa de filtração glomerular (mL/min/1,73 m²)	Albuminúria/Proteinúria
1	90	Presente
2	60- 89	Presente
3A	45-59	Presente ou ausente
3B	30-44	
4	15-29	Presente ou ausente
5	< 15	Presente ou ausente

Drogas nefrotóxicas

As Tabelas 44.2 e 44.3 apresentam os principais agentes nefrotóxicos, os mecanismos de nefrotoxicidade envolvidos, bem como as orientações de ajustes em pacientes com alteração da função renal.

Tabela 44.2. Mecanismos de nefrotoxicidade e principais fármacos nefrotóxicos

Mecanismo de nefrotoxicidade	Classe terapêutica e medicamentos
Nefrite intersticial aguda	Anti-hipertensivos (hidroclorotiazida, clortalidona, indapamida, furosemida,bumetamina, piretamida) Antibacterianos (sulfadizina, sulfametoxazol, cefaslosporinas, penicilinas, quinolonas, rifampicina) Antivirais (aciclovir, indinavir) Medicamento hipourecimiante (alupurinol) Anti-inflamatórios não esterioidais Contrastes radiológicos Medicamentos que atuam no trato digestório (ranitidina, omeprazol, pantoprazol, lanzoprazol) Antineoplásicos (cisplatina)
Nefrite intersticial crônica	Estabilizador do humor (lítio) Imunossupressores (ciclosporina, tacrolimus) Antineoplásicos (carmustite,cemustite)
Glomerulonefrite	Antibacterianos (penicilinas) Estabilizador do humor (lítio) Anti-inflamatórios não esterioidais Antineoplásicos (interferon alfa) Bisfosfonatos (pamidronato e zoledronato)
Toxicidade tubular renal	Antibacterianos (aminoglicosídeos, rifampicina) Antivirais (cidofovir, tenofovir) Antifúngicos (anfotericina B, polimixinas) Contrastes radiológicos Antineoplásicos (ciclofosfamida, cisplatina, lenalidomida, metrotrexato)
Microangiopatia trombótica	Imunossupressores (ciclosporina, tacrolimus) Antineoplásicos (bortezomibe, vincristina) Antiagregantes plaquetários (clopridogrel, ticlopidina)

(continua)

372 Livro de Bolso de Geriatria

Tabela 44.2. Mecanismos de nefrotoxicidade e principais fármacos nefrotóxicos (continuação)

Mecanismo de nefrotoxicidade	Classe terapêutica e medicamentos
Alteração da hemodinâmica intraglomerular	Anti-inflamatórios não esterioidais Contrastes radiológicos Imunossupressores (ciclosporina, tacrolimus)
Nefrolitíase	Antiepilépticos (topiramato, zonisamida)
Mecanismo desconhecido	Antivirais (atazanavir)

Tabela 44.3. Agentes farmacológicos com potencial de nefrotoxicidade e medidas preventivas

Agente	Cuidados específicos na DRC
1. Anti-hipertensivos e medicações para doenças cardíacas	
IECA/BRA, antagonista da aldosterona, inibidores diretos da renina	Evitar em pacientes com suspeita de estenose da artéria renal Iniciar com doses menores do que as habituais em pacientes com TFG < 45 mL/min Avaliar TGF e potássio sérico após a sua introdução Suspender temporariamente nos casos de exames contrastados, preparo para colonoscopia, grandes cirurgias Não suspender, rotineiramente, se TFG < 30 mL/min, avaliar riscos e monitorar laboratorialmente
Beta-bloqueadores	Reduzir a dose em 50% nos pacientes com TFG < 30 mL/min
Digoxina	Reduzir a dose baseada em nível sérico
2. Analgésicos	
Anti-inflamatórios não hormonais	Evitar em pacientes com TFG < 30 mL/min Terapia prolongada não é recomendada em pacientes com TFG < 60 mL/min Não devem ser usadas em pacientes utilizando Litium Evitar em pacientes usando IECA/BRA.
Opioides	Reduzir a dose se TFG < 60 mL/min Uso com cautela se TFG < 15 mL/min

(continua)

Nefropatias Induzidas por Fármacos 373

Tabela 44.3. Agentes farmacológicos com potencial de nefrotoxicidade e medidas preventivas (continuação)

Agente	Cuidados específicos na DRC
3. Antibióticos	
Penicilina	Risco de cristalúria com altas doses se TFG < 15 mL/min Risco de neurotoxicidade com altas doses de Benzilpenicilina se TFG < 15 mL/min
Aminoglicosídeos	Reduzir a dose ou aumentar os intervalos se TFG < 60 mL/min Nesses casos, monitorar o nível sérico; evitar uso concomitante com Furosemida
Macrolídeo	Reduzir a dose em 50% se TFG < 30 mL/min
Fluorquinolona	Reduzir a dose em 50% se TFG < 30 mL/min
Tetraciclinas	Reduzir a dose quando TFG < 45 mL/min
Antifúngicos	Evitar anfotericina, a menos que não haja outra opção, quando TFG < 60 mL/min Reduzir dose de manutenção de Fluconazol em 50% se TFG < 50 mL/min
4. Agentes para tratamento de diabetes	
Sulfonilureias	Evitar glibenclamida se TFG < 30 mL/min Reduzir a dose em 50% da gliclazida se TFG < 30 mL/min
Insulinas	Pode necessitar de redução de dose quando TFG < 30 mL/min
Metformina	Evitar quando TFG < 30 mL/min Rever o uso quando TFG < 45 mL/min.
5. Redutores de colesterol	
Estatinas	Não há recomendação de ajuste de dose
Fenofibrato	Pode aumentar o nível de creatinina sérica após o seu início. Deve-se ter cautela quando introduzido em pacientes com TFG < 30 mL/min
6. Quimioterápicos	
Cisplatina	Reduzir a dose quando TFG < 60 mL/min Evitar se TFG < 30mL/min
Melfalan	Reduzir a dose se TFG < 60 mL/min
Metotrexate	Reduzir a dose se TFG < 60 mL/min Evitar, se possível, se TFG < 15 mL/min

(continua)

Tabela 44.3. Agentes farmacológicos com potencial de nefrotoxicidade e medidas preventivas (continuação)

Agente	Cuidados específicos na DRC
7. Anticoagulantes	
Heparina de baixo peso molecular	Considerar heparina convencional (não fracionada) se TFG < 30 mL/min
Warfarina	Aumenta o risco de sangramento se TFG < 30 mL/min Utilizar baixas doses e monitorizar mais frequentemente se TFG < 30 mL/min
8. Radiocontraste	
	Pacientes com TFG < 60 mL/min devem: Evitar agentes com alta osmolaridade; usar baixas doses, se possível; descontinuar outros agentes nefrotóxicos antes do exame contrastado, se possível; adequar hidratação antes e após a exposição ao contraste Monitorar a TFG antes e após o contraste

Nefropatia por contraste

A incidência de nefropatia por contraste (NC) tem aumentado devido ao seu uso para fins de diagnóstico e intervenção terapêutica. A incidência na população geral é baixa, mas aumenta exponencialmente em pacientes com fatores de risco como diabetes mellitus e doença renal prévia. A NC tinha uma prevalência de cerca de 50%, mas graças as medidas de prevenção associadas ao conhecimento da função renal e seu monitoramento está em torno de 3%. Ela pode provocar lesão renal residual em até 30% das vezes, levar à DRC estágio 5 e é fator de risco independente para maior mortalidade. A hidratação com soro fisiológico, contraste de baixa osmolalidade ou iso-osmolar e infusão de bicarbonato de sódio são algumas das estratégias adotas mais citadas na literatura.

Considerações finais

O conhecimento da nefropatia induzida por drogas é de fundamental importância para evitarmos iatrogenias e reduzirmos a morbimortalidade na população, em especial, na idosa. Devemos conhecer o ritmo de filtração glomerular para o ajuste de dose dos medicamentos e uso de contrastes.

Bibliografia recomendada

Ammirati AL, Canziani MEF. Fatores de risco da doença cardiovascular nos pacientes com doença renal crônica. Braz. J. Nephrol. 2009;31(suppl. 1):43-8.

Carmo, FS. Doença renal. Em: Freitas EV, Py L. Tratado de Geriatria e Gerontologia.5 ed. Rio de Janeiro: Guanabara Koogan, 2022.

Carvalho FJW. Glomerulopatias em idosos. Em: Freitas EV, Py L. Tratado de Geriatria e Gerontologia. 5 ed. Rio de Janeiro: Guanabara Koogan, 2022.

Glassock R, Denic A, Rule AD. Quando os rins envelhecem: um ensaio em nefro-geriatria. J Bras Nefrol 2017;39(1): 59-64.

Gordan PA. Grupos de risco para doença renal crônica. Braz J. Nephrol. 2006;28(2 suppl.1):8-11.

Gorzoni ML, Lucchetti G, Lucchetti ALM. Farmacologia, terapêutica, polifarmácia e adequação do uso de medicamentos. Em: Freitas EV, Py L. Tratado de Geriatria e Gerontologia. 5 ed. Rio de Janeiro: Guanabara Koogan, 2022.

Herrera E Junior, Caramelli P, Nitrini R. Estudo epidemiológico populacional de demência na cidade de Catanduva – Estado de São Paulo – Brasil. Rev Psiquiatr Clin (São Paulo) 1998; 25(2):70-3.

Kidney Disease: Improving Global Outcomes (KDIGO) CKD Work Group. KDIGO 2012 Clinical Practice Guideline for the Evaluation and Management of Chronic Kidney Disease. Kidney inter., Suppl. 2013; 3: 1-150.

Kirsztajn GM, Romão JE Jr, Bastos MG, Meyer F, Andrara NC. Projeto Diretrizes da Associação Medica Brasileira e Conselho Federal de Medicina. Doença Renal Crônica (Pré-terapia renal substitutiva): Diagnóstico. 2011.

Mello PA, et al. Nefrotoxicidade e alterações de exames laboratoriais por fármacos: revisão da literatura. Rev Med (São Paulo) 2021;100(2):152-61.

Ministério da Saúde. Diretrizes clínica para o cuidado ao paciente com doença renal crônica – DRC no Sistema Único de Saúde. 2014.

National Kidney Foundation. K/DOQI clinical practice guidelines for chronic kidney disease: evaluation, classification, and stratification. Am J Kidney Dis 2002; 39:s1-s26.

Perazella MA. Pharmacology behind Common Drug Nephrotoxicities. Clin J Am Soc Nephrol. 2018;13(12):1897-908.

Sales GTM, Foresto RD. Drug induced nephrotoxicity. Rev Assoc Med Bras 2020; 66 (suppl1): s82-s90.

Silva RG; et al. Prevenção de nefrotoxicidade por contraste com solução de bicarbonato - resultados preliminares e revisão da literatura. Braz. J. Nephorol, 32(3):Set 2010.

Uso seguro de medicamentos por pacientes com doença renal crônica. 2021. Disponível em: https://www.ismp-brasil.org/site/wp-content/uploads/2021/10/Boletim_outubro_2021_doenca_renal_cronica.pdf. Acesso em: 25 de jun de 2022.

SEÇÃO IV

Índices e Escalas na Prática Gerontogeriátrica

Capítulo 45	Índices e Escalas na Prática Gerontogeriátrica	379
	Apresentação	379
	Miniexame do estado mental (MEEM)	383
	Teste do relógio	385
	Teste de fluência verbal	387
	Escore de Hachinski	388
	Geriatric depression scale (GDS) - Versão reduzida	389
	Confusion assessment method (CAM)	390
	Índice de Katz – Atividades básicas da vida diária (ABVD)	392
	Escala de Lawton – Atividades instrumentais da vida diária (AIVD)	394
	Índice de Dowton – Risco de quedas	396
	Critérios de Beers AGS 2019 em fármacos comercializados no Brasil	397
	Escala de risco anticolinérgico (ARS)	398
	Medicamentos e sondas de alimentação (via enteral)	399
	Índice de complexidade da farmacoterapia	402
	Miniavaliação nutricional (MAN)	407

capítulo 45

Índices e Escalas na Prática Gerontogeriátrica

Milton Luiz Gorzoni ○ Renato Moraes Alves Fabbri

Apresentação

Índices e escalas Gerontogeriátricas tornaram-se parte da assistência básica aos idosos. Fato consagrado na Avaliação Geriátrica Ampla (AGA) e na versão compacta de 10 minutos (AGC-10).

Número significativo desses índices e escalas originaram-se de projetos de pesquisa com o objetivo de normatizar detalhes diagnósticos, evolutivos e/ou de resposta terapêutica em populações heterogêneas e da terceira idade. Criou-se assim um processo contínuo de instrumentos que permitem aos profissionais que assistem ao idosos reduzirem a subjetividade de suas avaliações e desenvolverem um diálogo homogêneo em equipes multiprofissionais.

Compõem a presente Seção índices e escalas utilizados corriqueiramente pelos profissionais da área Gerontogeriátrica. Selecionou-se os que apresentavam as seguintes características:

- Simplicidade.
- Aplicação com baixo dispêndio de tempo.
- Memorização fácil e/ou aplicativos disponíveis.
- Baixo custo operacional.
- Validação de versão em português.
- Não necessidade de equipamentos especiais e/ou sofisticados.

Exames para avaliação cognitiva compõem a primeira parte dessa Seção. Fundamenta-se essa opção em decorrência da sua importância clínica, abrangendo desde a sugestão de possível síndrome demencial ao espectro de interdições judiciais. Integram-se nesses exames o Miniexame do Estado Mental (MEEM) – seguramente, o teste de avaliação cognitiva de maior consagração

380 Livro de Bolso de Geriatria

mundial – e mais outros dois que complementam o MEEM para a definição inicial e acompanhamento clínico de disfunção cognitiva (teste do relógio e fluência verbal). Segue-se a pontuação de Hashinski que visa diferenciar quadros de demência vascular dos de doença de Alzheimer com sua pontuação vinculada a sintomas e sinais do paciente. Complementa-se essa primeira parte da seção com exames para duas situações que merecem atenção como diagnósticos diferenciais de disfunção cognitiva: depressão (Escala de depressão geriatria ou *Geriatrics Depression Scale* [GDS]) e *delirium* (*Confusion Assessment Method* [CAM]).

Constituem a segunda parte dessa Seção testes com o objetivo de avaliar a independência funcional do idoso. Fato este muitas vezes definidor de prognóstico e/ou de opções terapêuticas. Incluem-se nessa parte o índice de Katz (atividades básicas da vida diária), índice de Lawton (atividades instrumentais da vida diária), pontuação de Dowton (risco de quedas), critérios/escalas sobre medicamentos potencialmente inapropriados a idosos e/ou sobre complexidade da farmacoterapia nessa faixa de idade (critérios de Beers AGS 2019, escala de risco anticolinérgico [ARS], medicamentos e via enteral, índice de complexidade da farmacoterapia [MRCI]) e mini avaliação nutricional (MAN) (desnutrição).

As referências bibliográficas relacionam-se aos trabalhos originais, suas validações e traduções para o português e com a técnica-padrão de aplicação desses instrumentos. A maioria desses instrumentos faz parte da avaliação dos idosos atendidos no Hospital Geriátrico e de Convalescentes Dom Pedro II da Irmandade da Santa Casa de Misericórdia de São Paulo e/ou do material pedagógico das disciplinas Fundamentos de Gerontologia e Geriatria da Faculdade de Ciências Médicas da Santa Casa de São Paulo.

Bibliografia recomendada

Almeida OP, Almeida AS. Confiabilidade da versão brasileira da Escala de Depressão em Geriatria (GDS) versão reduzida. Arq. Neuro-Psiquiatr. 1999; 57 (2B): 421-426.

Almeida, OP. Mini exame do estado mental e o diagnóstico de demência no Brasil. Arq Neuropsiquiatr 1998; 56(3-B): 605-612.

Atalaia-Silva KC, Lourenço RA. Tradução, adaptação e validação de construto do teste do relógio aplicado entre idosos no Brasil. Rev Saúde Públ. 2008; 42(5):930-37.

Brucki S M D, Nitrini R, Caramelli P, Bertolucci P H F, Okamoto I H. Sugestões para o uso do mini-exame do estado mental no Brasil. Arq. Neuro-Psiquiatr.2003; 61(3B): 776-781.

Índices e Escalas na Prática Gerontogeriátrica   381

Brucki SMD, Malheiros SMF, Okamoto IH, Bertolucci PHF. Dados normativos para o teste da fluência verbal categoria animais em nosso meio. Arq Neuropsiquiatr. 1997; 55(1): 56-61.

Brucki SMD, Rocha MSG. - Category fluency test: effects of age, gender and education on total scores, clustering and switching in Brazilian Portuguese-speaking subjects. Braz J Med Biol Res. 2004; 37(12): 17711777.

Dowton JU. Falls in the elderly. London, E. Arnold, 1993.

Fabbri RM, Moreira MA, Garrido R, Almeida OP. Validity and reliability of the Portuguese version of the Confusion Assessment Method (CAM) for the detection of delirium in the elderly. Arq Neuropsiquiatr. 2001; 59(2-A):175-179.

Folstein M, Folstein S, McHugh P. Mini-mental state: a practical method for grading the cognitive state of patients for the clinician. J Psychiatr Res 1975; 12: 189-198.

Fuzikawa C, Lima-Costa MF, Uchôa E, Shulman K. Correlation and agreement between the Mini-mental State Examination and the Clock Drawing Test in older adults with low levels of schooling: the Bambuí Health Aging Study (BHAS). Int Psychogeriatr. 2007; 19(4): 657-67.

George J, Phun YT, Bailey MJ, Kong DC, Stewart K. Development and validation of the medication regimen complexity index. Ann Pharmacother. 2004;38(9):1369-76.

Gorzoni Ml, Della Torre A, Pires SL. Medicamentos e sondas de nutrição. Rev Assoc Med Bras. 2010; 56(1): 17-21.

Gorzoni ML, Fabbri RMA. Applicability of Anticholinergic Risk Scale in hospitalized elderly persons. Rev. Bras. Geriatr. Gerontol., Rio de Janeiro, 2017; 20(1): 123-128.

Gorzoni ML, Lima CA. Análise dos parâmetros clínicos de idosos internados em enfermaria de clínica médica. Rev Assoc Med Bras. 1995; 41(3):227-32.

Gorzoni ML, Rosa RF. Beers AGS 2019 criteria in very old hospitalized patients. Rev Assoc Med Bras 2020; 66(7):918-92.

Guigoz Y, Vellas, B. The Mini Nutricional Assessment (MNA) for granding the nutricional state of elderly patients: presentation of the MNA, history and validation. Mini Nutricional Assessment (MNA): Research and practice in the elderly: Nestlé nutrition workshop series clinical & performance programme, 1999, Vol. 1, pp. 3-12, Nestle Ltd.

Hachinski V, Oveisgharan S, Romney AK, Shankle WR. Optimizing the Hachinski ischemic scale. Arch Neurol. 2012; 69(2): 169-175.

Hachinski VC, Iliff LD, Zilhka E, Du Boulay GH, McAllister VL, Marshall J, Russell RWR, Symon L. Cerebral Blood Flow in Dementia. Arch Neurol. 1975; 32: 632-637.

Inouye SK, van Dick CH, Alessi CA, Balkin S, Siegal AP, Horwitz RI. Clarifying confusion: the confusional assessment method: a new method for detection of delirium. Ann Intern Med. 1990; 113: 941-948.

Katz S, Ford A B, Moskowitz R W, Jackson B A, Jaffe M W. The index of ADL: A standardized measure of biological and psychosocial function. JAMA. 1963; 185 (1): 914-919.

Lawton MP, Brody EM. Assessment of older people: self-maintaining and instrumental activities of daily living. Gerontologist. 1969; 9(3): 179-186.

Lino VTS, Pereira SEM, Camacho LAB, Ribeiro Filho ST, Buksman S. Adaptação transcultural da Escala de Independência em Atividades da Vida Diária (Escala de Katz) Cad. Saúde Pública, Rio de Janeiro, 2008; 24(1):103-112.

382 Livro de Bolso de Geriatria

Melchiors AC, Correr CJ, Frandández-Llimos F. Tradução e Validação para o Português do Medication Regimen Complexity Index. Arq Bras Cardiol 2007; 89(4): 210-218.

Morris JC, Heyman A, Mohs RC, Hughes JP, vanBelle G, Fillenbaum G, Mellits ED, Clark C, and the CERAD investigators. The Consortium to Establish a Registry for Alzheimer's disease (CERAD): Part 1. Clinical and neuropsychological assessment of Alzheimer's disease. Neurology 1989;39:1159-1165.

Nitrini R.Diagnóstico de demência: avaliação clínica, neuropsicológica e através da tomografia computadorizada por emissão de fóton único. São Paulo, 1993. (Tese de livre-docência, Faculdade de Medicina da Universidade de São Paulo, 1993). 117p.

Pantuzza LL, Ceccato MDGB, Silveira MR, Junqueira LMR, Reis AMM. Association between medication regimen complexity and pharmacotherapy adherence: a systematic review. Eur J Clin Pharmacol. 2017; 73(11):1475-1489.

Ratcliff G, Ganguli M, Chandra V, Sharma S, Belle S, Seaberg E, Pandav R. - Effects of literacy and education on measures of word fluency. Brain Lang. 1998; 61(1): 115-122.

Rosendahl E, Lundin-Olsson L, Kallin K, Jensen J, Gustafson Y, Nyberg L. Prediction of falls among older people in residential care facilities by the Downton index. Aging Clin Exp Res. 2003; 15(2): 142-147.

Rudolph JL, Salow MJ, Angelini MC, McGlinchey RE. The anticholinergic risk scale and anticholinergic adverse effects in older persons. Arch Intern Med. 2008;168(5): 508-13.

Santos RL, Virtuoso Júnior JS. Confiabilidade da versão brasileira da escala de atividades instrumentais da vida diária. RBPS 2008; 21 (4): 290-296.

Shulman KI, Shedletsky R, Silver IL. The challenge of time: clock-drawing and cognitive function in the elderly. Int J Geriatr Psychiatry. 1986; 1(2): 135-40

Sociedade Brasileira de Geriatria e Gerontologia. I Consenso Brasileiro de Nutrição e Disfagia em Idosos Hospitalizados. Barueri, Minha Editora, 2011 106 p.

Sousa APG, Gallello DC, Silva ALND, Carreira MC, Damasceno NRT. Triagem nutricional utilizando a mini avaliação nutricional versão reduzida: aplicabilidade e desafios. Geriatr Gerontol Aging. 2015; 9(2): 49-53.

The 2019 American Geriatrics Society Beers Criteria® Update Expert Panel. American Geriatrics Society 2019 Updated AGS Beers Criteria® for Potentially Inappropriate Medication Use in Older Adults. J Am Geriatr Soc 2019; 67:674– 694.

Yesavage JA, Brink Tl, Rose TL, Lum O, Huang V, Adey M, Leirer VO. Development and validation of a geriatric depression screening scale: a preliminary report. J Psychiatr Res. 1982; 17: 37-49.

Índices e Escalas na Prática Gerontogeriátrica 383

Miniexame do estado mental (MEEM)

Orientação

Dia da Semana (1 ponto) ( )
Dia do Mês (1 ponto) ( )
Mês (1 ponto) ( )
Ano (1 ponto) ( )
Hora aproximada (1 ponto) ( )
Local especifico (aposento ou setor) (1 ponto) ( )
Instituição (residência, hospital, clínica)   (1 ponto) ( )
Bairro ou rua próxima (1 ponto) ( )
Cidade (1 ponto) ( )
Estado (1 ponto) ( )

Memória imediata

Fale 3 palavras não relacionadas (vaso, carro, tijolo).
Posteriormente pergunte ao paciente pelas 3 palavras.
Dê 1 ponto para cada resposta correta ( )
Depois, repita as palavras e certifique-se de que o paciente as aprendeu,
pois mais adiante você irá perguntá-las novamente.

Atenção e cálculo

(100 – 7) sucessivas, 5 vezes sucessivamente
(1 ponto para cada cálculo correto) (93 - 86- 79 - 72 - 65) ( )
(alternativamente, soletrar MUNDO de trás para frente)

Evocação

Pergunte pelas 3 palavras ditas anteriormente
(1 ponto por palavra) ( )

Linguagem

NOMEAR um relógio e uma caneta (2 pontos) ( )
REPITIR " nem aqui, nem ali, nem lá" (1 ponto) ( )
COMANDO: "pegue este papel com a mão direita"
"Dobre ao meio e coloque no chão" (3 pontos) ( )
Ler e obedecer: "feche os olhos" (1 ponto) ( )

Escrever uma frase (1 ponto) ( )
Copiar o desenho abaixo (1 ponto) ( )

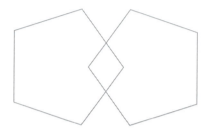

ESCORE: (_____/30)

Referências do miniexame do estado mental

1. Almeida OP. Mini exame do estado mental e o diagnóstico de demência no Brasil. Arq Neuropsiquiatr 1998; 56(3-B): 605-612.
2. Brucki SMD, Nitrini R, Caramelli P, Bertolucci PHF, Okamoto IH. Sugestões para o uso do Mini-exame do estado mental no Brasil. Arq Neuropsiquiatr 2003; 61: 777-781.
3. Folstein M, Folstein S, McHugh P. Mini-mental state: a practical method for grading the cognitive state of patients for the clinician. J Psychiatr Res 1975; 12: 189-98. Disponível em: https://apps.apple.com/br/app/exames-cognitivos/id1250229187. Accesso em: 02 de fevereiro de 2023.

Teste do relógio

Peça ao paciente desenhar um relógio analógico dentro de um círculo, com os 12 números e os dois ponteiros marcando 11:10 horas.

Pontuação

Varia de 0 a 5, sendo que quanto maior a nota, melhor o desenho.

5. Relógio "perfeito"

- "Perfeito" não significa, milimetricamente perfeito.
- Toleram-se pequenos desvios de posicionamento e espaçamento dos números, mas com impressão geral de uniformidade na disposição.
- Os ponteiros precisam estar colocados corretamente, partindo aproximadamente do centro do círculo e marcando a hora correta.

4. Erros visuoespaciais menores

- Hora marcada corretamente.
- Números dão a impressão geral de um relógio.
- Ponteiros podem ficar um pouco fora do lugar.
- Números podem tender mais para o interior da circunferência.
- O espaço máximo tolerado entre os números deve ser de $\leq$ ¼ da circunferência.
- Tolera-se a omissão ou repetição de um número.

3. Representação incorreta de 11:10 horas

- Organização visuoespacial está bem feita.
- Aparência geral de um relógio, com números distribuídos regularmente como em 4.
- Ponteiros:
  - Um ponteiro só
  - Ponteiros inexistentes
  - Pontos ou traços no lugar dos ponteiros
  - Ponteiros que não se encontram

2. Desorganização visuoespacial moderada nos números

- Impossibilidade absoluta de representar 11:10 horas, mesmo com ponteiros apontado para 11 e 2.

- Borda cheia de números que se repetem ou mais que 12.

1. Grave desorganização visuoespacial

- Semelhança remota com um relógio.
- Poucos algarismos, mas que contornem a circunferência.

0. Incapacidade de representação razoável de um relógio

- Desenho não guarda semelhança com um relógio.
- Paciente se recusa a fazer uma tentativa.

Referências do teste do relógio

Fuzikawa C, Lima-Costa MF, Uchôa E, Shulman K. Correlation and agreement between the Mini-mental State Examination and the Clock Drawing Test in older adults with low levels of schooling: the Bambuí Health Aging Study (BHAS). Int Psychogeriatr. 2007; 19(4): 657-67. Disponível em: https://apps.apple.com/br/app/exames-cognitivos/id1250229187. Acesso em 2 de fevereiro de 2023.

Shulman KI, Shedletsky R, Silver IL. The challenge of time: clock-drawing and cognitive function in the elderly. Int J Geriatr Psychiatry. 1986; 1(2): 135-40.

Teste de fluência verbal

Aplicação

Instruções ao paciente: "Você deve dizer todos os nomes de animais que se lembrar, no menor tempo possível. Qualquer animal vale: insetos, pássaros, peixes e animais de quatro patas. Quantos mais você falar, melhor. Pode começar."

Avaliação

Anote o número de animais lembrados no período de um minuto: O escore se dá pelo número de respostas corretas obtidas.

Considere "boi" e "vaca" como dois animais, mas "gato" e "gata" como um só. Se disser "passarinho, cobra e lagarto" conte como três animais; se disser "passarinho, canário e peixe", conte como dois. Ou seja: a classe vale como nome se não houver outros nomes da mesma classe.

Para esta categoria semântica, indivíduos normais com escolaridade de oito anos ou mais são capazes de evocar pelo menos 13 animais, enquanto indivíduos normais com menos de oito anos de escolaridade evocam pelo menos 9 animais.

Referências do teste de influência verbal

Brucki SMD, Malheiros SMF, Okamoto IH, Bertolucci PHF. - Dados normativos para o teste da fluência verbal categoria animais em nosso meio. Arq Neuropsiquiatr. 1997; 55(1): 56-61.

Brucki SMD, Rocha MSG. - Category fluency test: effects of age, gender and education on total scores, clustering and switching in Brazilian Portuguese-speaking subjects. Braz J Med Biol Res. 2004; 37(12): 17711777. Disponível em: https://apps.apple.com/br/app/exames-cognitivos/id1250229187. Acesso em 2 de fevereiro de 2023.

Ratcliff G, Ganguli M, Chandra V, Sharma S, Belle S, Seaberg E, Pandav R. - Effects of literacy and education on measures of word fluency. Brain Lang. 1998; 61(1): 115-122.

Escore de Hachinski

	Pontos se referidos ou observados	Pontos no avaliado
Início abrupto	2	
Deterioração não linear (em degraus)	1	
Curso oscilante	2	
Confusão noturna	1	
Conservação relativa de personalidade	1	
Depressão	1	
Queixas somáticas	1	
Incontinência emocional	1	
História de hipertensão arterial	1	
História de acidente vascular cerebral	2	
Evidência de aterosclerose associada	1	
Sintomas neurológicos focais	2	
Sinais neurológicos focais	2	
Total	18	

≥ 7 = Demência vascular
≤ 4 = Doença de Alzheimer

Referências do Escore de Hachinski

Hachinski VC, Iliff LD, Zilhka E, Du Boulay GH, McAllister VL, Marshall J, Russell RWR, Symon L. Cerebral Blood Flow in Dementia. Arch Neurol. 1975; 32: 632-637.

Nitrini R.Diagnóstico de demência: avaliação clínica, neuropsicológica e através da tomografia computadorizada por emissão de fóton único. São Paulo, 1993. (Tese de livre-docência, Faculdade de Medicina da Universidade de São Paulo, 1993). 117p. Disponível em: https://m.apkpure.com/br/hachinski-ischaemic-score/com.wHachinskiIschaemicScore_4596691. Acesso em 2 de fevereiro de 2023.

Geriatric depression scale (GDS) – Versão reduzida

O(A) senhor(a):

1-	Está satisfeito com sua vida?	Sim	Não
2-	Diminuiu a maior parte de suas atividades e interesses?	Sim	Não
3-	Sente que a vida está vazia?	Sim	Não
4-	Geralmente se sente aborrecido?	Sim	Não
5-	Se sente animado a maior parte do tempo?	Sim	Não
6-	Tem medo que algo de ruim possa lhe acontecer?	Sim	Não
7-	Se sente feliz a maior parte do tempo?	Sim	Não
8-	Sente que sua situação não tem saída?	Sim	Não
9-	Prefere ficar em casa do que sair e fazer novas coisas?	Sim	Não
10-	Acha que tem mais problema de memória que a maioria?	Sim	Não
11-	Acha bom estar vivo?	Sim	Não
12-	Se sente inútil ou incapaz do modo que está agora?	Sim	Não
13-	Se sente cheio de energia?	Sim	Não
14-	Se sente desesperançoso?	Sim	Não
15-	Acha que a maioria das pessoas é melhor que o senhor?	Sim	Não

Somar um ponto por resposta grifada.
- 0 a 4 pontos – Normal
- 5 a 9 pontos – Possível depressão
- 10 a 15 pontos – Depressão

Referências do *Geriatric depression scale* (GDS) – Versão reduzida

Almeida OP, Almeida SA. Reliability of the Brazilian version of the abbreviated form of Geriatric Depression Scale (GDS) short form. Arq Neuropsiquiatr. 1999; 57: 421-6. Disponível em: https://play.google.com/store/apps/details?id=appinventor.ai_yesavage. GeriatricDepressionScale1&hl=pt_PT&gl=US. Acesso em 2 de fevereiro de 2023.

Yesavage JA, Brink Tl, Rose TL, Lum O, Huang V, Adey M, Leirer VO. Development and validation of a geriatric depression screening scale: a preliminary report. J Psychiatr Res. 1982; 17: 37-49..

390 Livro de Bolso de Geriatria

Confusion assessment method (CAM)

Início agudo

Há evidências de uma mudança aguda do estado mental
de base do paciente?..(___)

Distúrbio da atenção*

A) O paciente teve dificuldade em focalizar sua atenção,
   por exemplo, distraiu-se facilmente ou teve dificuldade em
   acompanhar o que estava sendo dito?...(___)
   Ausente em todo o momento da entrevista.......................................(___)
   Presente em algum momento da entrevista, porém de modo leve......(___)
   Presente em algum momento da entrevista, de maneira marcante.....(___)
   Incerto ....(___)
B) Se presente ou anormal, este comportamento variou durante a
   entrevista, isto é, tendeu a surgir e desaparecer ou aumentar
   e diminuir de gravidade?...(___)
   Sim ....(___)
   Não..(___)
   Incerto ....(___)
   Não aplicável ....(___)
C) Se presente ou anormal, descreva o comportamento...........................(___)

Pensamento desorganizado

O pensamento do paciente era desorganizado ou incoerente, com
a conversação dispersiva ou irrelevante, fluxo de ideias pouco
claro ou ilógico, ou mudança imprevisível de assunto? ....(___)

Alteração do nível de consciência

Em geral, como você classificaria o nível de consciência do paciente?
Alerta (normal)..(___)
Vigilante (hiperalerta, hipersensível a estímulos ambientais,
assustando-se facilmente..(___)
Letárgico (sonolento, facilmente acordável)..(___)
Estupor (dificuldade para despertar) ....(___)
Coma..(___)
Incerto ....(___)

Desorientação

O paciente ficou desorientado durante a entrevista, por exemplo, pensando que estava em outro lugar que não o hospital, que estava no leito errado, ou tendo noção errada da hora do dia? ....(___)

Distúrbio (prejuízo) da memória

O paciente apresentou problemas de memória durante a entrevista, tais como incapacidade de lembrar de eventos do hospital, ou dificuldade para se lembrar de instruções? ....(___)

Distúrbios de percepção

O paciente apresentou sinais de distúrbios de percepção, como alucinações, ilusões ou interpretações errôneas (pensando que algum objeto fixo se movimentava? ....(___)

Agitação psicomotora

Parte 1 – Durante a entrevista, o paciente apresentou aumento anormal da atividade motora, como agitação, beliscar cobertas, tamborilar com os dedos ou mudança súbita e frequente de posição?.........(___)

Retardo psicomotor

Parte 2 – Durante a entrevista, o paciente apresentou diminuição anormal da atividade motora, como letargia, olhar fixo no vazio, permanência na mesma posição por longo tempo, ou lentidão exagerada de movimentos? ....(___)

Alteração do ciclo sono-vigília

O paciente apresentou sinais de alteração do ciclo sono-vigília, como sonolência diurna excessiva e insônia noturna?.............................(___)

* As perguntas listadas abaixo deste tópico
foram repetidas para cada item quando aplicáveis

Referências do *Confusion assessment method* (CAM)

Fabbri RMA, Moreira MA, Garrido R, Almeida OP. Validity and reliability of the Portuguese version of the confusion assessment method (CAM) for the detection of delirium in the elderly. Arq Neuropsiquiatr. 2001; 59(2-A): 175-179. Disponível em: https://academic.oup.com/jamiaopen/article/4/2/ooab027/6279211?login=false. Acesso em 2 de fevereiro de 2023.

Inouye SK, van Dick CH, Alessi CA, Balkin S, Siegal AP, Horwitz RI. - Clarifying confusion: the confusional assessment method: a new method for detection of delirium. Ann Intern Med. 1990; 113: 941-948.

392 Livro de Bolso de Geriatria

Índice de Katz – Atividades básicas da vida diária (ABVD)

Independência funcional significa agir sem supervisão, direção ou assistência ativa de outra pessoa, exceto como especificamente descrito abaixo. Isto é baseado no estado atual e não na capacidade de recuperação do analisado. Os pacientes que se recusam a executar uma função são considerados como quem não desempenha a função, mesmo que sejam capazes. Este índice é baseado na avaliação da independência funcional do paciente ao banhar-se, vestir-se, ir ao sanitário, transferir-se, preservar a continência e alimentar-se. São definidas deste modo as funções pesquisadas:

Banhar-se (com esponja, chuveiro ou banheira)

- Independente: necessita de ajuda só na lavagem de uma pequena parte (como as costas ou extremidades incapacitadas) ou se banha completamente.
- Dependente: necessita de ajuda na lavagem de mais de uma parte do corpo.

Vestir-se

- Independente: tira as roupas dos armários ou guarda-roupas e gavetas; veste-se incluindo enfeites e cintos; lida com fechos. Dar nós é excluído da avaliação dessa função.
- Dependente: não se veste ou fica parcialmente vestido.

Ir ao sanitário

- Independente: vai ao sanitário; entra e sai dele; arranja as roupas; limpa os órgãos de excreção (pode usar o urinol à noite somente ou não estar usando ajuda mecânica).
- Dependente: usa urinol ou comadre permanentemente ou recebe ajuda para ir e usar o sanitário.

Transferir-se

- Independente: move-se dentro e fora da cama e da cadeira (pode ou não estar usando apoios mecânicos).
- Dependente: necessita de ajuda para mover-se dentro e fora da cama e/ou cadeira; não executa uma ou mais transferência.

Índices e Escalas na Prática Gerontogeriátrica   393

Preservar a continência

- Independente: micção e defecação inteiramente controláveis.
- Dependente: incontinência urinária e fecal parcial ou total; não controle total ou parcial de enemas; cateteres ou uso de sondas ou urinóis permanentemente.

Alimentar-se

- Independente: retira a comida do prato ou equivalente e leva à boca (o corte da carne e a preparação do alimento, como colocar manteiga no pão, estão excluídos da avaliação).
- Dependente: necessita de ajuda no ato da alimentação (veja acima); não come espontaneamente ou alimenta-se de modo parenteral.

O paciente recebe uma letra conforme o seu grau de independência:

A. Independente na alimentação, continência, transferência, ida ao sanitário, atividades de vestir-se e banhar-se.

B. Dependente em uma dessas funções

C. Dependente no banho e outra dessas funções

D. Dependente no banho, na atividade de vestir-se e outra dessas funções.

E. Dependente no banho, na atividade de vestir-se, ir ao sanitário e outra dessas funções.

F. Dependente no banho, na atividade de vestir-se, ir ao sanitário, transferência e outra dessas funções.

G. Dependente em todas as 6 funções

Referências do Índice de Katz

Gorzoni ML. Análise de uma população de idosos internada em enfermaria de clínica médica. São Paulo, 1992. (Dissertação de mestrado, Faculdade de Ciências Médicas da Santa Casa de São Paulo). 76p.

https://www.unboundmedicine.com/medline/citation/17390935/Katz_Index_of_Independence_in_Activities_of_Daily_Living__ADL__.

Katz S, Ford AB, Moskowitz RW, Jackson B A, Jaffe MW. The index of ADL: A standardized measure of biological and psychosocial function. JAMA. 1963; 185 (1): 914-919.

Escala de Lawton – Atividades instrumentais da vida diária (AIVD)

Itens	Pontos
Telefone (3) Capaz de ver os números, discar, receber e fazer ligações sem ajuda (2) Capaz de ver e responder o telefone, mas necessita de um telefone especial ou de ajuda para encontrar os números ou para discar (1) Completamente incapaz no uso do telefone	
Viagens (3) Capaz de dirigir seu próprio carro ou viajar sozinho de ônibus ou táxi (2) Capaz de viajar exclusivamente acompanhado (1) Completamente incapaz de viajar	
Compras (3) Capaz de fazer compras, se fornecido transporte (2) Capaz de fazer compras, exclusivamente acompanhado (1) Completamente incapaz de fazer compras	
Preparo de refeições (3) Capaz de planejar e cozinhar refeições completas (2) Capaz de preparar pequenas refeições, mas incapaz de cozinhar refeições completas sozinho (1) Completamente incapaz de preparar qualquer refeição	
Trabalho doméstico (3) Capaz de realizar trabalho doméstico pesado (como esfregar o chão) (2) Capaz de realizar trabalho doméstico leve, mas necessita de ajuda nas tarefas pesadas (3) Completamente incapaz de realizar qualquer trabalho doméstico	
Medicações (3) Capaz de tomar os remédios na dose certa e na hora certa (2) Capaz de tomar remédios, mas necessita de lembretes ou de alguém que os prepare (1) Completamente incapaz de tomar remédios sozinho	
Dinheiro (3) Capaz de administrar necessidades de compra, preencher cheques e pagar contas (2) Capaz de administrar necessidades de compra diária, mas necessita de ajuda com cheque e no pagamento de contas (1) Completamente incapaz de administrar dinheiro	
TOTAL	

Referências da Escala de Lawton

BRASIL. Ministério da Saúde. Secretaria de Atenção à Saúde. Departamento de Atenção Básica. Envelhecimento e saúde da pessoa idosa. Brasília, DF: Ministério da Saúde, 2006. (Cadernos de Atenção Básica - n.º 19). Disponível em: <http://189.28.128.100/dab/docs/publicacoes/-cadernos_ab/abcad19.pdf>

https://neurotoolkit.com/lawton-iadl-scale/.

Lawton MP, Brody EM. Assessment of older people: self-maintaining and instrumental activities of daily living. Gerontologist. 1969; 9(3): 179-186.

Versão utilizada internamente pela Geriatria da Irmandade da Santa Casa de Misericórdia de São Paulo.

Índice de Dowton – Risco de quedas

Itens	Subitens	Pontos
Quedas prévias	Sim	
Medicações	Tranquilizantes/sedativos	
	Diuréticos	
	Outros anti-hipertensivos	
	Antiparkinsonianos	
	Antidepressivos	
Déficits sensoriais	Visão	
	Audição	
	Membros	
Estado mental	MEEM < 24/30	
Marcha	Insegura	

MEEM = Miniexame do estado mental
- Cada subitem = 1 ponto
- ≥ 3 pontos = grande risco de quedas

Referências do Índice de Dowton

Dowton JU. Falls in the elderly. London, E. Arnold, 1993.

Versão utilizada internamente pela Geriatria da Irmandade da Santa Casa de Misericórdia de São Paulo.

Critérios de Beers AGS 2019 em fármacos comercializados no Brasil

Benzodiazepínicos
- Lorazepam > 3,0 mg/dia
- Alprazolam > 2,0 mg/dia
- Clordiazepóxido
- Diazepam
- Clorazepato
- Flurazepam

Amitriptilina
Fluoxetina (diariamente)
Barbitúricos (exceto fenobarbital)
Tioridazina
Meperidina
Anoréxicos
Anfetaminas
Anti-histamínicos
- Clorfeniramina
- Difenidramina
- Hidroxizina
- Ciproeptadina
- Tripelenamina
- Dexclorfeniramina
- Prometazina

Clorpropamida
Estrogênios não-associados (via oral)
Extrato de Tireoide
Metiltestosterona
Nitrofurantoina
Sulfato ferroso
Cimetidina

Amiodarona
Digoxina > 0,125 mg/dia (exceto em arritmias atriais)
Disopiramida
Metildopa
Clonidina
Nifedipina
Doxazosina
Dipiridamol
Ticlopidina
Anti-inflamatórios não-hormonais
- Indometacina
- Naproxeno
- Piroxicam

Miorrelaxantes e antiespasmódicos
- Carisoprodol
- Clorzoxazona
- Ciclobenzaprina
- Orfenadrina
- Oxibutinina
- Hiosciamina
- Propantelina
- Alcaloides da Belladonna

Cetorolaco
Ergot e ciclandelata
Laxantes
- Bisacodil
- Cascara sagrada
- Óleo mineral

Referências dos Critérios de Beers

1. The 2019 American Geriatrics Society Beers Criteria® Update Expert Panel. American Geriatrics Society 2019 Updated AGS Beers Criteria® for Potentially Inappropriate Medication Use in Older Adults. J Am Geriatr Soc 2019; 67:674-94.
2. Gorzoni ML, Rosa RF. Beers AGS 2019 criteria in very old hospitalized patients. Rev Assoc Med Bras 2020; 66(7):918-92.
3. https://apps.apple.com/us/app/igeriatrics/id365560773.

Escala de risco anticolinérgico (ARS)

3 pontos	2 pontos	1 ponto
Amitriptilina	Amantadina	Carbidopa-Levodopa
Atropina	Baclofeno	Entacapona
Benztropina	Cetirizina	Haloperidol
Carisoprodol	Cimetidina	Metocarbamol
Ciproeptadina	Clozapina	Metoclopramida
Clorfeniramina	Ciclobenzaprina	Mirtazapina
Clorpromazina	Desipramina	Paroxetina
Diciclomina	Loperamida	Pramipexol
Difenidramina	Nortriptilina	Quetiapina
Flufenazina	Olanzapina	Ranitidina
Hidroxizina	Proclorperazina	Risperidona
Hiosciamina	Pseudoefedrina	Selegilina
Imipramina	Tolterodina	Trazodona
Meclizina		Ziprasidona
Oxibutinina		
Perfenazina		
Prometazina		
Tioridazina		
Tiotixena		
Tizanidina		
Trifluoperazina		

Referências da Escala de risco anticolinérgico

https://www.anticholinergicscales.es/.

Rudolph JL, Salow MJ, Angelini MC, McGlinchey RE. The anticholinergic risk scale and anticholinergic adverse effects in older persons. Arch Intern Med. 2008;168(5): 508-13.

Versão utilizada internamente pela Geriatria da Irmandade da Santa Casa de Misericórdia de São Paulo

Medicamentos impróprios para sondas de alimentação (via enteral)

Medicamento	Razão	Medicamento	Razão
Acetaminofen *Apresentação AP*	Liberação lenta	Furosemida	Não triturável
Ácido acetil Salicílico entérico	Liberação entérica	Haloperidol	Não triturável Precipita com dieta
Bisacodil	Drágea Liberação entérica	Indometacina	Cápsulas Liberação lenta
Bromazepam *Apresentação CR*	Cápsulas Liberação lenta	Isossorbida	Sublingual ou Cápsulas
Bromoprida *Retard*	Cápsulas Liberação lenta	Lactulona	Obstrução da sonda
Bupropiona *Apresentação SR*	Liberação lenta	Lanzoprazol	Cápsulas Liberação lenta
Captopril	Não triturável	Lítio *Apresentação CR*	Liberação lenta
Carbamazepina Apresentação CR	Liberação lenta	Loratadina	Drágeas Liberação lenta
Carbi/Levodopa *Apresentação CR*	Liberação lenta	Metilfenidato *Apresentação LA*	Cápsulas Liberação lenta
Cefaclor	Drágeas Liberação lenta	Midazolam	Não triturável
Ciclosporina	Cápsulas	Morfina	Cápsulas Liberação lenta
Ciprofloxacino *Apresentação XR*	Liberação lenta Precipita com dieta	Polivitamínicos	Liberação lenta e/ou entérica
Clomipramina *Apresentação SR*	Drágeas Liberação lenta	Nifedipino *Retard/Oros*	Cps. revestidos Liberação lenta
Clonidina	Não triturável	Omeprazol	Cápsulas Liberação lenta
Complexo B	Drágeas Não triturável	Oxibutinina	Cps. revestidos Liberação lenta

Continua

400   Livro de Bolso de Geriatria

Continuação

Medicamento	Razão	Medicamento	Razão
Diclofenaco de sódio *Retard*	Liberação lenta e entérica	Oxicodona	Cps. revestidos Liberação lenta
Digoxina	Não triturável	Pantoprazol	Cps. revestidos Liberação lenta
Diltiazem *Apresentação SR*	Cápsulas Liberação lenta	Pentoxifilina	Liberação lenta
Divalproato de sódio *Apresentações ER e Sprikle*	Cps. revestidos Liberação lenta Cápsulas Liberação entérica	Potássio (Cloreto de) *Slow K*	Drágeas Liberação lenta Cps. efervescentes
Eritromicina	Drágeas Liberação entérica	Piroxicam	Cápsulas
Esomeprazol	Cps. revestidos Liberação lenta	Prednisona	Não triturável
Etodolaco	Cps. revestidos Liberação lenta	Propranolol	Não triturável
Espironolactona	Não triturável	Ranitidina	Não triturável
Felodipino	Cps. Liberação lenta	Sulfato ferroso	Drágeas Liberação entérica
Fenitoína	Não triturável Dieta reduz solubilidade	Tramadol	Cápsulas
Fexofenadina	Cps. revestidos Liberação lenta	Valproato	Liberação lenta
Fluconazol	Cápsulas	Venlafaxina *Apresentação XR*	Cápsulas Liberação lenta
Fluoxetina	Cápsulas Liberação lenta	Verapamil	Liberação lenta

AP/PA = *Prolonged Action*; Cps. = Comprimidos; CR = *Controlled Release*; SR = *Slow Release*; XR = *Extended Release*.

Referências dos medicamentos impróprios para sondas de alimentação (via enteral)

Beckwith MC, Feddema SS, Barton RG, Graves C. A guide to drugs therapy in patients with enteral feeding tubes: dosages form selection and administration methods. Hosp Pharm. 2004; 39:225-37.

Catalán E, Padilla F, Hervás F, Pérez MA, Ruiz F. - Fármacos orales que no deben ser triturados. Enferm Intensiva 2001; 12(3): 146-50.

Cornish P. Avoid the crush: hazards of medication administration in patients with dysphagia or a feeding tube. CMAJ. 2005; 172(7): 871-2.

Goñi Viguria R, Sánchez Sanz L, Baztán Indave A, Asiain Erro MC. Administración de fármacos por sonda digestiva. Enferm Intensiva 2001; 12(2): 66-79.

Gorzoni Ml, Della Torre A, Pires SL. Medicamentos e sondas de nutrição. Rev Assoc Med Bras. 2010; 56(1): 17-21.

https://about.medicinescomplete.com/publication/drug-administration-via-enteral-feeding--tubes/.

van den Bemt PM, Cusell MB, Overbeeke PW, Trommelen M, van Dooren D, Ophorst WR, Egberts AC. Quality improvement of oral medication administration in patients with enteral feeding tubes. Qual Saf Health Care. 2006; 15(1): 44-7.

Índice de Complexidade da Farmacoterapia

Considera-se a Complexidade da Farmacoterapia (CFT) como fator determinante para a adesão medicamentosa. Visando uniformizar a avaliação da CFT, George e cols. (2004) desenvolveram o *Medication Regimen Complexity Index* (MRCI), traduzido e validado para o português por Melchiors e cols. (2007) com o nome de ICFT. O MRCI/ICFT avalia a CFT de um paciente isoladamente, sendo composto por três seções:
- Modos de dosagens medicamentosas.
- Frequências das doses.
- Informações adicionais (horários específicos, ingesta com refeições, por exemplo).

Obtém-se o MRCI/ICFT pela somatória dos pontos das três seções, sendo que Pantuzza e cols. (2015) consideraram nota de corte para alta complexidade valor $\geq 16,5$.

Instruções (Melchiors et al., 2007)

- O ICFT aplica-se às medicações prescritas e às medicações indicadas pelo farmacêutico. Todos os medicamentos avaliados devem ter suas avaliações baseadas exclusivamente em informações da bula/monografia (oficial) ou da prescrição médica (no momento da dispensação ou da alta hospitalar). Nenhuma suposição deve ser feita com base no julgamento clínico de quem está preenchendo.
- Existem três seções neste índice (A, B e C). Complete cada seção antes de prosseguir para a próxima. No final, some os pontos obtidos nas três seções para obter o ICFT.
- Quando a mesma medicação (mesmo princípio ativo e mesma dosagem) estiver presente na farmacoterapia mais de uma vez em diferentes concentrações (por exemplo, Varfarina 5 mg, 3 mg e 1 mg), deverá ser considerada uma só medicação.
- Nos casos em que a dosagem é opcional, escolha as instruções com a menor dose/frequência (por exemplo, Salbutamol spray-bombinha 1-2 jatos, 2-3 vezes por dia, terá pontos para "inaladores de dose medida [bombinha]", "2 vezes por dia' e 'dose variável", mas não para "múltiplas unidades ao mesmo tempo").
- Em alguns casos, a frequência de dose precisa ser calculada (por exemplo, ranitidina 1 manhã e 1 noite = 2 vezes por dia).

- Em determinadas instruções, como "usar conforme indicado", o regime não receberá a pontuação sobre a frequência de dose (por exemplo, prednisolona 5 mg uso conforme indicado).
- Caso exista mais de uma instrução de frequência de dose para o mesmo medicamento, ele deverá ser pontuado para todas as instruções de frequência de dose (por exemplo, sabutamol *spray*-bombinha 2 jatos 2 vezes por por dia e, quando necessário, deverá ser pontuado para "inaladores de dose medida [bombinha", "2 vezes por dia", "S/N" e também como "múltiplas unidades ao mesmo tempo".
- Situações em que duas ou mais medicações são mutuamente exclusivas precisam ser pontuadas duas ou mais vezes com a frequência de dose recomendada e como "S/N" (por exemplo, salbutamol *spray*-bombinha ou salbutamol solução para nebulização duas vezes por dia obterá pontuação dos modos de dosagem tanto para "inaladores de dose medida" como para "nebulizador", e precisa ser pontuada duas vezes para "2 vezes por dia S/N").
- Casos em que não exista uma opção adequada, escolha a opção mais aproximada da realidade do paciente (por exemplo, "seis vezes por dia" pode ser considerado como "4/4 h").

Observação.: S/N = se necessário.

Referências do Índice de Complexidade da Farmacoterapia

George J, Phun YT, Bailey MJ, Kong DC, Stewart K. Development and validation of the medication regimen complexity index. Ann Pharmacother. 2004;38(9):1369-76. https://academic.oup.com/intqhc/article/30/1/32/4769281?login=false.

Melchiors AC, Correr CJ, Frandández-Llimos F. Tradução e Validação para o Português do Medication Regimen Complexity Index. Arq Bras Cardiol 2007; 89(4): 210-8.

Pantuzza LL, Ceccato MDGB, Silveira MR, Junqueira LMR, Reis AMM. Association between medication regimen complexity and pharmacotherapy adherence: a systematic review. Eur J Clin Pharmacol. 2017; 73(11):1475-89.

404 Livro de Bolso de Geriatria

Seção A

Circule o peso correspondente para cada modo de dosagem presente na farmacoterapia (somente uma vez)

Modos de dosagem		Peso
Oral	Cápsulas/comprimidos	1
	Gargarejos/colutórios	2
	Gomas/pastilhas	2
	Líquidos	2
	Pós/grânulos	2
	Spray/comprimidos sublinguais	2
Tópico	Cremes/géis/pomadas	2
	Emplastros	3
	Tinturas/soluções de uso tópico	2
	Pastas	3
	Adesivos transdérmicos/*patches*	2
	Spray de uso tópico	1
Ouvido, olhos e nariz	Gotas/cremes/pomadas para o ouvido	3
	Colírios/gotas para os olhos	3
	Géis/pomadas para os olhos	3
	Gotas/cremes/pomadas nasais	3
	Spray nasal	2
Inalação	*Accuhalers* (pó seco para inalação/*diskus*)	3
	Aerolizers (cápsulas para inalação)	3
	Inaladores de dose medida (bombinha)	4
	Nebulizador (ar comprimido/ultra-sônico)	5
	Oxigênio/concentrador	3
	Turbuhalers (pó seco para inalação)	3
	Outros inaladores de pó seco	3
Outros	Fluido para diálise	5
	Enemas	2
	Injeções:	3
	- Pré-carregadas	4
	- Ampolas/frascos-ampolas	
	Supositórios/óvulos vaginais	3
	Analgesia controlada pelo paciente	2
	Supositório	2
	Cremes vaginais	2
Total Seção A		

Seção B

Para cada medicação da farmacoterapia marque [x] no quadro correspondente, com sua frequência de dose. Então, some o número de [x] em cada categoria (frequência de dose) e multiplique pelo peso determinado para essa categoria. Nos casos em que não exista uma opção exata, escolher a melhor opção.

Frequência de dose	Medicações	Total	Peso	Total × Peso
1 × dia			1	
1 × dia S/N			0,5	
2 × dia			2	
2 × dia S/N			1	
3 × dia			3	
3 × dia S/N			1,5	
4 × dia			4	
4 × dia S/N			2	
12/12 h			2,5	
12/12 h S/N			1,5	
8/8 h			3,5	
8/8 h S/N			2	
6/6 h			4,5	
6/6 h S/N			2,5	
4/4 h			6,5	
4/4 h S/N			3,5	
2/2 h			12,5	
2/2 h S/N			6,5	
S/N			0,5	
Dias alternados ou menor frequência			2	
Oxigênio S/N			1	
Oxigênio < 5 horas			2	
Oxigênio > 15 horas			3	
Total Seção B				

Observação.: S/N = se necessário

Seção C

Marque [x] no quadro que corresponde às instruções adicionais, caso presentes na medicação. Então, some o número de [x] em cada categoria (instruções adicionais) e multiplique pelo peso correspondente da categoria.

Instruções adicionais	Medicações	Total	Peso	Peso × Número de medicações
Partir ou triturar o comprimido			1	
Dissolver o comprimido/pó			1	
Múltiplas unidades ao mesmo tempo (ex.: 2 comprimidos, 2 jatos)			1	
Dose variável (ex.: 1-2 cápsulas, 2-3 jatos)			1	
Tomar/usar em horário específico (ex.: manhã, noite, 8 AM)			1	
Relação com alimento (ex.: com alimento, antes das refeições, depois das refeições)			1	
Tomar com líquido específico			1	
Tomar/usar conforme indicado			2	
Reduzir ou aumentar a dose progressivamente			2	
Doses alternadas (ex.: 1 manhã e 2 noite, 1/2 em dias alternados)			2	
Total seção C				

Total da complexidade da farmacoterapia = _____

Índices e Escalas na Prática Gerontogeriátrica   407

Miniavaliação nutricional (MAN)

Triagem

Nos últimos 3 meses houve diminuição da ingesta alimentar devido à perda de apetite, problemas digestivos ou dificuldades para mastigar ou deglutir?
0 = diminuição grave da ingesta.
1 = diminuição moderada da ingesta.
2 = sem diminuição da ingesta.

Perda de peso nos últimos 3 meses.
0 = superior a 3 quilos.
1 = não sabe informar.
2 = entre 1 e 3 quilos.
3 = sem perda de peso.

Mobilidade.
0 = restrito ao leito ou à cadeira de rodas.
1 = deambula, mas não é capaz de sair de casa.
2 = normal.

Passou por algum estresse psicológico ou doença aguda nos últimos 3 meses?
0 = sim   1 = não

Problemas neuropsicológicos.
0 = demência ou depressão.
1 = demência leve.
2 = sem problemas psicológicos.

Índice de massa corpórea - IMC = peso (kg)/altura (m²).
0 = IMC < 19   1 = 19 ≤ IMV < 21
2 = 21 ≤ IMC < 23   3 = IMC < 23

Escore da triagem (subtotal, máximo de 14 pontos)
   ≥ 12 pontos: normal, desnecessário continuar a avaliação.
   ≤11 pontos: possibilidade de desnutrição. Continuar a avaliação.

Avaliação global

O paciente vive em sua própria casa (não em casa geriátrica ou hospital)?
0 = não   1 = sim

Utiliza mais de 3 medicamentos diferentes por dia?
0 = sim   1 = não

Lesões de pele ou escaras?
0 = sim   1 = não

Quantas refeições faz por dia?
0 = uma refeição
1 = duas refeições
2 = três refeições

O paciente consome: Pelo menos 1 porção diária de leite ou derivados (queijo, iogurte)? Duas ou mais porções semanais de legumes ou ovos? Carne, peixe ou frango todos os dias?
0 = nenhuma ou uma resposta "sim"
0,5 = duas respostas "sim"
1 = três respostas "sim"

O paciente consome duas ou mais porções diárias de frutas ou vegetais?
0 = não.   1 = sim

Quantos copos de líquidos (água, suco, café, chá, leite) o paciente consome por dia?
0 = menos de três copos
0,5 = três a cinco copos
1 = mais de cinco copos

Modo de alimentar.
0 = não é capaz de se alimentar sozinho
1 = alimenta-se sozinho, porém com dificuldade
2 = alimenta-se sozinho sem dificuldade

Índices e Escalas na Prática Gerontogeriátrica   409

O paciente acredita ter algum problema nutricional?
0 = acredita estar desnutrido
1 = não sabe dizer
2 = acredita não ter problema nutricional

Em comparação a outras pessoas da mesma idade, como o paciente considera a sua própria saúde?
0 = não muito boa
0,5 = não sabe informar
1 = boa
2 = melhor

Circunferência de braço (CB) em cm.
0 = CB < 21
0,5 = 21 ≤ CB ≤ 22
1 = CB > 22

Circunferência da panturrilha (CP) em cm.
0 = CP < 31   1 = CP ≥ 31

Itens da avaliação	Pontos
Avaliação global (máximo 16 pontos)	
Escore da triagem	
Escore total (máximo de 30 pontos)	

Avaliação do estado nutricional

≥ 24 pontos: normal.
17 a 23,5 pontos: risco de desnutrição.
< 17 pontos: desnutrido.

Referências da miniavaliação nutricional (MAN)

Guigoz Y, Vellas, B. The Mini Nutricional Assessment (MNA) for granding the nutricional state of elderly patients: presentation of the MNA, history and validation. Mini Nutricional Assessment (MNA): Research and practice in the elderly: Nestlé nutrition workshop series clinical & performance programme, 1999, Vol. 1, pp. 3-12, Nestle Ltd.
https://www.ipgs.com.br/blog/interna/15-aplicativos-de-nutricao-para-usar-na-pratica-clinica.

Sociedade Brasileira de Geriatria e Gerontologia. I Consenso Brasileiro de Nutrição e Disfagia em Idosos Hospitalizados. Barueri, Minha Editora, 2011 106 p.

Sousa APG, Gallello DC, Silva ALND, Carreira MC, Damasceno NRT. Triagem nutricional utilizando a mini avaliação nutricional versão reduzida: aplicabilidade e desafios. Geriatr Gerontol Aging. 2015; 9(2): 49-53.

ÍNDICE REMISSIVO

Obs.: números em *itálico* indicam figuras; números em **negrito** indicam quadros e tabelas.

A

Abuso em idosos
  emocional, 349
  financeiro, 349
  físico, 349
  patrimonial, 349
  psicológico, 349
  sexual, 349
Acidente
  vascular cerebral, 129
    diagnóstico, 134
    epidemiologia, 129
    etiologia, 132
    fatores de risco, 132
    impacto, 129
    isquêmico
      contraindicações ao tratamento trombolítico no, **137**
      critérios de elegibilidade para tratamento com trombolítico no, **136**
    quadro clínico, 133
    tratamento, 134

Adenocarcinoma da próstata, 204
AGA, *ver* Avaliação Geriátrica Ampla
AGC-10, *ver* Avaliação Geriátrica Compacta de 10 minutos
AGE (*advanced glycosylation end-products*), **12**
Agentes farmacológicos com potencial de nefrotoxicidade, **372-374**
Aglomerados humanos, 4
Álcool, consumo de, 11
Alterações estruturais nos idosos, 257
Amiodarona, 168
Anemia
  da inflamação, 209
    deficiência de ferro e por deficiência de ferro, diagnóstico diferencial entre, **211**
  de causa desconhecida, 220
  definição, 207
  megaloblástica por deficiência de vitamina B12, 217
  no idoso, 207
    causas, 208, **209**
    implicações clínicas, 208
    prevalência, **209**
  por deficiência de ferro, 211

412 Livro de Bolso de Geriatria

e beta-talassemia menor,
parâmetros que auxiliam o
diagnóstico diferencial entre, **213**

Antagonista dos canais do cálcio, 108

Antiagregação plaquetária, 137
na fase aguda do AVC, 137

Anticoagulação na fase aguda do AVC, 137

Anticoagulantes de ação direta
diferentes propriedades da, **126**
propriedades, **126**

Antitireoidianos, 171

Apoptose, 12

Área de penumbra, 130

Asilo, 93

Astrócitos, 131

Ataque isquêmico transitório, 133

Atenção domiciliar, 357
tabela de avaliação para planejamento
de, *364-365*

Atendimento domiciliário, 357
histórico, 359
indicação e avlaiação de
complexidade, 363
legislação, 362

Atividade(s)
básicas da vida diária, 392
física, prática de, 11
instrumentais da vida diária, 394

Atrofia da epiderme, 234

Autonegligência, em idosos, 350

Avaliação
cognitiva, 32
Geriátrica Ampla
aplicação, 17
cuidados com base na,
implementação práticas de, *18*

definição, 15
evidências atuais, 16
evolução, 16
modelos de, 18
parâmetros, **17**
Geriátrica Compacta de 10 minutos,
19, *20*
Gerontológica Global, 15
Global do Idoso, 15
Multidimensional da Pessoa Idosa, 15
na Atenção Básica, 19

B

Bacteremia, 195

Bacterioscopia de urina, 196

Bacteriúria assintomática, 195, 197

Benzodiazepínicos, 145

Betabloqueadores, 108

Betanecol, 263

Bexigoma, 66, 19

Bioimpedância elétrica, *278*

Bloqueadores
ácido competitivo de potássio, 262
dos receptores AT1 da
angiotensina II, 108

Bócio multinodular tóxico, 168

Bupropiona, 51

C

Câimbras, 295
descarga de, 295
fisiopatologia, 295
tratamento, 298

CAM – ICU, **42**

Índice Remissivo 413

CAM (*Confusion Assessment Method*), **41**

Câncer
  colorretal
    rastreamento recomendado, 307
    recomendações de rastreamento, **308**
  de colo de útero, rastreamento
    com citologia cervical oncótica,
    recomendações de, **309**
  de estômago, rastreamento
    populacional por endoscopia, 307
  de mama, 305
    rastreamento com mamografia,
    recomendações, **305**
  de próstata, rastreamento com
    PSA, **306**
  de pulmão, rastreamento com
    tomografia computadorizada,
    306, **307**
  gástrico, rastreameno com endoscopia,
    recomendações de, **308**
  tipos mais incidentes no Brasil, *303*

Capsaicina, 230

Carbidopa-levodopa, 143

Carboximaltose férrica, cálculo da dose
  de, **216**

Cardioversão
  fatores preditivos de sucesso da, **124**
  química da fibrilação atrial,
    algoritmo, *125*

Cartilagem articular, 186

Cateteres agulhados, 324

Cinco "Is", 23-26

Cirurgia para evacuação de um
  hematoma de grandes
  proporções, 138

Cisaprida, 263

Citrato de orfenadrina, 300

Cognição, instrumentos de
  avaliação, **342**

Colonoscopia, 307

Comunicação, um dos pilares dos
  cuidados paliativos, 318

Cone de pressão e gráfico de
  tempo × pressão aplicada na
  pele, *240*

Confusion Assessment Method (CAM),
  41, **41,** 390

Controle postural, importância do, 56

Cor pulmonale agudo, 119

Corpo esofágico, 257

Covid-19, 94, 149
  vacina contra, 337

Crises hipertensivas, 108

Critérios
  de Beers AGS 2019 em fármacos
    comercializados no Brasil, 397
  de Beers-Fick, **60**

Cuidado(s)
  com a próstata no idoso, 201
  geridos por familiares, impacto
    financeiro de, 5
  paliativos, 313
    ações segundo a OMS, 314
    conceito, 313
    avaliação do paciente, 315
    importância, 314
    índices prognósticos, 315
    necessidade global de, 314

D

Deficiência
  de ferro, causas, **212**
  de vitamina D, 212

414 Livro de Bolso de Geriatria

Deglutição, 289

Dehidroepiandrosterona (DHEA), 271

Delirium, 32, 87
características clínicas, 37
critérios diagnósticos para, **41**
definição, 37
diagnóstico, 40
diagnóstico diferencial de, **44**
epidemiologia, 37
fatores de risco, 40, **40**
importância, 37
mecanismos envolvidos na patogênese
do, *39*

Demência(s), 29
irreversíveis, diagnóstico diferencial
entre os principais tipos de, **34**
por corpos de Lewy, 33
vasculares, 29, 33

Densidade Mineral Óssea, interpretação
da, **179**

Depressão, 47
diagnósticos, 48, 49
fatores predisponentes, 47
no idoso, 48
quadro clínico, 48
tratamento, 49

Derisomaltose férrica, 216
cálculo da dose de, **217**

Dermatoporose, 233, 1

Descarga de câimbras, 295

Desequilíbrio, 285

Diabetes
medicações de primeira escolha para o
tratamento do, **159-160**
mellitus, 5
no idoso, 157
manejo prático ambulatorial, 159

recomendações para controle, **158**
tipo 2 no idoso saudável, manejo
medicamentoso do, **161-162**

Difteria, 334

Disfagia, 289
neurogênica, 290

Disfunção cognitiva grave, 29
abordagem clínica das,
fluxograma, *30*
avaliação cognitiva, 32
diagnóstico, 31
etiologia, 29
exames recomendados na investigação
da, **31**
tratamento, 33

Distimia, 49

Distúrbios do movimento, 141
no idoso, 141

Disúria, 195

Diuréticos de alça, 107

Doença(s)
de Alzheimer, 29
de Parkinson, 141
tratamento medicamentoso, 143
degenerativa da cartilagem, 186
dermatológicas que cursam com
prurido, **226**
do refluxo gastroesofágico, 255
conceito, 255
etiologia, 255
no idoso, 255
fatores que potencialmente
podem predispor, **256-257**
patogenia, 255
"elétrica", 119
neoplásicas
aspectos considerados no
rastreamento das, **310**

decisão de rastremento, 304
rastreamento de, 303
no paciente idoso
acidente vascular cerebral, 129
anemia, 207
cuidados com a próstata no
idoso, 201
diabetes, 157
distúrbios do movimento, 141
doença do refluxo
gastroesofágico, 255
fibrilação atrial, 119
hipertensão arterial, 101
hipertireoidismo, 167
infecção urinária, 193
insuficiência cardíaca, 111
lesões por pressão, 239
obstipação intestinal, 247
osteoartrite, 185
osteoporose,175
pneumonias, 147
prurido, 225
púrpura senil, 233
renal crônica, classificação em
estágios, **370**
sistêmicas, neurológicas e
psicogênicas que cursam com
prurido, **227**
Domperidona, 263
Dor suprapúbica, 195
Droga(s)
grupos indutoras de prurido, **228**
nefrotóxicas, 371
Dupla energia por raios X (DEXA), *278*

E

ECOG (Eastern Cooperative Oncology
Group), 315

Edema cerebral, fisiopatologia do, 130
Embolia de pulmão, 86
Empagliflozina, 163
Endoscopia digestiva alta, 259
Enemas, 250
Entacapona, 144
Envelhecimento
com dependência, políticas públicas
voltadas para, 6
humano, 9
classificação, 10
definição, 10
patofisiologia, 10
populacional, 3, 91
desafios, 4
impacto na saúde pública, 7
saudável, 12, 13
teorias biológicas do, 10-11
Enzima matriz-metaloproteases, 131
Equação de Lee, *278*
Escala
de agitação – sedação de Richmond, **43**
de Avaliação de Sintomas de
Edmonton (ESAS), **317**
de Braden, **244**
de depressão geriátrica, 48
de equilíbrio funcional, **60**
de Lawton, 394
de *Performance* de Karnofsky, 315
de *Performance* Paliativa (PPS),
315, **316**
de *Prostate Imaging Reporting and
Data System*, 205
de risco anticolinérgico, 398
internacional de eficácia de quedas, **60**
Escala de Avaliação de Sintomas de
Edmonton (ESAS), **317**

416 Livro de Bolso de Geriatria

Escala de *Performance* Paliativa (PPS), **316**

Escore
CHADS2VASc de risco para evento tromboembólico em fibrilação atrial não valvar, **122**
de Hachinski, 388
de pontuação do CURB 65, **152**
HAS-BLED para avaliar o risco de sangramento com varfarina, **126**

Esfíncter
inferior esofágico, 257
superior esofágico, 257

Esofagite erosiva, classificação endoscópica, **259**

Esôfago de Barrett, 260
classificação de Praga para, 260

Estilo de vida para o idoso hipertenso, medidas para mudança de, **106**

Esvaziamento vesical, 72

F

Fácies, 104
carotídeos, 104

Fármaco(s)
efeitos colaterais que simulam sintomas e sinais de distúrbio do movimento, 142
nefropatias induzidas por, 369
nefrotóxicos, **371**

Fator de risco cardiovasculares, **103**

Febre, 95
amarela, vacina contra, 337

Ferro endovenoso, tratamento com, 215

Fibrilação atrial, 119

cardioversão química ou elétrica da, algoritmo para, *125*
classificação, **120**
cardíaca, **120**
como complicação de outras doenças, 121
iatrogênica, **120**
não cardíaca, **120**
no idoso, 119, **121**
no jovem, **121**

Fluxometria urinária, 203

Força da pressão palmar, *277*

Fracture Risk Assesment Tool, 178

Fragilidade, 26, 267
critérios diagnósticos, 268, **269**
definição, 267
diagnóstico, 269
fatores de risco, 268
fisiopatologia da, *268*
prevalência, 268
tratamento, 270

Fratura de quadril, 175

Função(ões)
motoras, 343
renal, fisiologia e cálculo da, 370

G

Gabapentina, 231

GDS (*Geriatric Depression Scale*), 48
versão reduzida, 389

Gerontologia, abrangência, 6

Gripe, 334

H

Hemorragia meníngea, 134

Índice Remissivo   417

Hepatite
   A, vacina contra, 337
   B, vacina contra, 336
Hérnias hiatais, 257
Herpes-zóster, vacina contra, 335
Hipertensão
   arterial, 5
      classificação, 101
      classificação da pressão arterial
         de acordo com a medição no
         consultório a partir de 18 anos de
         idade, **102**
      diagnóstico, 101
      lesões em órgãos-alvo provocadas
         pela, **103**
      peculiaridades no paciente idoso,
         101
      prevalência com a idade, 101
      roteiro diagnóstico, 104
      técnica de aferição da PA, 101
   secundária, pesquisa de, 105
Hipertireoidismo
   em adultos, causa, 167
   em pacientes idosos, 167
   etiologia, 167
   prevalência do, 167
   subclínico, 170
      estratificação no, *172*
      progressão do, 170
Hipertrofia
   atrial aguda, 119
   benigna da próstata, 201
      complicações, 204
Hipodermóclise, 321
   absorção e velocidade dos fármacos
      da via subcutânea, 321
   complicações relacionadas a, **325**

Hipossecretores, 261
Hipotensores para tratamento inicial de
   hipertensão arterial, classes de, 107
Hormônio
   do crescimento, 271
   tireoidiano, efeitos no miocárdio, 170
Hormonioterapia, 206

I

Iatrogenia, 81
   como prevenir, 87
   de ação, 82
   de omissão, 82, 87
   fatores que tornam os idosos mais
      vulneráveis a, 82
   prevenção em procedimentos
      cirúrgicos, 85
   subtipos, 82
Inibidores da bomba de próton X
   paciente idoso, 262
Idoso(s)
   abusos, 347
   alterações estruturais nos, 257
   anemia no, 207
   atenção aos, 3
   calendário de vacinação do, *332-333*
   capacidade funcional do, manutenção
      da, 96
   causas extrísecas de quedas em, **58**
   causas intrínsecas de quedas em, **56-57**
   com doença de Parkinson, fármacos
      consumidos e recomendados, 143
   depressão no, 48
   diabetes no, 157
   doença do refluxo gastroesofágico
      no, 255
   fibrilação atrial no, 119

418 Livro de Bolso de Geriatria

hipertenso, medidas para mudança de
estilo de vida para o, **106**
incontinência urinária em, 93
insuficiência cardíaca no, 111
maus-tratos aos, 347
na população brasileira, 47
prurido no paciente, 225
quadros depressivos, 96
vacinação em, 331

Imobilidade, 63
causas fisiopatológicas da, **65**
complicações para o sistema
digestivo, 66

Impedâncio-pHmetria, 260

Inabilidade física, 26

Incontinência
de esforço, 76
de transbordamentos, **77**
de urgência, 76
funcional, 76
urinária, 71
avaliações clínica e
complementar, 74
classificação, 73
de esforço, tratamento
farmacológico e não
farmacológico, **77**
estabelecida, terapêutica da, **77**
fisiologia da micção, 71
medidas não farmacológicas no
tratamento da, **75**
tratamento, 75
tratamentos emergentes, 76

Índice
de Complexidade da Farmacoterapia,
85, 402
de Downton, **60**, 396
de Katz, 392

Infecção
do trato urinário 194
em pacientes cateterizados,
tratamento, 198
não complicada, tratamento, 198
urinária
classificação, 194
diagnóstico, 195
e idosos, 193
epidemiologia, 194
tratamento, 197

Influenza, 334

Inibidor(es)
da bomba de próton, 262
da enzima conversora da
angiotensina, 108
da neprilisina, 114
do cotransportador 2 de sódio e
glicose, 115
seletivos de recaptação da
serotonina, 51

Instabilidade, 55

Institucionalização, 91

Instituição de longa permanência para
idosos, 93
no Brasil, 94
qualidade de gerenciamento, 97

Insuficiência
cardíaca
causas, **113**
com fração de ejeção preservada,
112, 114
com fração de ejeção reduzida, 112
tríade inicial para tratamento
da, 115
fatores desencadeantes da, **113**
no idoso, 111
tratamento atual, *116*

Índice Remissivo 419

muscular, 27

Insulina
basal de ação intermediária ou lenta,
165
bólus ou pré-prandial, **165**

Insulinização, 164
do idoso, 164

Internação em UTI, indicações, 353

Isquemia cerebral, fisiopatologia da, 130

L

Labirintite, 285

Laxantes, uso de, 250

Lesão(ões)
de púrpura senil em antebraço, *236*
em órgãos-alvo provocadas pela
hipertensão arterial, **103**
por pressão, 87, 239
classificação, 240, **241**
complicações, 242
fatores de risco, 239
fisiopatologia, 240
nos seus diferentes graus, *241*
prevenção, 243
tratamento, 242

Levodopa, 143

Linaclotide, 250

Líquido cefalorraquidiano, coleta de, 31

Liraglutida, 163

Longevidade, 3

Lubiprostone, 250

Luto, 49

M

Manobra de Epley, 284

Marjory Warren, 16

Massa muscular, avaliação, 274

Maus-tratos aos idosos, 347

Medicação(ões)
de primeira escolha para o tratamento
do diabetes, **159-160**
que podem causar déficit cognitivo, **32**

Medicamento(s)
concentração na corrente sanguínea de
acordo com o tempo, *322*
impróprios para sondas de
alimentação, 399-400
indicados no tratamento das síndromes
vestibulares periféricas, **287**
inibidores de colinesterase, **35**
para uso subcutâneo, **326-329**

Mentol, 230

Metformina, 163

Metoclopramida, 263

Micção
fisiologia da, 71
representação esquemática da
neurofisiologia da, *72*

Miniexame do estado mental (MEEM),
32, 383

Miniavaliação nutricional (MAN), 407

Mirtazapina, 51

MoCA (*Montreal Cognitive
Assessment*), 32

Modelo
de saúde com base em classificações
tradicionais de doenças, 15
familiar, lugar para avós e bisavós, 92

420   Livro de Bolso de Geriatria

Molécula de adesão, 131

Morte celular programada, **12**

Motorista idoso, 339
  abordagem do, **340**
  anamnese, 341
  avaliação, 340
  compensação das deficiências, 343
  exame físico e avaliação
    funcional, 341
  quando parar de dirigir, 344

Movimento, distúrbios do, 141

MPI (*Multidimensional Prognostic
  Index*), 18

MPI-SVaMA (*Multidimensional
  Prognostic Index – Standardized
  Multidimensional Assessment
  Schedule*), 18

N

Nefropatia(s)
  induzidas por fármacos, 369
  por contraste, 374

Nefrotoxicidade
  agentes farmacológicos com potencial
    de, **372**
  meanismos de, **371-372**

Negligência em idosos, 350

Neuralgia pós-herpética, 336

Neurite vestibular, 285

Neurolépticos atípicos utilizados nas
  demências, **35t**

Neuroproteção, 138

NIH Stroke Scale, 133

Noctúria, 202

Nódulo

de Crain, 188
de Heberden, 187

O

Obstipação
  em idosos, causas, **248-249**
  intestinal, 247
    conceito, 247
    diagnóstico, 249
    patogênese, 247
  tratamento da, 250, **252**

Osteoartrite, 185
  diagnósticos, 188, 189
  epidemiologia, 185
  etiologia, 185
    fatores locais e sistêmicos
      envolvidos na, *186*
  fisiopatogenia, 186
  quadro clínico, 187
  tratamento, 189

Osteoporose, 175
  abordagem inicial do paciente
    com, **177**
  causas, 175
  diagnóstico, 177
  fatores de risco, **176**
  rastreio, 177
  tratamento, 179
    principais fármacos para, **181-183**

Oxalato de naftidrofurila, 300

P

Parkinsonismo, 141

PCR US, 120

Pele, envelhecimento da, 233

PEPAC, acrônimo, 27

Peptídeo natriurético tipo B, 112

pHmetria intraluminar esofágica, 260

Pneumonia Severity Index (PSI), 151

Pneumonia(s), 147
  adqurida na comunidade, 149
    avaliação da gravidade pelo CURB-65 CRB-65, **163**
  diagnóstico, 150
  escalas, 151
  etiologia, 148
  fatores de risco, 147, **148**
  índices, 151
  pela Covid-19, 149
  patogenia, 147
  prevenção, 153
  quadro clínico, 150
  tratamento, 154

Polaciúria, 195

Pramipexol, 144

Prática gerontogeriátrica, índice e escalas na, 379

Pregabalina, 231

Presbifagia, 290

Primidona, 145

Procinéticos, 261, 262
  no paciente idoso, cuidados na utilização dos, 263

Programa de treinamento resistido progressivo, **279**

Propranolol, 145

Próstata
  adenocarcinoma da, 204
  câncer de, 205
  hipertrofia benigna da, 201
  no idoso, cuidados com a, 201

Proteína C reativa ultrassensível, 120

Protocolo SPIKES, 318

Prucaloprida, 250

Prurido
  classificação, 225
  crônico, avaliação laboratorial dos pacientes com, **229**
  doenças dermatológicas que cursam com, **226**
  doenças sistêmicas, neurológicas e psicogênicas que cursam com, **227**
  grupos de drogas indutoras de, **228**
  no paciente idoso, 225
  opções terapêuticas para algumas causas de, 231
  tratamento, 229

PSA (Antígeno Prostático Específico), 306

Pseudocicatrizes estelares, 234

Pseudodemência, 32

PSI (*Pneumonia Severity Index*), 151

Pulsos carotídeos, 104

Punção(ões)
  locais de, 323
  subcutânea, locais para, 324
  técnicas, 324

Púrpura
  actínica, 233
  de Bateman, 233
  senil, 233
    definição, 233
    epidemiologia, 234
    etiologia, 233
    etiopatogenia da, *235*
    lesões em antebraço, *236*
    quadro clínico, 235
    tratamento, 236

422 Livro de Bolso de Geriatria

Q

Quatro "Ds", 27

Queda, 55
em idosos, causas intrínsecas de, 56
prevalência, 55
risco de, 396
testes de desempenho e escalas
aplicáveis em paciente com risco
de, **59-60**

Questionário Multidimensional da
AMPI-AB, 19

Quinino, 299

R

RASS (Escala de agitação – sedação de
Richmond), **43**

Rastreamento na mortalidade por câncer
em indivíduos com mais de
70 anos, 304

Relógios biológicos, 11

Resposta aberrante ao estresse, 39

Retenção urinária, 66, 87

S

Sacarato férrico, 216

Sangramento
com varfarina, escore HAS-BLED
para avaliar o risco de, **126**
risco com o uso de
anticoagulantes, 125

SARC-CalF, *276*

Sarcopenia, 27, 273
definição, 273

diagnóstico, 274
algoritmo, *275*
etiopatogenia, 273, *274*
recomendações proteicas e
calóricas, *280*
tratamento, 278

SARS-COV-2, 149

Síndrome(s)
da imobilidade, 67
de Ménière, 284
vestibulares periféricas, medicamentos
indicados no tratameto das, **287**

Sistema imune, capacidade funcional
do, **12**

Soluções para uso subcutâneo, **326-329**

Suplementos, 280

Supositórios, 250

T

Tabagismo, 11

Teorias
biológicas do envelhecimento, 10-11
estocásticas, 11
evolutivas, **12**
moleculares, **12**

Teste(s)
alcance funcional, **59**
bateria curta de desempenho físico, **60**
de desempenho e escalas aplicáveis
em paciente com risco de queda ou
caidor, **59-60**
de equilíbrio e marcha de, **59**
de fluência verbal, 387
de força muscular, **59**
de Romberg, **59**
do relógio, 385

Índice Remissivo   423

do sentar e levantar da cadeira, *277*
para avaliação motora, **343**
timed get up and go test, **59**

Testosterona, 271

Tireotoxicose
diagnóstico diferencial da, *169*
induzida pela amiodarona do
tipo 1, 168

Tontura(s), 283
em idosos, prescrição de
medicamentos para tratamento
de, 286
específicas, 286
inespecíficas, 286

Toxina botulínica, 78

Transient Ischemic Attack (TIA), 133

Transtorno neurocognitivo leve, 33

Tremor(es)
de repouso, 141
efeitos colaterais, 143
senil, tratamento
medicamentoso, 144

Tríplice viral, 337

Tristeza, 49

Trombectomia mecânica, 138

Trombólise, tratamento, 136

Trombose venosa, 134
profunda, 66, 86

U

Unidade de tratamento intensivo
critérios de admissão, 353
indicações de internação em, 353
mortalidade em, 354

Urocultura, 196
interpretação segundo método de
coleta da urina, **196**

V

Vacinação em idosos, 331
antipneumocócica, 335
contra difteria e tétano, 334
contra febre amarela, 337
contra hepatite A, 337
contra hepatite B, 336
contra herpes-zóster, 335
contra *influenza*, 334
covid-19, 337
meningocócica conjugada, 337
tríplice viral, 337

Varfarina, proprieddes, **126**

Velocidade da marcha, *278*

Vertigem postural paroxística benigna, 283

Videodeglutograma, 292

Videoendoscopia da degutição, 292

Violência em idosos, modos de, 349

Este livro foi impresso nas oficinas gráficas da Editora Vozes Ltda.,
Rua Frei Luís, 100 – Petrópolis, RJ.